小棉棒大健康

手耳足简易按摩祛病法

李爱科 北京东城中医医院前主任、副主任医师
主　编 北京市健宫医院儿科主任

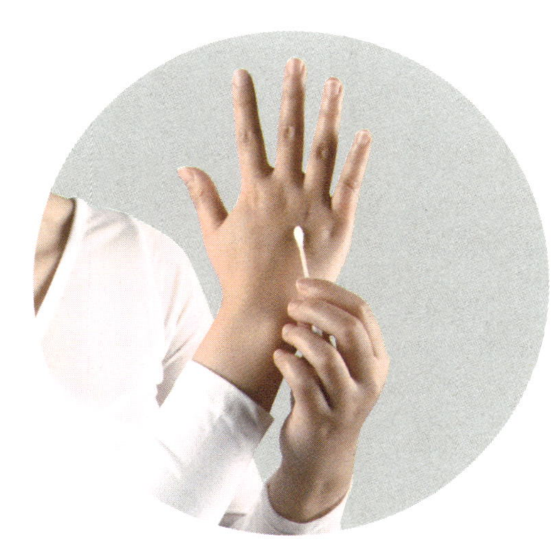

中国纺织出版社

图书在版编目（CIP）数据

小棉棒　大健康：手耳足简易按摩祛病法／李爱科主编．--北京：中国纺织出版社，2018.3

ISBN 978-7-5180-4339-2

Ⅰ．①小… Ⅱ．①李… Ⅲ．①手-按摩疗法（中医）-基本知识②耳-按摩疗法（中医）-基本知识③足-按摩疗法（中医）-基本知识 Ⅳ．①R244.1

中国版本图书馆CIP数据核字（2017）第282098号

主　编　李爱科

编委会　李爱科　石艳芳　张　伟　石　沛　张金华　戴俊益　高婷婷　赵永利　余　梅　李　迪　杨　丹

策划编辑：樊雅莉　　责任印制：王艳丽

中国纺织出版社出版发行

地址：北京市朝阳区百子湾东里A407号楼　邮政编码：100124

销售电话：010－67004422　传真：010－87155801

http://www.c-textilep.com

E-mail:faxing@c-textilep.com

中国纺织出版社天猫旗舰店

官方微博 http://weibo.com/2119887771

北京通天印刷有限责任公司印刷　　各地新华书店经销

2018年3月第1版第1次印刷

开本：710×1000　印张：14

字数：156千字　定价：45.00元

代序

社会的和谐，人民的幸福离不开健康。

健康是人民永恒关注的内容和话题，健康是人民永恒追求的福祉，而健康的保障离不开中医。

在特色社会主义的新时代，对中医的定位是在治疗未病的方面起着主导作用，在养生保健方面起着核心作用。诚然，中医的优势特色为养生保健，中医在疾病预防、康复方面有不可替代的作用及优势。诚如国医大师孙光荣教授所言“美丽中国有中医、人民健康有中医”，在中西医并重的时代，中国人民能够享受到这两种医疗体系，实在是莫大的幸福。

中医的养生方法是多种多样的，从道、法、学、术、器不同层面，有不同的认识和方法，然而李爱科主任从手、耳、足定位，采用小棉棒作为工具进行刺激而获得养生保健的方法，可谓独辟蹊径。

手、耳、足是人体的重要组成部分，其中暗含有诸多的人体生命密码！中医的整体观念告诉我们，人体是一个密不可分、高度联系的有机整体，手部、耳部、足部每个部分中的不同部位对应着我们五脏六腑、四肢百骸、诸般官窍，正所谓“有诸内者必行诸于外”，亦正如此，在中医诊断学方面有手诊、耳诊、足诊的方法。

棉棒取材便捷、价格实惠，且非常卫生，以棉棒的接触、按压手耳足部，安全卫生，且甚为舒服。此举深深符合中医的理念，且有创新，更有较好的依从性。

书中图文并茂，以图示的方法，详细展示了各个部位的穴位及反射区，明确其主治功效，且有非常强的操作性。全书以图解形式分述了慢性病、关节病、突发急症、美容美体、男女生殖保健、日常保健的穴位和操作方法，具有非常强的示范性。

李爱科主任师承名师，系京城小儿王刘弼臣老的入室弟子，其孝敬师长，钻研业务，勤于实践，多得师父之真传。爱科主任睿智、风趣、笑容可掬，深得患者喜欢，其性崇尚缘，信缘、随缘、敬缘，常常顺其自然，强调才不尽用，低调的做人，默默的做事，把大量的精力花在临床实践上与疗效的思索与总结上，总能阶段性的出成果，譬如本书的问世，故乐为之序。

医学博士

北京市和平里医院儿科主任

国医大师孙光荣学术传承人

刘应科

2017/11/1

CONTENTS

目录

绪论

小棉棒 打开人体大药房的金钥匙

PART 1

让小棉棒“恋”上手耳足 手耳足中的健康密码

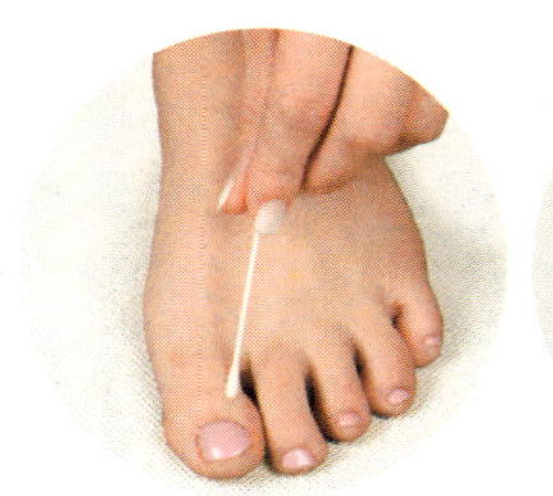
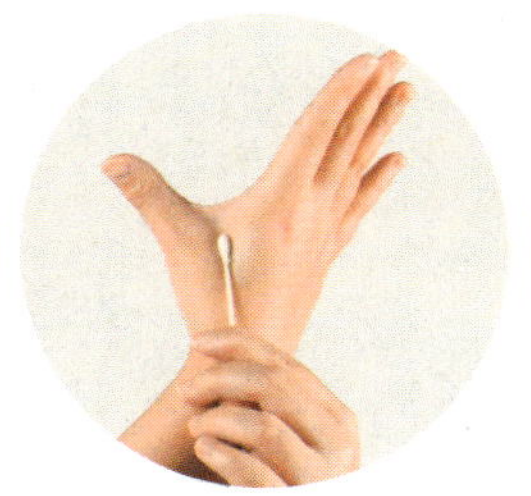
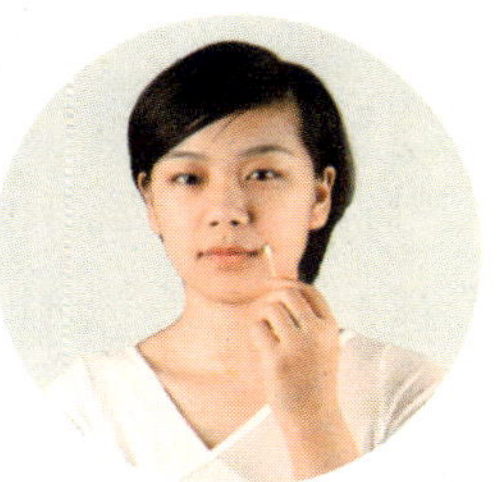

PART
2

用小棉棒激发身体的“妙药”
图解手耳足特效反射区和穴位

PART
3

巧用小棉棒，做好保健病不找
日常保健手耳足按摩

PART
4

小棉棒按一按，专治小病和小痛
家庭常见病手耳足按摩

PART
5

小棉棒通经络，赶跑富贵病
慢性病手耳足按摩

PART 6

关节疼痛不用怕，一根棉棒除病根 关节疾病手耳足按摩

PART 7

解决面子问题，小棉棒胜过化妆品 美容美体手耳足按摩

PART 8

男女问题别发愁，小棉棒一点就解决 生殖保健手耳足按摩

PART 9

小棉棒随身带，突发疾病能应对 突发急症手耳足按摩

做按摩为什么首选小棉棒

许多人觉得很好奇，为什么按摩时不用手掌，不用按摩锤，非要用小棉棒呢？小棉棒是一个全新的自我按摩工具，看起来不起眼，却有着独特的优势。

质地柔软

小棉棒的棉花头比起一些硬质的按摩工具更柔软，和皮肤接触，不仅光滑细腻，还不会损伤皮肤。

取穴精准

小棉棒的棉花头较小，更能精准按压到人体某个穴位或反射区，按摩力度明显，效果显著。

力度均衡

用小棉棒作用于人体穴位或反射区，按摩力度便于灵活调控，可以根据身体状况和不同的病症，安排力度的轻重缓柔。

方便携带

小棉棒细小、轻巧，比其他按摩工具更容易随身携带。无论在家，还是在办公室，小棉棒都能为按摩提供便利。

最适合手耳足部位按摩

由于人体手耳足部位反射区和穴位密集、狭小，用手或其他按摩工具不容易精准取穴。用小棉棒来代替双手或其他工具做按摩，能轻松找到穴位，达到按摩效果。

小棉棒显神通，六大穴护健康

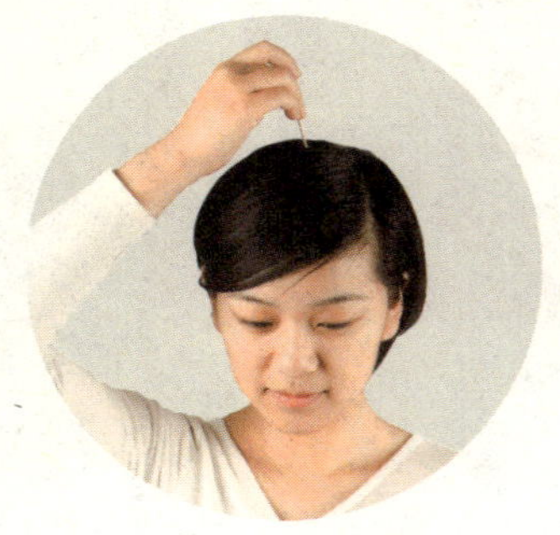

百会穴

健脑益智

精准取穴： 在头顶部，两耳尖连线的中点处即为百会穴。

按摩方法： 将小棉棒放在百会穴，轻轻点揉1分钟。

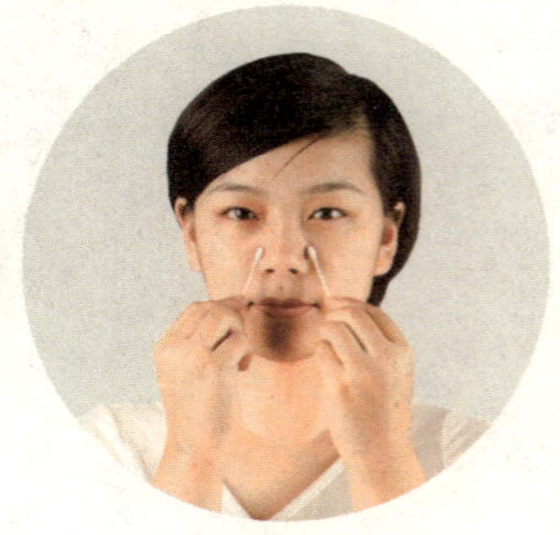

迎香穴

通鼻窍，防鼻炎

精准取穴： 在面部，鼻翼外缘中点，鼻唇沟中。

按摩方法： 将小棉棒放在迎香穴上，轻轻按揉20~30次。

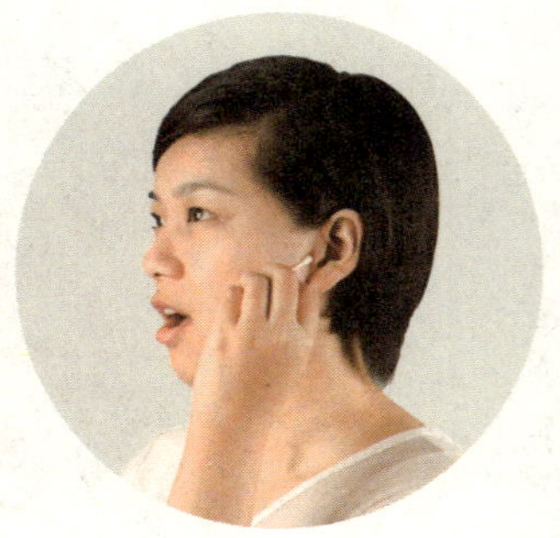

听宫穴

保护耳朵及听力

精准取穴： 在面部，耳屏正中与下颌骨髁突之间的凹陷中。

按摩方法： 微微张嘴，用小棉棒缓缓用力按压听宫穴1~3分钟。

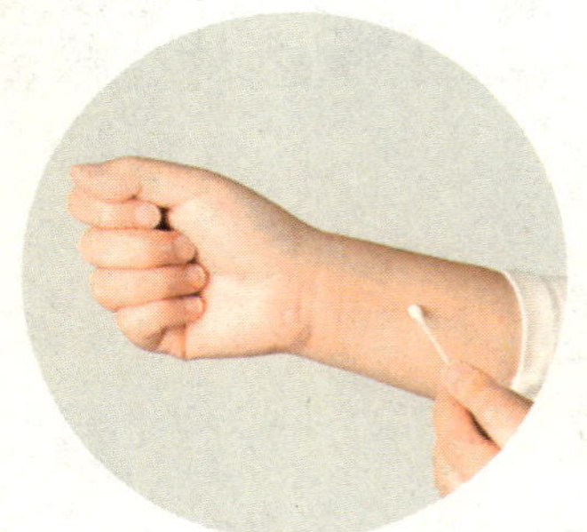

内关穴

养心神，睡觉香

精准取穴： 内关穴在前臂前区，距腕横纹向上三指宽处。

按摩方法： 用小棉棒轻轻刺激内关穴20~30次。

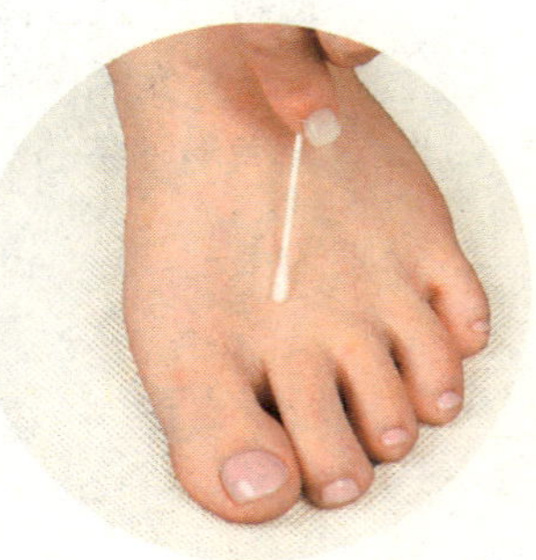

太冲穴

清肝火，防止血压升高

精准取穴： 在足背，当第1、第2跖骨间，跖骨底结合部前方凹陷中。

按摩方法： 用小棉棒缓缓按压太冲穴20~30次。

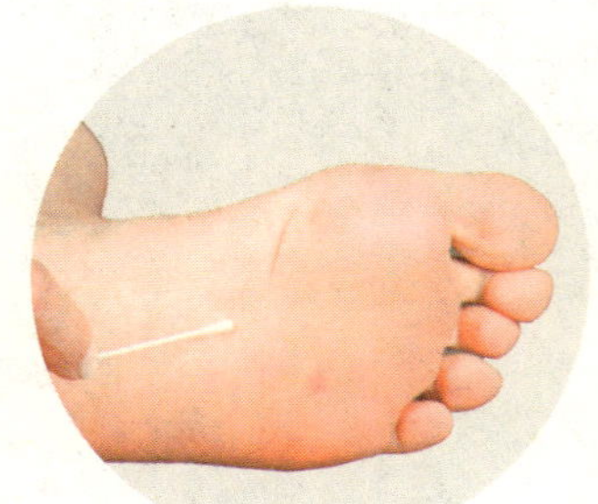

涌泉穴

强身健体，提高免疫力

精准取穴： 在足底，屈足卷趾时足心最凹陷处。

按摩方法： 用小棉棒点按涌泉穴1~2分钟。

用小棉棒唤醒身体的自愈力

在传统的养生理念中，做按摩通常是运用自己的双手或者借助他人的帮助来完成。这里推荐一个既方便有效，又不用借助外力就能操作的按摩“小助手”，它就是小棉棒。用它来刺激身体的经络和穴位，能轻松排出体内毒素，加强血液循环，增强身体机能。

疏通经络

用小棉棒对穴位或反射区进行点按、按揉、切压，能让穴位与经络得到良好的刺激，从而疏通经络，达到保养身体、增强机能的效果。

促进新陈代谢

用小棉棒刺激经络和穴位，能够调节脏腑和器官的功能，增强血液循环，从而促进新陈代谢，强身健体。

帮助消化

用小棉棒刺激穴位，可以健脾和胃，对消化不良、胃肠功能失调等具有良好的疏导作用。

美白肌肤

利用小棉棒来代替双手或其他工具进行面部点压按摩，简简单单就能改善法令纹，皮肤黯沉、水肿等肌肤问题。

增强免疫力

用小棉棒刺激身体的穴位和反射区，能缓解头痛、耳鸣、感冒、胃病、肺病、便秘、腹泻等不适，还能调节血压、血脂、血糖，以及调理颈椎病、腰椎病等慢性病。这样身体的免疫功能会得到加强，体质会越来越好。

Tips

你知道小棉棒是怎样诞生的吗？

小棉棒诞生于1923年的美国。丈夫利奥看到妻子将脱脂棉卷在牙签的头部来当棉签用，他想到能够直接制作棉签。因此，他成立了一家婴儿用品公司，制造出全球最早的棉棒产品。在美国，当时的商品名称“Q-tip”至今仍被当成是棉签的代名词。

通经络、补气血，小棉棒效果好

不少人有这样的疑问：用小棉棒按摩是不是和用手直接按摩道理相同呢？其实，二者都是为了促进气血的循环、经络的疏通。可是我们为何偏选择小棉棒而不直接用手按摩呢？这是因为有些时候小棉棒比手要好用。

小棉棒补气血，消化问题就能改善

大家都知道，人体的手耳足部位有许多人体的器官反射区和穴位，而且这些穴位、反射区都很密集。用手做按摩，很难集中刺激到手耳足上的各个点，很难真正达到调理效果。可是使用小棉棒，效果就会不一样。比如，在你身体出现消化不良、胃胀等问题后，用小棉棒刺激足底的胃反射区，就能促进脾胃气血流通，消化问题就能得到改善。

小棉棒力度大，更容易激活身体穴位

小棉棒的着力面积小，力度比手大，刺激手耳足，能活跃全身经络，从而刺激病灶，最终产生效果。如果是自己用手指按压，用力轻了不能达到效果，用力重了手吃不消。而小棉棒的棉头可进行局部定点刺激，可以活跃全身经络，有精、准、稳的效果。

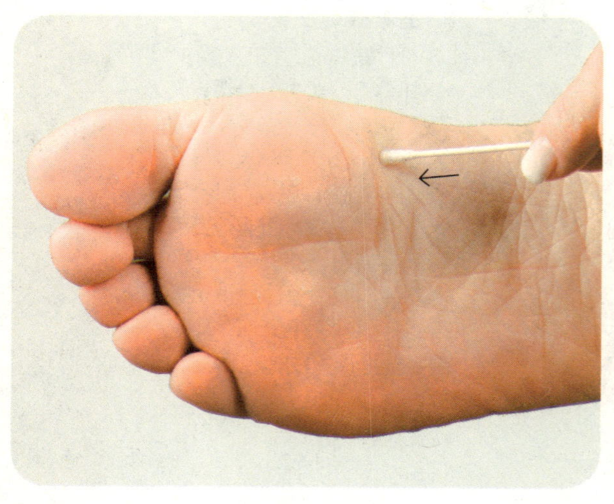

小棉棒点按足底胃反射区，有促进消化、防止便秘的效果。

Tips

人体健康，取决于经络是否顺畅？

经络通畅与否和人体的健康息息相关。《素问·调经论》认为："五脏之道，皆出于经隧，以行血气，血气不和，百病乃变化而生，是故守经隧焉。"《素问》记载："气血不通百病生。"因此，通过手法刺激经络穴位，能使气血通畅，起到治病的作用。

小棉棒按按脸，改善肌肤颜值高

许多女性的肌肤总是黯沉、有皱纹，其实改善肌肤不是难事，只需要用一根小棉棒，经常对脸部肌肤进行按摩，就能收效。

按摩脸部穴位，可以修复内脏器官功能

对脸上穴位的按摩能够刺激到内脏的神经和肌肉，令松弛和黯沉等多种多样的肌肤烦恼在按按捏捏中消除。脸部按摩很简单，只需一根小小的棉棒，在脸上有美容效果的穴位上每处按压 10~15 秒。这是在任何时间、任何地点都能进行的肌肤美容方法。

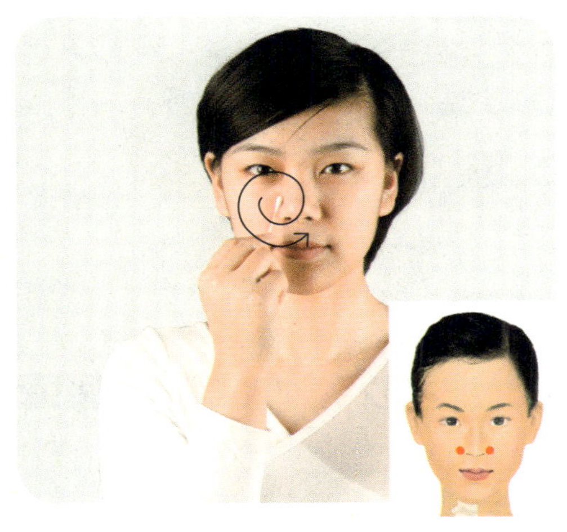

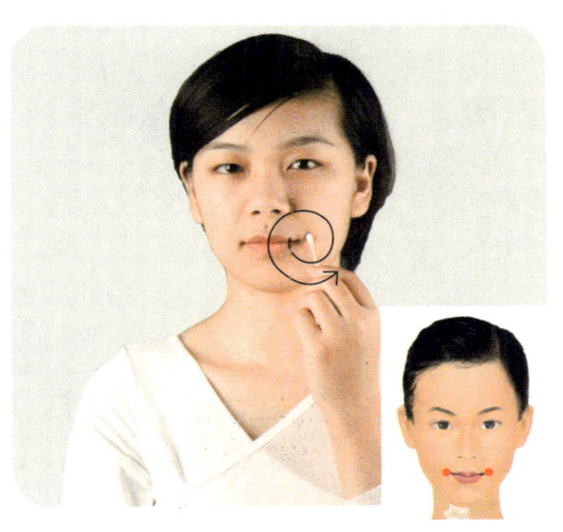

按揉迎香穴，改善肌肤黯沉

精准取穴：在面部，鼻翼外缘中点，鼻唇沟中。

按摩方法：将小棉棒放在迎香穴上，轻轻按揉 20~30 次。

美容功效：按揉迎香穴能够促进机体排毒，提高免疫力，改善肌肤黯沉状态，预防法令纹。

按揉地仓穴，预防嘴角松弛

精准取穴：在面部，当口角旁开 0.4 寸。

按摩方法：将小棉棒放在地仓穴上，轻轻按揉 20~30 次。

美容功效：能够预防嘴角松弛和改善法令纹。

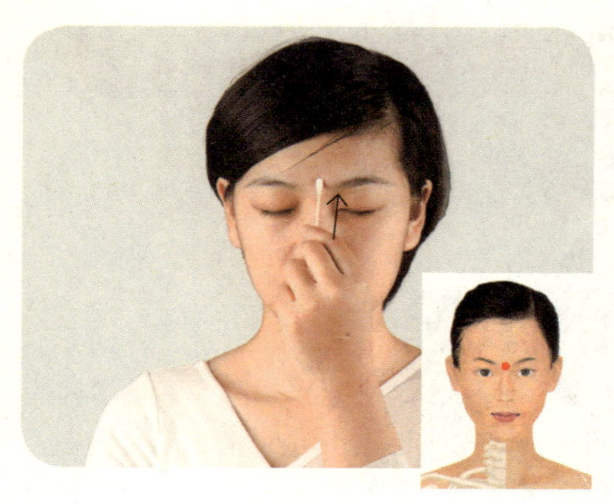

按压印堂穴，预防眼周皱纹

精准取穴：在头部，两眉毛内侧端中间的凹陷中。

按摩方法：将小棉棒放在印堂穴上，轻轻按压 15~20 次。

美容功效：对眼睛疲劳和黑眼圈的舒缓有很好的帮助，还能帮助预防眼周皱纹。

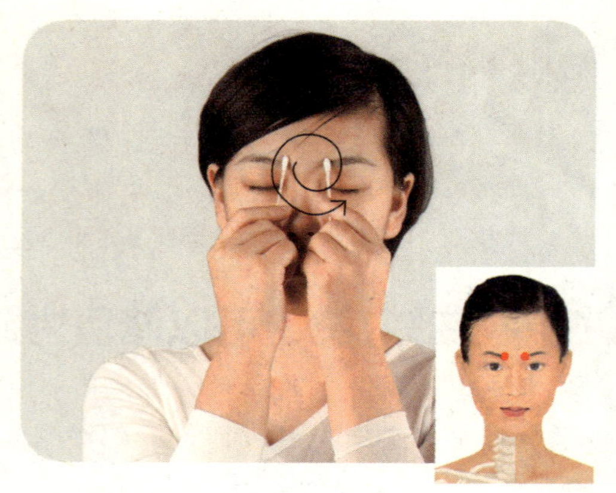

按揉攒竹穴，解除眉间小皱纹

精准取穴：在面部，眉头凹陷中，额切迹处。

按摩方法：将小棉棒放在攒竹穴上，轻轻按揉 15~20 次。

美容功效：能够帮助缓解额头和脸部肌肉的松弛，解除眉间小细纹和皱纹。

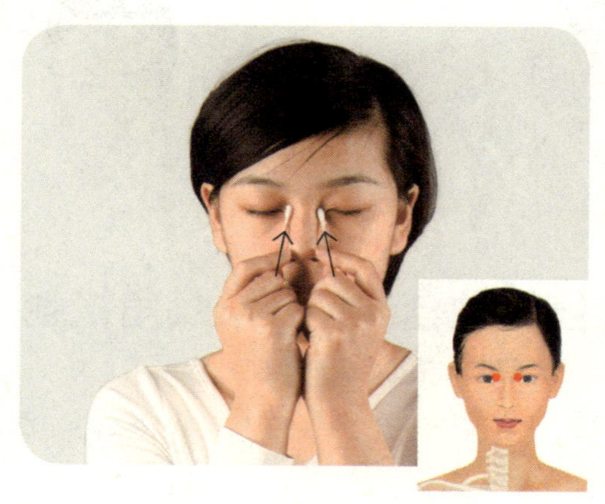

按压睛明穴，缓解眼睛疲劳

精准取穴：在面部，目内眦内上方眶内侧壁凹陷中。

按摩方法：将小棉棒放在睛明穴上，轻轻按压 1~3 分钟。

美容功效：能够很大程度缓解眼睛疲劳、充血和炎症的现象。

Tips

按摩前后让脸部升温效果更好

用热毛巾包住脸颊，加快局部淋巴和血液的循环，可以达到更好的按摩效果。在温暖的环境中，心情也会得到放松。

巧拿小棉棒，效果加倍好

小棉棒有 7 种基本拿法，根据不同的部位和方法区别使用，会更加安全有效。

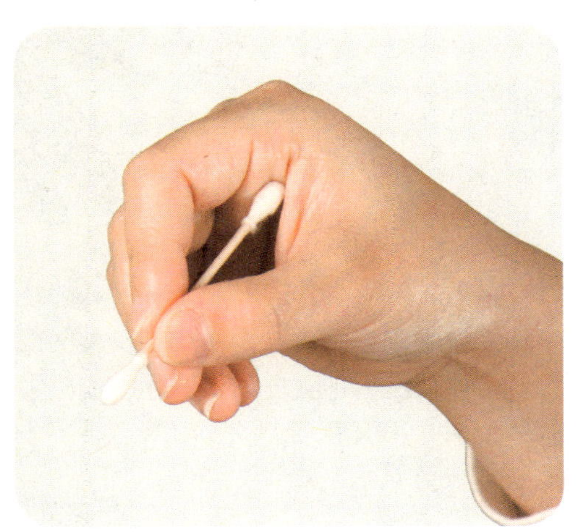

三根手指式

如同拿铅笔一样，用三根手指牢牢固定住棉棒的轴。因为棉签头被固定住，所以能够不偏离目标部位进行按摩。

两根手指式

用食指和拇指握住小棉棒，用手掌顶住棉棒尾部（后面的棉花部分）来固定，是做强烈刺激时的拿法。

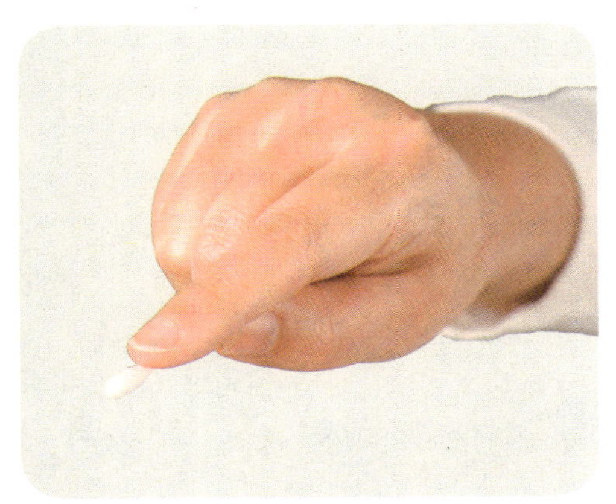

一根手指式

把食指放在小棉棒上方，想要快速且轻柔地画线时，即使在狭窄的部位也能给予安全的刺激。常在对耳部反射区进行刺激时使用。

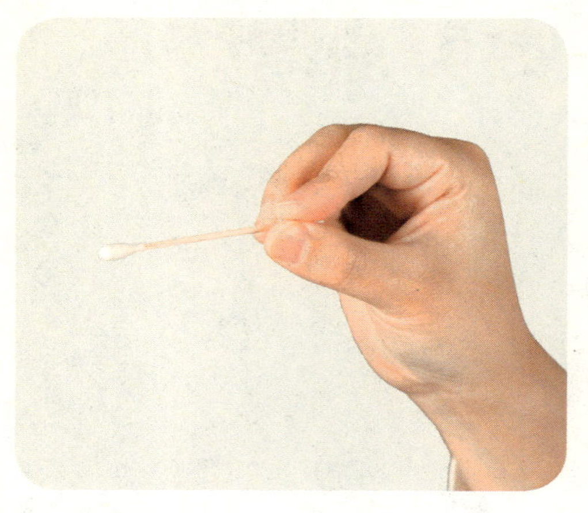

远拿式

用三根手指捏住小棉棒的尾部（后面的棉花部分）。因为离前面的棉棒头有一定距离，所以可以防止用力过度，只给出轻柔的刺激。适用于敏感的面部。

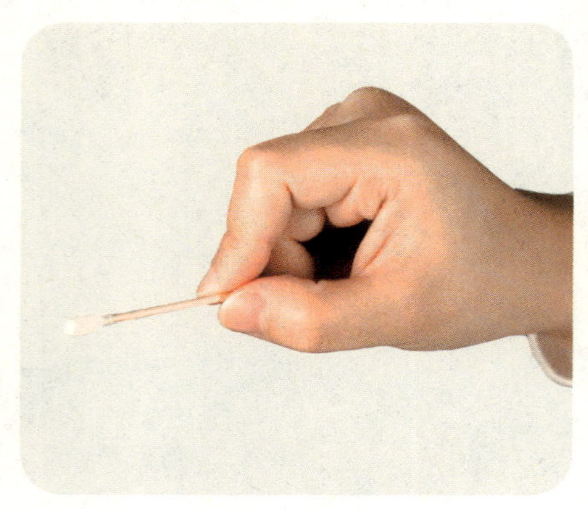

平放式

平放的棉签头部能扩大接触肌肤的面积。不施加压力地将皮下代谢物引流出去时使用，常用于面积大的反射区。

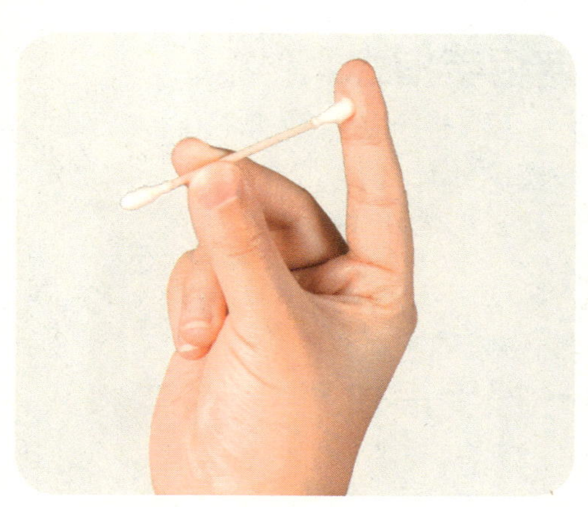

顶住尾部式

用大拇指和中指握住棉棒轴，用食指顶住棉棒尾部。这样做能够不抖动地捕捉到小的反射区。

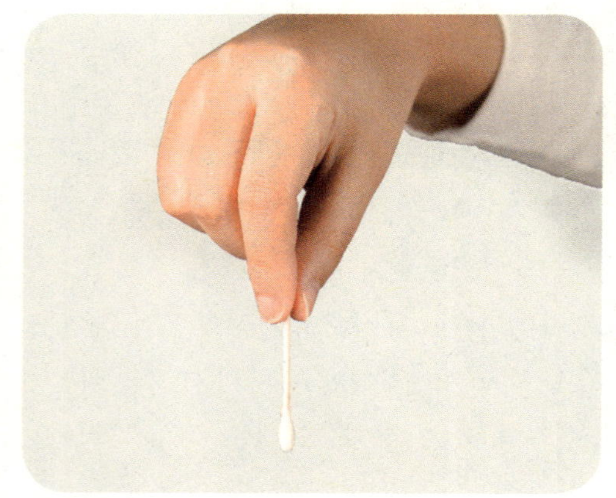

螺丝刀式

用两根手指握住棉棒轴，将棉棒垂直压在肌肤上，一边按着一边转动。既可以不抖动地对手指、耳部等施压，也可以通过回旋刺激到周围皮肤。

最常用的小棉棒按摩方法

小棉棒按摩的优势就是可能带来比手指更深、更精准的刺激，恰当的按摩方法更能取得良好的效果。

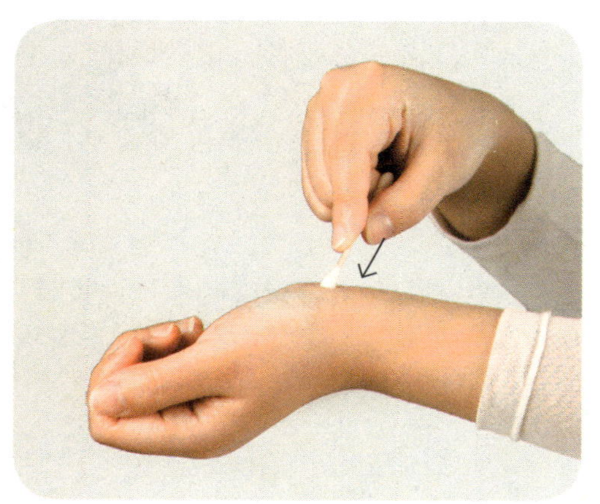

点按式

将棉棒倾斜 45° 向上点按反射区或穴位，以免用力过度。这是按摩狭小的反射区时最常用到的方法。

按揉式

将小棉棒放在反射区或穴位上，做顺时针或逆时针方向的按揉，手法要轻。

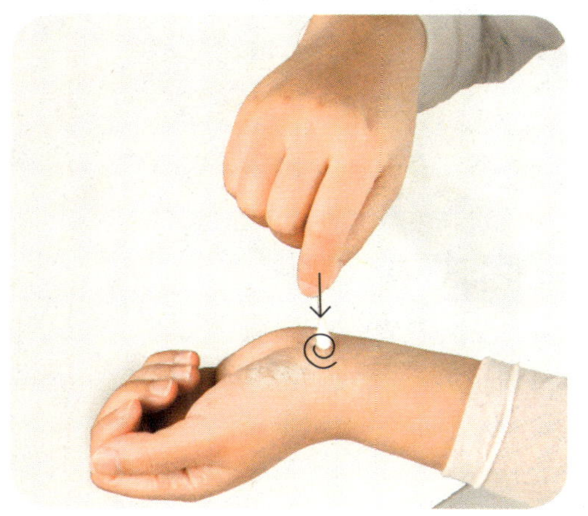

按压式

将棉签头按压在皮肤上，转动按压想要刺激的皮下部位，由缓入深，最后深入按压中心部位。该方法适合对肌肉厚实部位及骨头上方等坚硬部位做按摩。

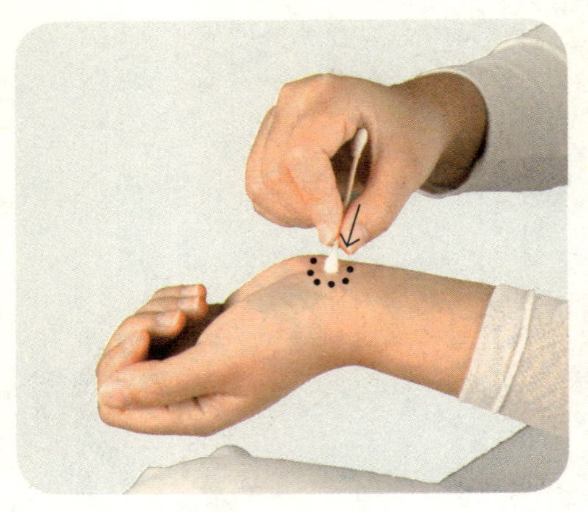

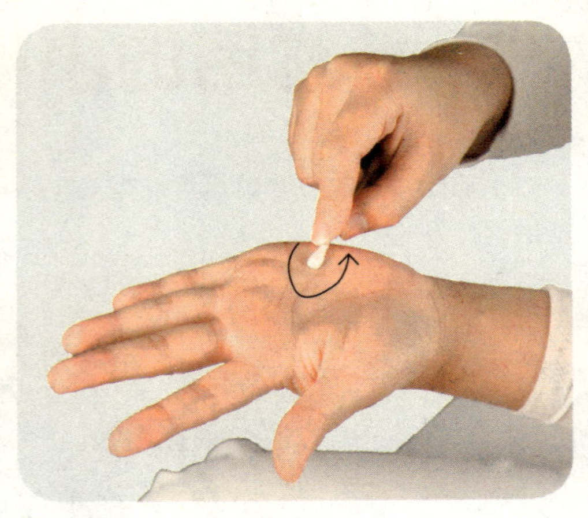

点压式

用棉签头轻轻地往穴位或反射区中心点压。通过大范围、有节奏的轻巧细致的刺激，能够缓解皮下组织僵硬、排出代谢物。这是针对面积较大，需要认真细致刺激反射区的方法。

勾勒式

确认好穴位或反射区的准确位置后，用小棉棒像镶边一样描绘轮廓。这是手指或其他按摩工具不能做到的。

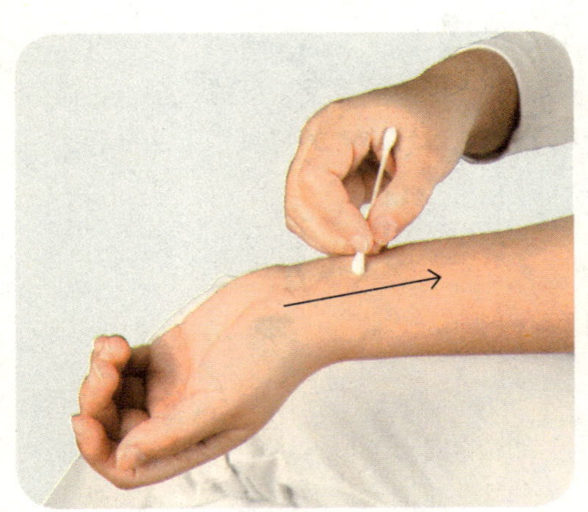

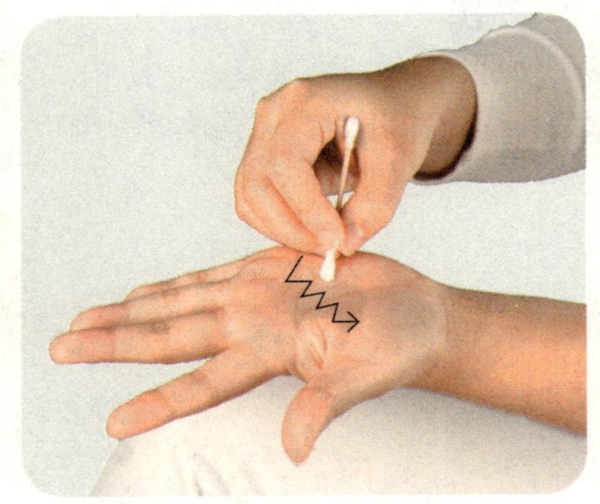

直线式

选好反射区后，朝着一定的方向（纵向或横向）像填图般画线。用于面积大且平坦的反射区。

锯齿式

上下左右、不定向地呈锯齿状在反射区内移动。适用于指根等细小部位、隆起部位及皮下组织感觉僵硬的部位。

使用小棉棒也有禁忌

虽然说使用小棉棒进行按摩的适用范围很广，使用人群也很大，但同样有一定的禁忌。什么部位可以用，什么部位不能用，这必须要弄清楚，避免因为不慎而造成严重后果。

外伤出血处

对外伤造成的出血情况，我们要避免点压按摩。原因是按摩产生的触碰会造成伤口加重出血及体液渗出。如果你是血小板减少者，就可能会因刺激而出现大面积的软组织内部出血。外伤出血患者要在伤口愈合、肿胀消除后，再做适度按摩。

化脓感染部位

皮肤难免会受伤感染，尤其是化脓的部位，这些部位严禁用小棉棒进行刺激。因为化脓感染部位已经处于损伤中，需要做修复，这时如果刺激这些部位，则容易导致感染扩散或延迟愈合，也势必会加重化脓感染部位的损伤。

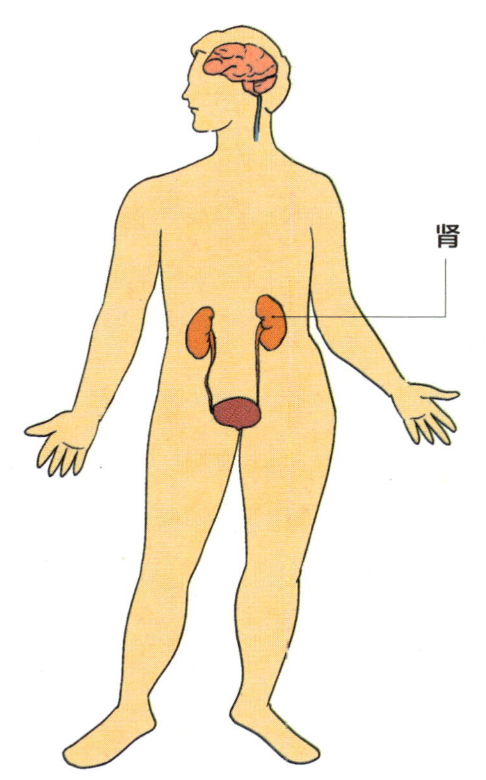

肾病患者按摩要避开肾区

对于肾病患者，肾区部位（人体肾脏的所在部位）是不能用小棉棒刺激的，否则可能会使病情加重，甚至会引发其他的肾脏问题。通过按摩来改善肾病问题，可以改为对耳朵、手、足等肾脏反射区做按摩，这样更有利于改善身体状态。

Tips

过饥、过饱时不要用小棉棒按摩

不可在过饥、过饱或过度疲劳时进行按摩。饭前、饭后 1 小时内，盛怒、酒后、大运动量后也不能马上做按摩。

哪种小棉棒最适合你

两头的棉花要多

棉花多一些就会觉得柔软，不会划伤身体部位。如果棉花少了，使用时间长就会冒出轴来，很可能会损伤肌肤。

棉棒轴要纸制的

塑料制的轴稍微用力就会弯曲，这样就不能准确地按到反射区。木制的轴又稍微硬了一些。

纸轴并且两端呈圆形的基本款小棉棒是首选

价格不高也可以

小棉棒不一定要买价格很高的，只要符合条件、用起来方便，便宜一些的棉棒也可以使用。

注意

1. 两头是尖的、加工成凹凸状或者螺旋状的都是不合适的。
2. 棉花部分走形或者脏得厉害时，要更换棉签。

选择棉花蓬松一些的

棉花如果加工得过硬，就容易感觉疼痛，从而失去棉棒能够带来的舒适感。触摸棉棒头部，以感到柔软蓬松为标准。

PART

1

让小棉棒“恋”上手耳足
手耳足中的健康密码

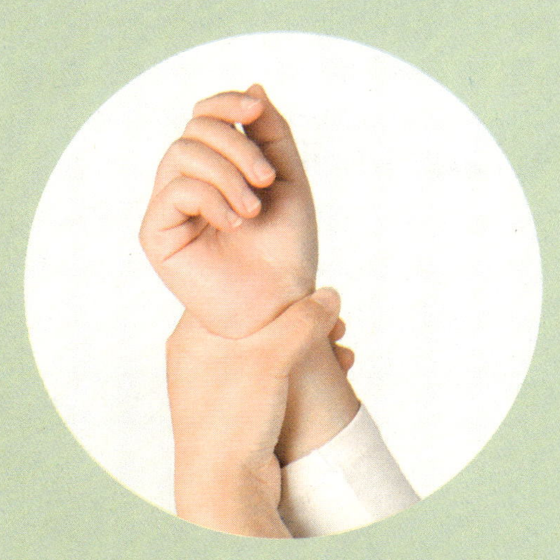

了解经络，妙用小棉棒

人体有了气血、津液、脏腑还不够，必须要有一个联络通路，这个通路就是经络。经络能够运行全身气血、联络脏腑肢节、沟通人体的上下内外。人体有十二正经，还有奇经八脉，它们协同作用，将人体连为一个统一的整体。

什么是经络

“经”，即“径”，意思是“纵线”，有路径的意思，主要指经络系统中的主要路径，这些路径存在于机体内部，贯穿上下，沟通内外；“络”的原意是“网络”，简而言之就是主路分出的辅路，它们存在于机体表面，纵横交错，遍布全身。《灵枢·脉度》说：“经脉为里，支而横者为络，络之别者为孙。”这是将脉按大小、深浅的差异分别称为经脉、络脉和孙脉。

经络的组成

经络系统由经脉和络脉组成，其中经脉包括十二经脉、奇经八脉，以及附属于十二经脉的十二经别、十二经筋、十二皮部；络脉包括十五络脉和难以计数的浮络、孙络等。十二经脉是经络系统的主体，“内藏于府藏（脏腑），外络于支节”。

经络如同健康的总开关

人体健康与否和经络是否通畅密切相关。经络就如同健康的一个总开关。如果经络不通，身体就容易生病；如果经络通畅，疾病就不会随便找上门。

经络不通，人为什么会得病呢？

经络通畅就是指气血循环通畅。如果人体气血循环紊乱，出现淤堵，时间一长，人的四肢百骸乃至皮肉筋骨就会变得脆弱，很快，血管、脏器就会出现问题。诸如心脑血管疾病、脏器衰弱，甚至是肿瘤等，都是慢性淤堵的堆积演化。

人体只要经络畅通、气血通畅，身体脏器就会各司其职，就少有疾病发生，就算有小病小痛，也能够从经络上做调整。所以，只要将经络打通，让身体保持通畅，健康问题就会轻松解决。

测测你的经络是否通畅

方法 1　捏肉

用大拇指和食指对捏自己身体任何部位的肌肉，比如大腿、胳膊内侧等肉多的地方。捏的力度不要过大，但也不能完全不用力气。如果皮肤感觉疼痛，同时摸起来又有小疙瘩样的触感，这就说明经络不通畅。

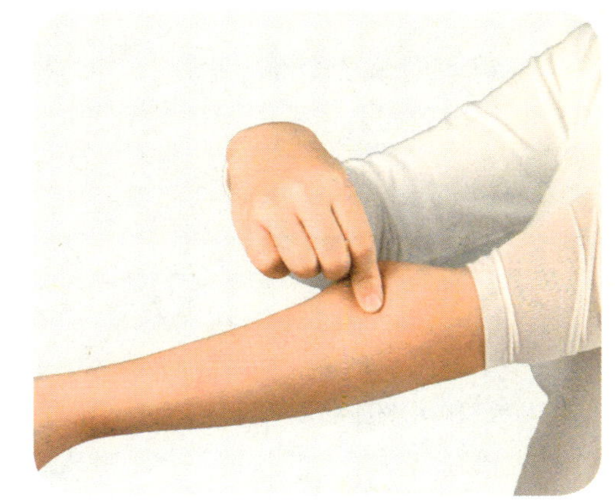

方法 2　握手腕

用左手紧握右手手腕部，一定用力持续 1 分钟，然后马上将手松开。这时，如果你感到有一股热流从腕部直接冲到手指，手掌由白色很快变红，说明你的经络通畅。

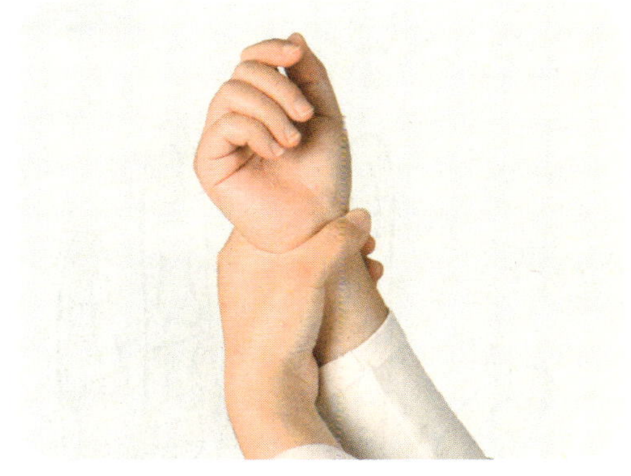

方法 3　搓穴位

在臀部与腰交界位置的下方，尾骨往上的部分，用手能够摸到小的凸起，在这个位置将手掌放平，整个手掌的部位都称为八髎穴。用手搓八髎穴，搓的时候要快速持续进行，坚持 1 分钟左右。若感觉脚部发热，那说明你的经络很通畅；如果只是臀部发热，就说明经络不畅通。

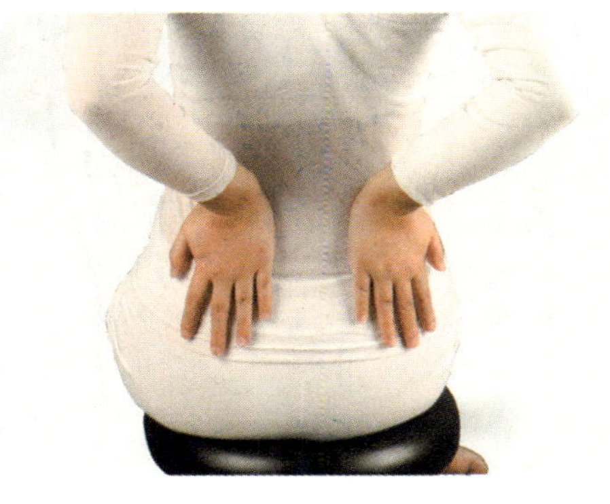

上述 3 种基本测试方法，能够测出你上下肢等部位的经络是否畅通。如果遇到不通的地方，就要及时做调理。

手耳足：全身多条经脉的汇聚处

“命要活得长，全靠经络养”，经络是贯通人体的庞大网络，它纵横交错，遍布全身，沟通脏腑与体表系统，并将人体脏腑、组织、器官联结成为一个有机整体。如果经络阻塞、气血不通、阴阳失调，身体就容易疲劳，甚至会发生疾病。

经络贯穿手耳足

人体的五脏六腑共有 12 条经脉，6 条行于手，6 条行于足。行于手的分别是手三阴经和手三阳经；手三阴经起于胸止于手，手三阳经起于手止于头。行于足的分别是足三阴经和足三阳经，足三阴经起于足止于胸，足三阳经起于头止于足。这十二条经脉是人体经络系统中的主要部分，每条经脉都有各自的循行路线，在经气发生病理变化时会表现出特殊症状，它们对于维持人体生命活动、调整机体虚实、调理疾病等方面有重要意义。

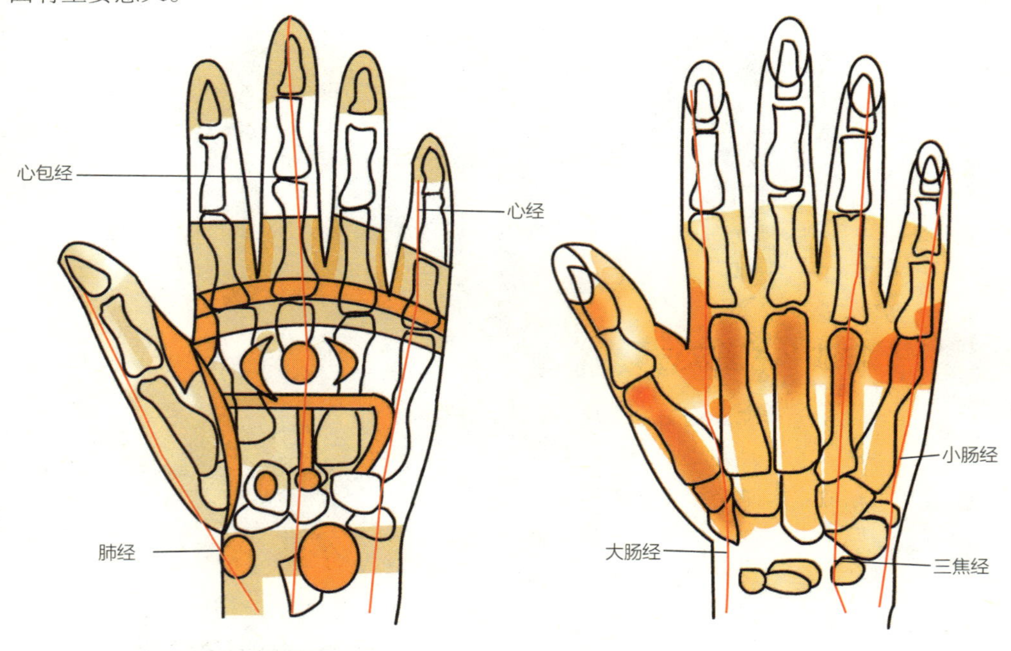

Tips

经络，即人体气血运行的通道。其中，大的、纵行的、主干条的，称之为“经”；小的、横行的、支线条的，则称之为“络”；两者相合统称为“经络”。由于经络有连贯全身的功能，才使人体形成了一个有机的、不可分割的整体。因此，中医历来有“经脉者，所以决生死、处百病、调虚实，不可不通”的说法。

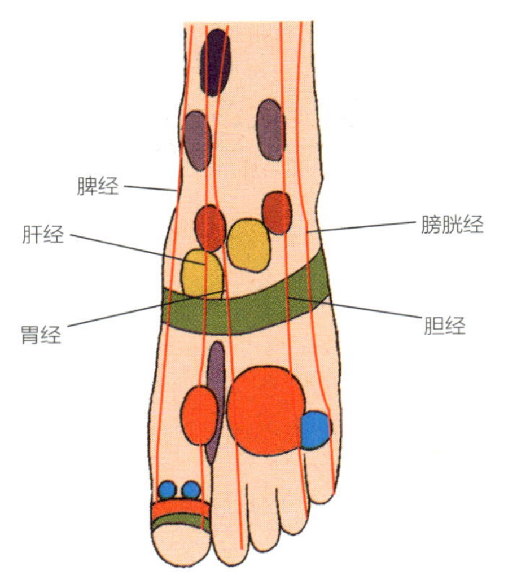

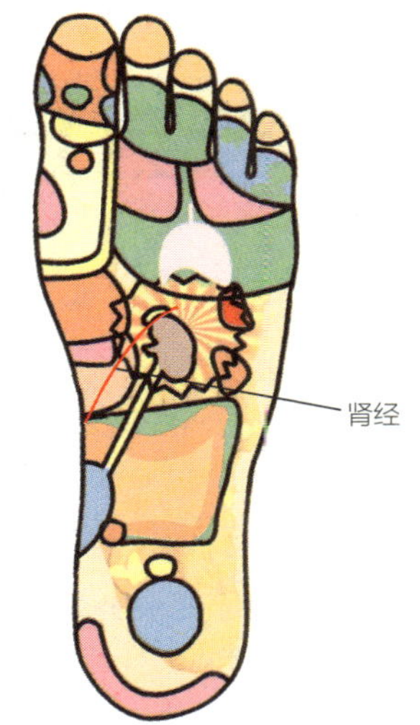

刺激穴位有奇效

十二经脉循行于体表相应处都有穴位分布，统称为经穴。这些穴位既是经络之气输注于体表的部位，又是疾病反应在体表的部位，还是推拿、艾灸、刮痧、拔罐等的施术部位。在人体疾病调理和养生保健中，穴位有按即生效的功效。

按摩手耳足，调理全身疾病

人体手部经络穴位丰富，既有 6 条经脉的穴位，又有许多经外奇穴，因此刺激手穴能治疗全身很多疾病。

足部是人体穴位分布最密集的区域之一。这些穴位有的掌管经气出入，有的与脏腑有密切联系，几乎都有特殊功能。

中医认为"耳为宗脉之所聚"，意思就是十二经脉皆通过耳部。经常按摩双耳及上面的反射区和穴位，能够疏通经络，促进血液循环，从而起到强身健体的作用。

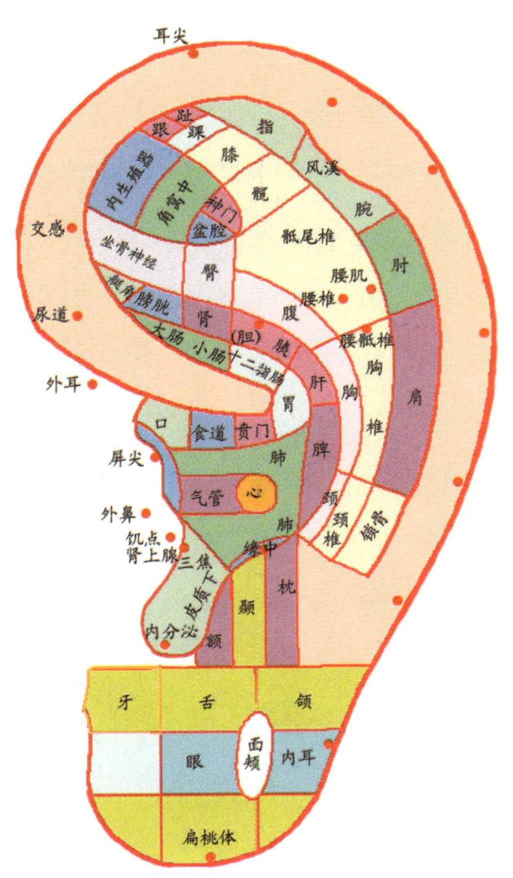

手耳足是全身的投影

20世纪80年代出现的“全息生物学”从另一个侧面为我们揭开手耳足的秘密。就像从一个受精卵发育的人，每个细胞中都带有反映他本身特性的基因一样，机体所有器官在某个特定的部位都有各自的“投影区”，这种“投影区”叫做全息胚。

耳像子宫里蜷缩的胎儿

人们曾发现，耳廓就像一个头朝下、臀朝上倒着蜷缩在子宫中的胎儿。耳部反射区与人体的各个器官相对应，人体的五脏六腑、五官七窍甚至更小的部分在耳廓上都有分布，通过按摩、贴压等方法就可以刺激耳穴，收到很好的调理效果。

手足是理想的全息胚器官

手足部有整个人体的信息，是全身的缩影。人体的呼吸系统、消化系统、循环系统、内分泌系统、代谢系统、运动系统、神经系统、生殖系统及五官都能在手足部找到相对应的区域和穴位。

手足部的每个反射区都与相应的器官有相似的生物学特性，器官出现问题在反射区会有所表现，根据反射区的变化能够判断相应器官的病痛。刺激相应的反射区和穴位能调整相应组织器官的功能，改善其病理状态，从而起到防病治病、强身健体的功效。

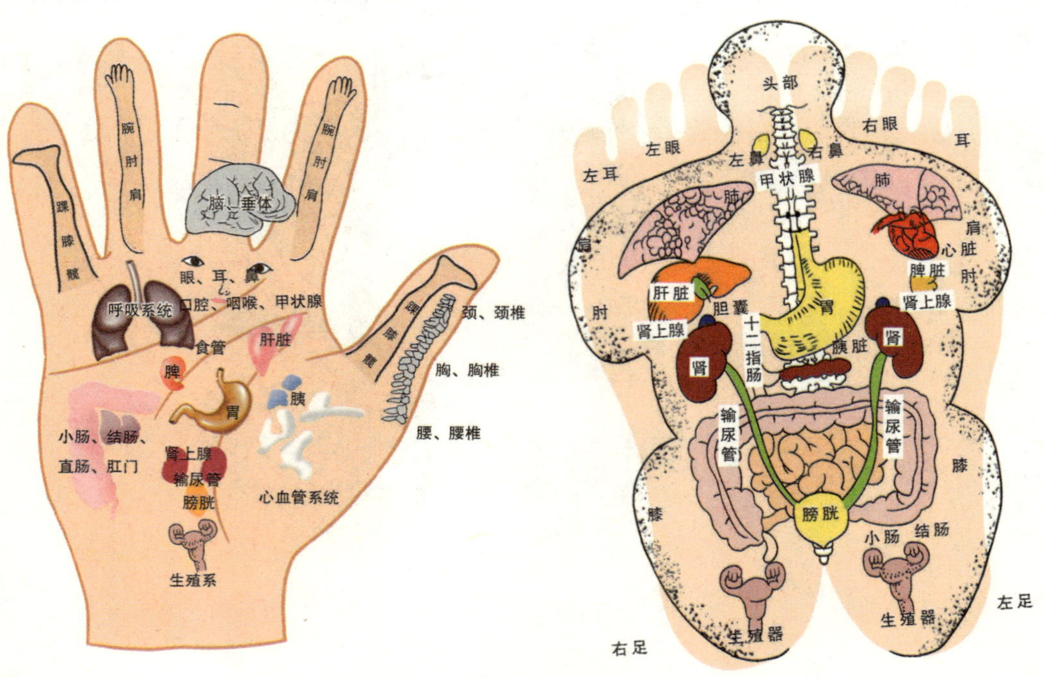

手耳足异常变化带来的警报

手耳足部位联系着人体多个系统。从手耳足部位的细微改变，能够发现身体的各种健康问题。

呼吸系统警报

手

- 肺及支气管反射区出现较为明显的白色时，说明肺气不足。一方面呼吸失常、胸闷气短；另一方面阳气虚衰，卫外不固，容易出现表虚自汗、少气懒言、疲倦、畏风惧寒等症状。
- 如果大鱼际丘上部的颜色发红，多有上呼吸道炎症，如急性咽喉炎、扁桃体炎、支气管炎等。
- 感冒引发肺部疾病时，掌色苍白，青筋暴露且指端发凉。
- 肺结核病患者，指甲很薄，有横沟，小指弯曲，且关节处有青筋暴露。

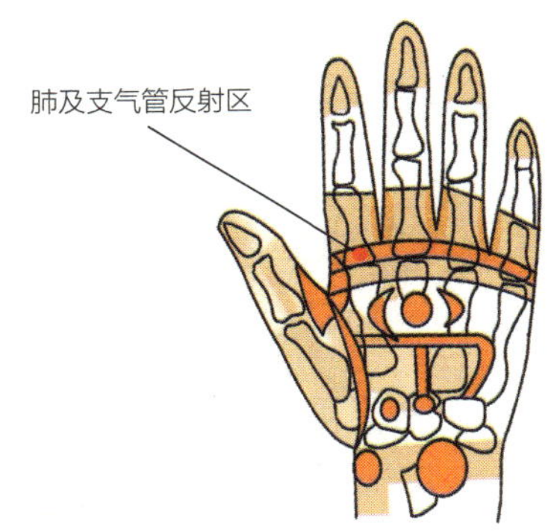

耳

- 肺反射区、扁桃体反射区有丘疹、压痛，也是呼吸系统出现问题的表现。

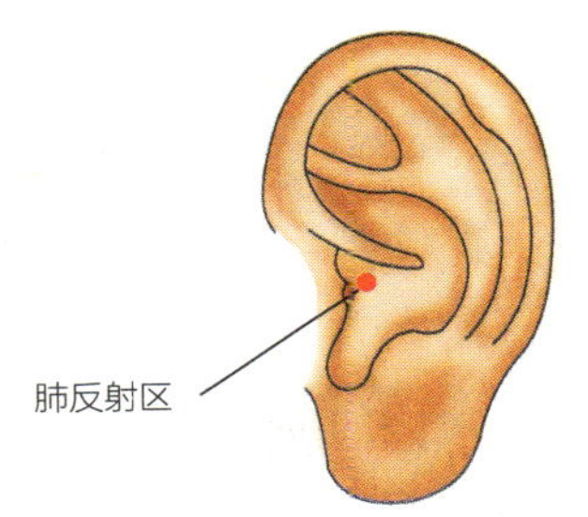

足

- 按压肺及支气管反射区，如果压痛明显，说明呼吸系统可能会出现问题。
- 趾甲变紫往往是心肺有病的征象。
- 按压哮喘患者肺及支气管反射区，足部会出现痉挛。

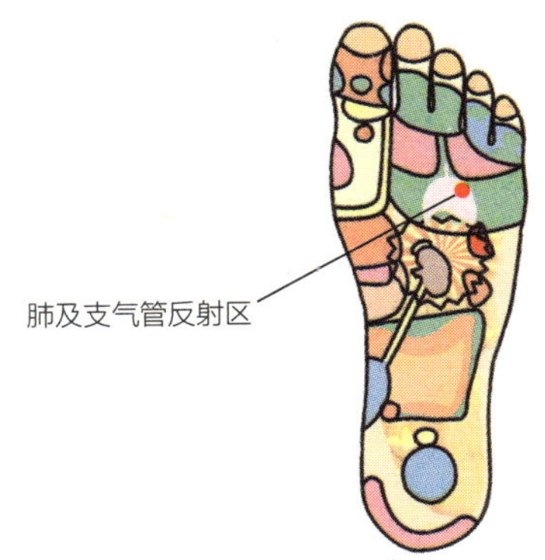

心脑血管系统警报

手

● 指甲短小的人，尤其年纪偏大时要注意其颜色变化，当指甲略带黯红色，血压可能已升高。

● 冠心病或心绞痛患者的指甲多呈青紫色或出现黑红淤斑。

● 用拇指按压心反射区，若异常疼痛，且伴有手掌出汗、手指伸不直的情况，说明心脏功能已经衰退。

● 如果手部温度偏低，提示人体循环系统尤其是末梢循环系统功能障碍，易发生心脑血管疾病，如动脉粥样硬化、血脂异常等。

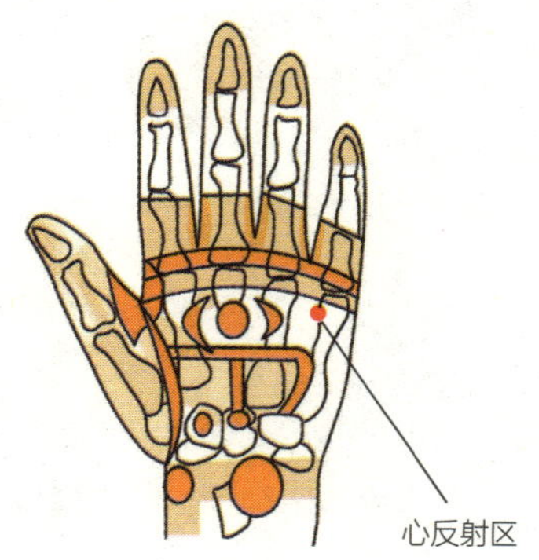

耳

● 观察心反射区，有没有点状、弧状、环状的血管形态改变，有无光泽的白色点以及红晕、丘疹等。按压心反射区，看是否有压痛感。如果有，提示心脑血管健康状况不佳。

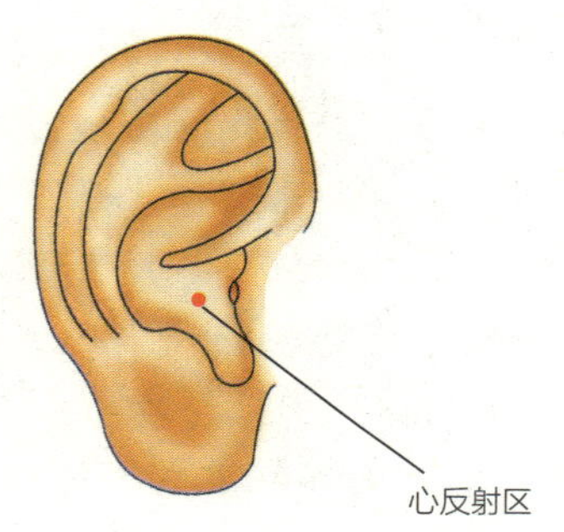

足

● 观察趾甲，颜色青紫说明循环系统有障碍，可能患有心血管疾病。

● 用手揉捏，若脚趾甲麻木没感觉，是心血管疾病的表现。

● 若小趾关节僵硬，要注意预防心脑血管系统病变。

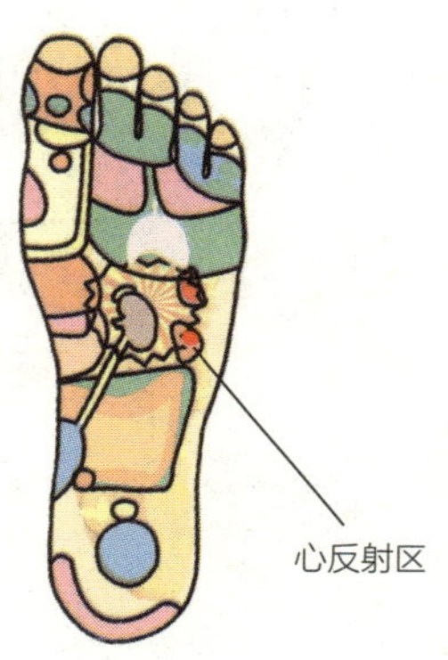

泌尿生殖系统警报

手

● 手掌的肾反射区有压痛，提示泌尿生殖系统有病变。

● 无名指与泌尿生殖系统关系比较密切，无名指苍白细小，肾脏和生殖系统功能大多比较差。

● 无名指根第一节，提示生殖能力和内分泌功能。无名指屈纹散乱，是体能较差的表征。

● 女性的手部生殖区出现青色，常见痛经、月经不调等问题。

● 指甲白斑提示性功能低下、阳痿、早泄等。

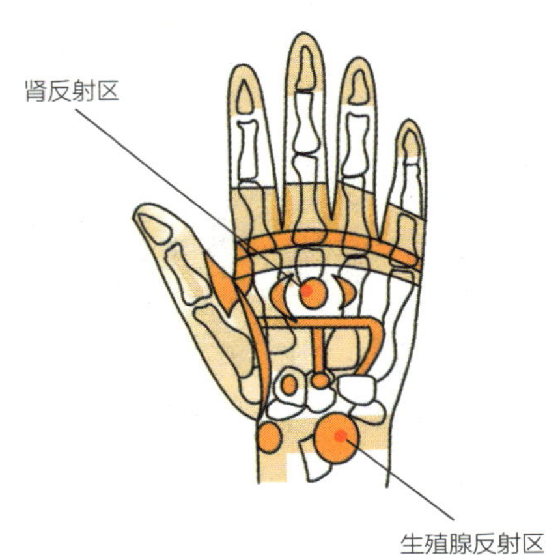

耳

● 耳部的肾反射区、膀胱反射区有丘疹、充血，提示肾脏及泌尿系统出现健康隐患。

● 耳部内生殖器反射区有糠皮不容易擦去的，提示有妇科疾病，相应穴位有压痛。

● 耳部子宫反射区的区域出现红色，提示可能有月经不调。

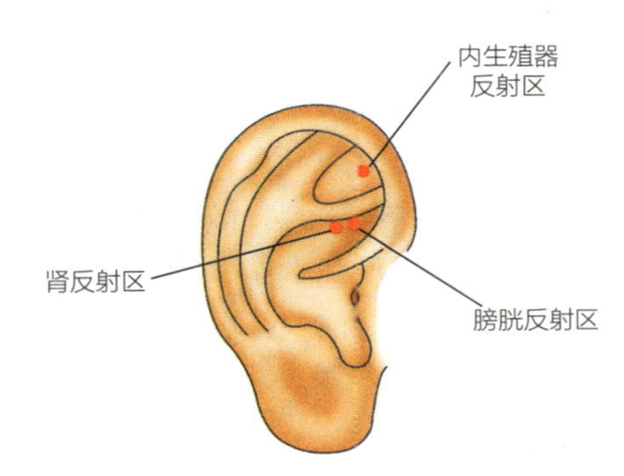

足

● 始于脚部的膀胱经、肾经功能衰退，按压肾经的涌泉穴会有剧痛，还会出现尿少、耳鸣、尿频、腰痛等症状。

● 观察趾甲，若凹凸不平，往往显示有肾脏疾病；足踝水肿则为肾炎或心衰的表现。

● 拇趾腹侧皮肤有网状粗纹，且有针孔状损害者，男性多表现为性功能减退、阳痿、早泄，女性则出现内分泌紊乱、月经不调、不孕等病症。

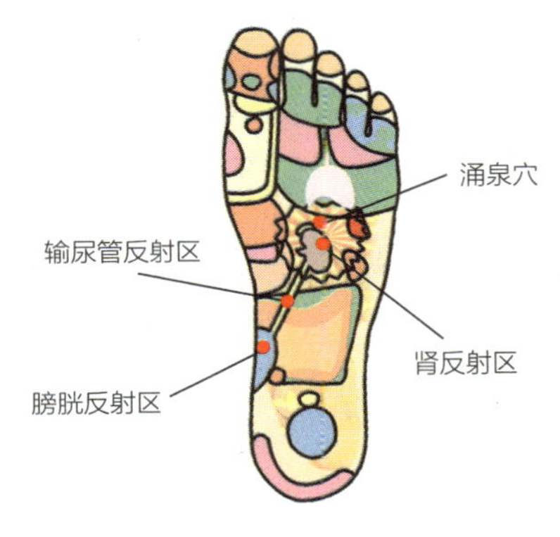

肝胆器官警报

手

● 手掌呈黄色，多提示有肝胆方面的疾病。

● 小鱼际部位发红，色深称为肝掌，这是肝硬化的表现。

● 肝功能有问题者，指甲常嵌入肉里或呈勺形，有的可见手指末端偏粗偏大。

● 若肝脏有病变，用手指按压肝反射区，有胀痛点。同时，在右手大拇指与食指间的掌蹼处，也有明显胀痛点。

● 手部胆囊反射区有轻度压痛和叩击痛，是慢性胆囊炎的表现。

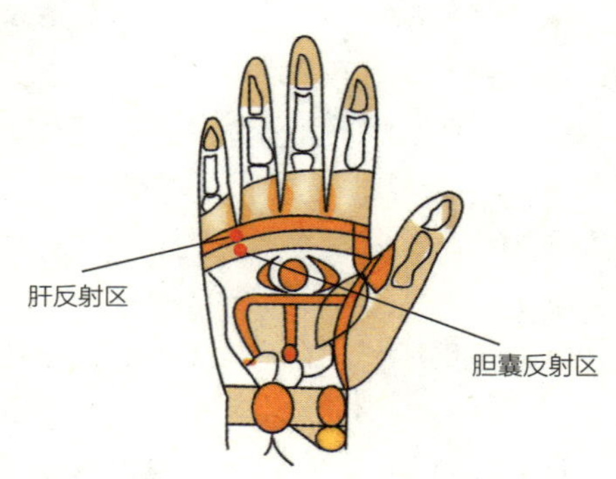

耳

● 肝功能异常时，肝反射区呈点状或片状红晕，有明显压痛感，肝阳反射区下呈黯红色或片状增厚。

● 胰胆反射区对应的耳背部呈点、片状充血或红晕，压痛，是胆部异常的表现。

● 耳轮红肿，为上焦风热，肝阳火盛的表现。

● 在耳廓正面的胰胆反射区及耳背部的相应部位，如果可触及隆起、结节或条索状物，并有压痛，则是胆结石的表现。

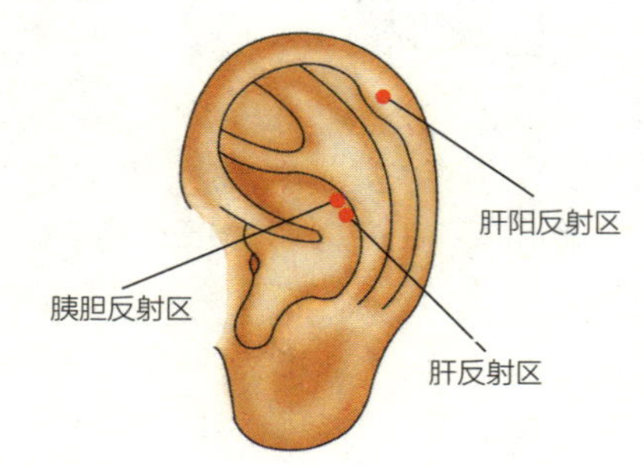

足

● 始于足的肝经、胆经功能衰退时，相应的肝反射区会出现压痛，并伴有口苦、抑郁、乏力、下腹肿胀、怕冷等症状。

● 趾甲动摇松脱为肝病血虚，紧扣嵌入肉里为肝气郁滞的表现。

● 右扁平足者多有肝脏、胆囊疾病。

● 脚掌色青，多为肝郁气滞、瘀血、静脉曲张的表现。

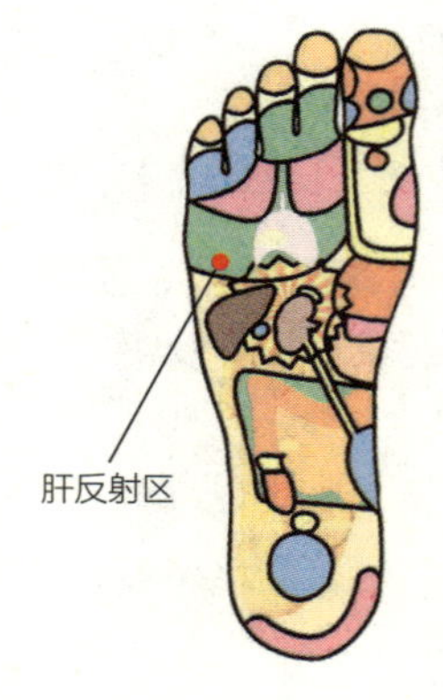

肠胃器官警报

手

• 从拇指出发的大肠经功能衰退，胃脾大肠区反射区往往有压痛，还会出现眼白带黄色、牙痛、肩痛、头痛、便秘等病症。

• 大鱼际处颜色偏红，为胃中有热，可能常有便秘的症状。

• 大拇指和食指的指甲呈黄色或浅黑色，说明消化系统有问题。

• 胃肠功能不健康者，指甲常呈暗淡无光泽状态。

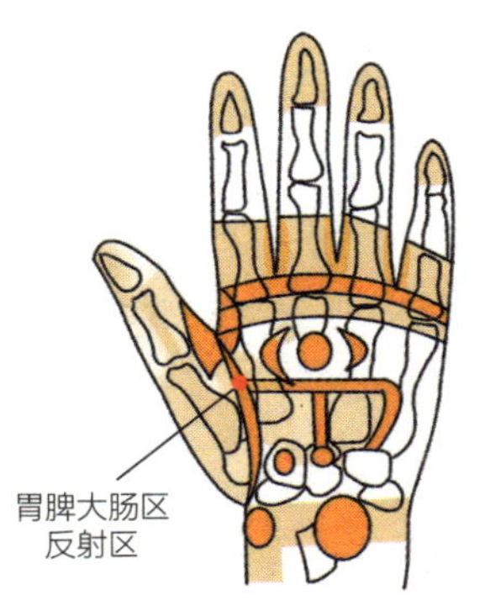

耳

• 用小棉棒刺激胃反射区、十二指肠反射区，如有压痛，说明胃肠或消化系统出现了问题。

• 胃功能不佳者，胃反射区呈点状或片状白色，有的边缘会有红晕或呈充血状，有压痛，可以触及片状隆起或条索。

• 十二指肠反射区呈片状凹陷，带有红润或黯红色，或者呈点状白色，边缘红润或黯红色，穴位压痛，为十二指肠溃疡的表现。

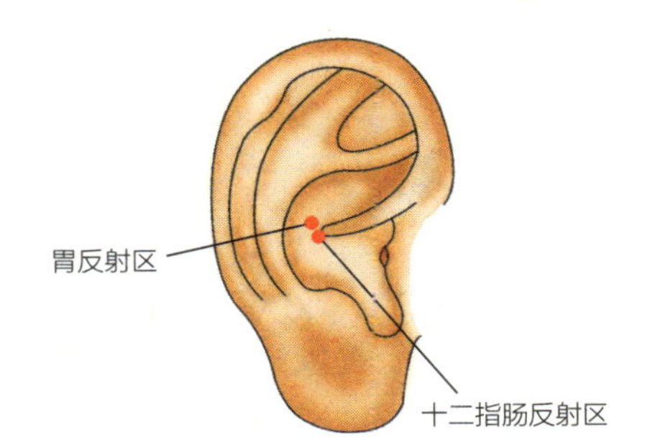

足

• 当从脚出发的胃经、脾经功能衰退，脚部胃、脾、十二指肠、大肠、小肠的反射区会有压痛。有时在皮下可摸到颗粒状或块状的结节，或条索状物。还会出现面色发黑、腹胀、多汗、恶心等症状。

• 黄趾甲，则多为黄疸型肝炎、肾病综合征、甲状腺功能减退等表现。

• 从侧面看，如果第二趾、第三趾的关节曲起，提示可能有胃肠疾病。

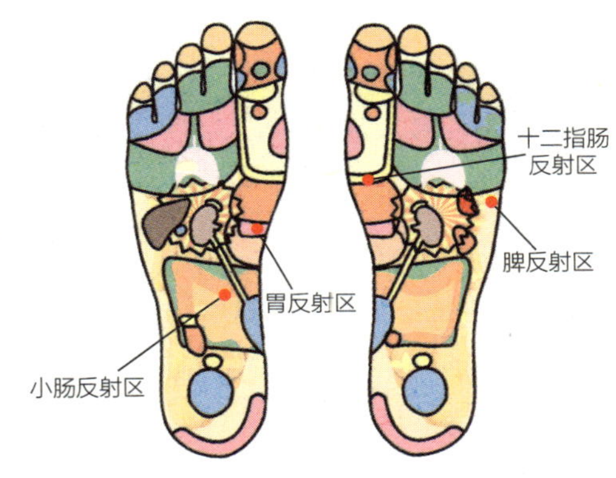

神经系统警报

手

• 大拇指容易弯曲、缺乏韧性，无名指较弯曲、指节漏缝者，多是神经衰弱。

• 大拇指过于粗壮，易生气；过于扁平薄弱，体质及神经系统较弱。

• 食指苍白瘦弱，易疲劳，精神易萎靡；食指出现白环，常会有失眠、头昏、疲劳的症状；食指第三指节过短，易患精神、神经方面的疾病。

• 手部多汗，多是自主神经功能失调。

足

• 五个趾甲皆翘，多是神经衰弱的前兆。

• 趾甲上有纵条纹，多是身体虚弱，抗病能力较差。多表现为失眠、头痛、眩晕、乏力、腰膝酸软。

Tips

脸部反射区：身体健康的“晴雨表”

心脏：眉间出现皱纹是“抑郁症”的前兆。保持该反射区饱满无皱纹的干净状态，在美容和精神方面都很重要。

肾脏：肾脏失衡的时候，会让人感到疲倦或者肌肤暗沉。眼睛下方肾脏的反射区凹陷、出现黑眼圈时，可视为肾脏发出的求救信号。

膀胱：法令纹变深、脸部失去弹性，实际上提示膀胱的弹性也在变弱。

胃：嘴巴周边是胃的反射区。胃不好，人常常会嘴唇干燥，还容易得口角炎。

肝脏：鼻子和脸颊部位的肝脏反射区能够如实反映肝脏的状态。这个部位变红时，说明肝功能在减退。

肠：大肠、小肠的反射区并没有特指哪个区域，而是分布在脸部主要脏器之间的缝隙部位。鼻孔上方的缝隙对应小肠，鼻孔下方则是大肠。这两个部位长小疙瘩反映的是肠功能不好。

手耳足按摩注意事项

手耳足按摩五注意

1

手耳足上的很多穴位是左右对称的，按摩时两边都要做刺激，效果才好。

2

淋巴、脊椎、尾骨外侧反射区，一定要朝心脏方向按摩，利于推动血液和淋巴循环。

3

足部按摩后，不要用冷水洗脚，先要穿上袜子保暖，睡前再用热水泡脚 15~20 分钟。

4

足部按摩早晚各做半小时效果最佳，足部的肾脏、膀胱、输尿管、肾上腺反射区最好每天各按摩 10~15 分钟。

5

按摩完半小时，要喝开水 500 毫升以上，但严重肾病患者不能超过 150 毫升。

按摩后有哪些正常反应

中医学里，将身体好转时发生的各种反应称为瞑眩，主要包括：打哈欠、困倦、有眼屎、鼻涕、头痛、尿量增多、脚肿、脚底出汗。这些是痊愈的前兆，做按摩后也会出现，不要太在意，一旦身体好转就会消失。

手耳足按摩的禁忌

血液病或者有出血倾向的患者不能做按摩。

对于长时间服用激素和极度疲劳者，不宜做按摩。

沐浴后、剧烈运动后、饮酒后、高热时、女性月经期，都不宜进行按摩。

骨科疾病患者不能做按摩，如患有骨折、关节脱位，骨关节结核、骨髓炎等。

严重心脏病，高血压及脑、肝、肾等疾病患者均不宜按摩。

孕妇不可刺激合谷穴，否则有流产的危险。

病情危重的患者，不适合做按摩治疗，要及时就医，采取药物、手术等治疗措施。

久病体弱或极度消瘦虚弱的人，难以承受按摩疼痛，最好不要做按摩。

PART
2

用小棉棒激发身体的“妙药”图解手耳足特效反射区和穴位

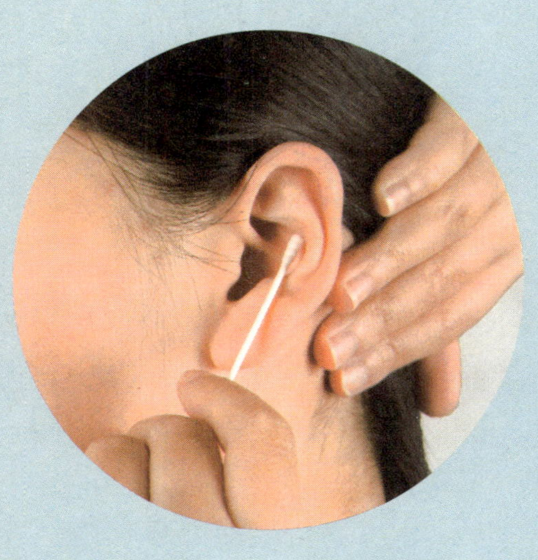

图解手部反射区及穴位

额窦反射区

鼻窦炎能治好

精准定位： 在双手掌5个手指尖。

主治疾病： 鼻窦炎、感冒、头痛、头晕、发烧，失眠及眼、耳、口、鼻疾病。

按摩手法： 用小棉棒点按额窦反射区2分钟，也可用拇指指腹由指尖向指根方向推按或掐按2分钟。

垂体反射区

调节内分泌系统

精准定位： 在双手拇指指腹中心。

主治疾病： 内分泌失调，甲状腺、肾上腺、生殖腺、甲状旁腺、生殖腺、脾、胰等功能失调，小儿发育不良，更年期综合征等。

按摩手法： 用小棉棒点按垂体反射区1分钟，或用拇指指甲掐按。

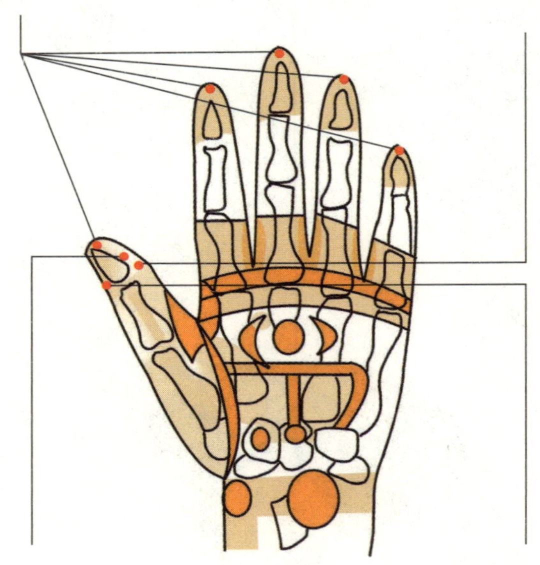

大脑反射区

轻松缓解脑部疲劳

精准定位： 在双手掌面拇指指腹。

主治疾病： 头晕、头痛、感冒、神经衰弱、视觉受损、脑震荡、脑卒中。

按摩手法： 用小棉棒轻轻刺激大脑反射区1分钟，也可用拇指指端在该反射区按揉0.5~1分钟。

鼻反射区

鼻部疾病有妙药

精准定位： 在双手拇指第二节桡侧，赤白肉际。

主治疾病： 鼻塞、急慢性鼻炎、鼻窦炎、流涕、上呼吸道感染。

按摩手法： 用小棉棒点揉1分钟，或用拇指和食指揉捏鼻反射区3~4分钟。

扁桃体反射区

调治上呼吸道疾病

精准定位： 双手拇指近节背侧肌腱的两侧。

主治疾病： 上呼吸道感染、发热、扁桃体炎。

按摩方法： 用小棉棒点按扁桃体反射区 2 分钟。

颈项反射区

不受颈椎病困扰

精准定位： 双手拇指近节掌侧和背侧。

主治疾病： 头晕、头痛、流鼻血、高血压、颈项僵硬、颈项酸痛、落枕等。

按摩方法： 用小棉棒点按颈项反射区 2 分钟。

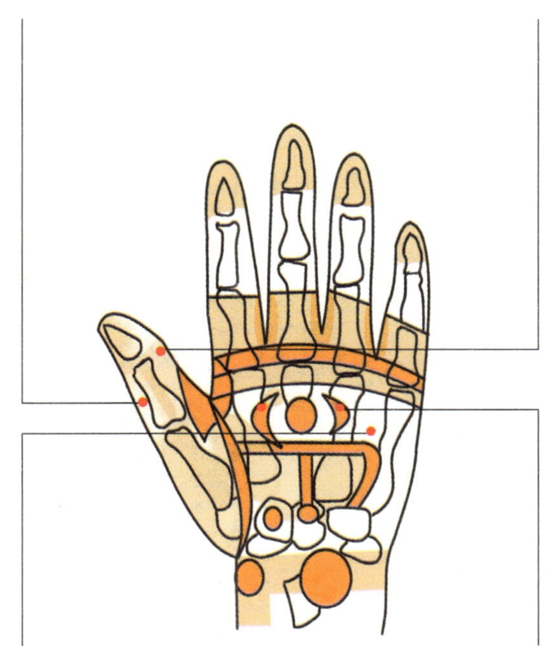

脾反射区

让你吃嘛嘛香

精准定位： 在左手掌面，第四、第五掌骨远端之间。

主治疾病： 食欲不振、消化不良、发烧、贫血、皮肤病。

按摩方法： 用小棉棒点按脾反射区 1~2 分钟，每日 2 次，动作连续均匀，力度适中。

腹腔神经丛反射区

腹痛、腹泻的克星

精准定位： 双手掌侧，第二、第三和第三、第四掌骨之间，肾反射区的两侧。

主治疾病： 腹痛、腹泻、腹胀、胃肠功能紊乱、烦躁、失眠、更年期综合征等。

按摩方法： 用小棉棒分别点按腹腔神经丛反射区两侧，每侧 1~2 分钟，每日 2 次，动作连续均匀、力度适中。

颈肩区反射区

止颈肩疼痛

精准定位： 双手各指根部近节指骨的两侧及各掌指关节结合部，手掌为颈肩前区，手背为颈肩后区。

主治疾病： 治疗肩周炎、颈椎病、肩部软组织损伤等颈肩部疾病。

按摩方法： 将棉签头按压在颈肩区反射区上，由缓入深按压 3~5 分钟。

肺及支气管反射区

有效调理支气管炎

精准定位： 肺反射区在双手掌面，横跨第二、第三、第四、第五掌骨，靠近掌指关节的带状区域，支气管反射区在双手中指第三近节指骨。

主治疾病： 肺炎、支气管炎、肺气肿、肺结核。

按摩方法： 用小棉棒点按肺及支气管反射区 2~3 分钟，每日 2 次。

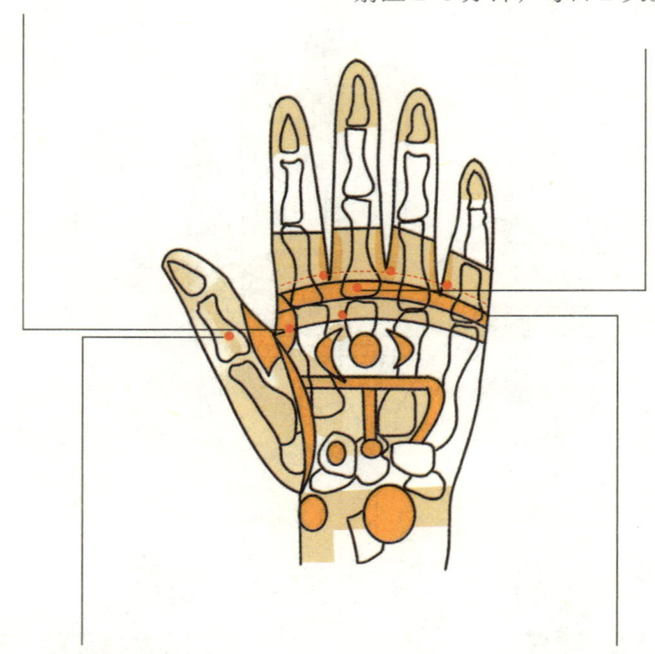

食管、气管反射区

让食管、气管畅通无阻

精准定位： 双手拇指近节指骨桡侧赤白肉际处。

主治疾病： 食管炎、气管炎。

按摩方法： 用小棉棒点按食管、气管反射区 2~3 分钟，每日 2 次。

斜方肌反射区

肩颈疼痛的“克星”

精准定位： 在双手掌侧面，耳、眼反射区下方，呈横带状区域。

主治疾病： 颈椎病、落枕、颈肩背部疼痛。

按摩方法： 用棉棒沿着斜方肌反射区横向画线 3~5 次。

甲状腺反射区

防治甲亢、甲减

精准定位： 在双手掌面，第一、第二掌骨间，由近心端弯向虎口方向，呈一弯带状区域。

主治疾病： 甲亢或甲减、甲状腺炎、心悸、失眠、感冒、肥胖等。

按摩方法： 用小棉棒沿着甲状腺反射区横向画线 3~5 次。

心反射区

心神栖息之地

精准定位： 左手掌侧，手掌及手背部第四、第五掌骨间，掌骨远端处。

主治疾病： 心律不齐、心悸、胸闷、心绞痛、高血压等。

按摩方法： 用小棉棒点按心反射区 2~3 分钟，每日 2 次。

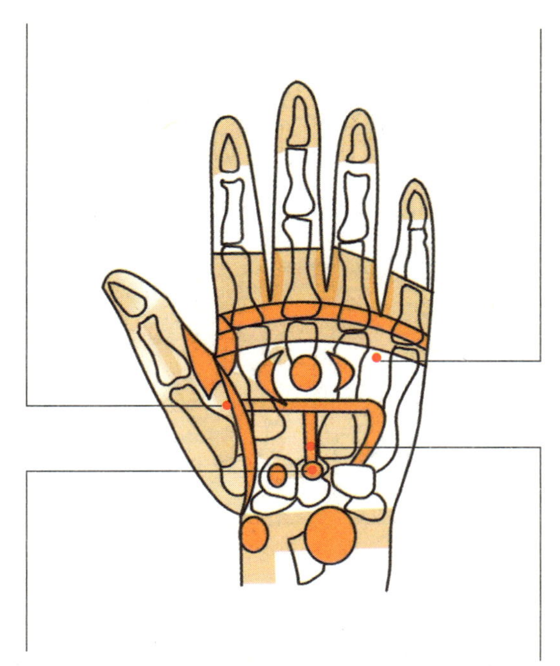

膀胱反射区

调治膀胱炎

精准定位： 在双手掌面大、小鱼际交接处的凹陷中。

主治疾病： 膀胱炎、尿道炎、泌尿系统与膀胱疾病。

按摩方法： 将棉签头按压在膀胱反射区上，由缓入深按压 3~5 分钟。

输尿管反射区

专治输尿管疾病

精准定位： 在双手掌面膀胱反射区和肾反射区之间的带状区域。

主治疾病： 输尿管炎、输尿管结石、输尿管狭窄、高血压、动脉硬化等。

按摩方法： 用小棉棒向手腕方向推按 1~2 分钟，每日 2 次，动作连续，力度适中。

肾上腺反射区

降血压，缓解头晕

精准定位： 双手掌侧，第二、第三掌骨体远端之间。

主治疾病： 高血压、头晕、指端麻痹、手掌多汗等症。

按摩方法： 用小棉棒点按肾上腺反射区1~2分钟，每日2次，力度宜轻柔。

肾反射区

手部的“强腰健肾区”

精准定位： 在双手掌面第三掌骨中点，即手心处，相当于劳宫穴的位置。

主治疾病： 肾功能不良、肾炎、腰痛、泌尿系统感染、浮肿。

按摩方法： 将棉签头按压在肾反射区上，按压3~5分钟，力度要适中。

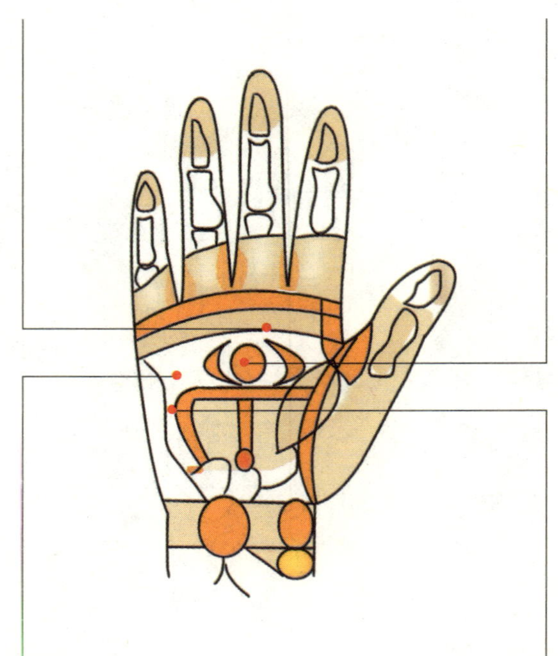

肝反射区

生气了按它制怒

精准定位： 右手掌侧，第四、第五掌骨体之间近掌骨头处。

主治疾病： 肝炎、肝硬化、腹胀、脾气暴躁、眼疾等。

按摩方法： 用小棉棒点按肝反射区1~2分钟，每日2次，力度宜轻柔。

胆囊反射区

防治胆囊炎

精准定位： 右手掌侧，第四、第五掌骨之间，肝反射区的腕侧下方。

主治疾病： 胆囊炎、胆结石、消化不良、厌食、胃肠功能紊乱等。

按摩方法： 用小棉棒点按胆囊反射区1~2分钟，每日2次，力度宜轻柔。

胃反射区

治胃病，一按灵

精准定位： 双手第一掌骨体远端。

主治疾病： 胃胀、胃痛、胃酸、消化不良、恶心、呕吐、急慢性胃炎。

按摩方法： 将棉签头按压在胃反射区上，按压 3~5 分钟，力度要适中。

胰腺反射区

调理糖尿病的“妙药”

精准定位： 在双手胃反射区和十二指肠反射区之间，第一掌骨体中部。

主治疾病： 糖尿病、胰腺炎、消化不良。

按摩方法： 用小棉棒向手腕方向推 1~2 分钟，每日 2 次，动作要连续，力度适中。

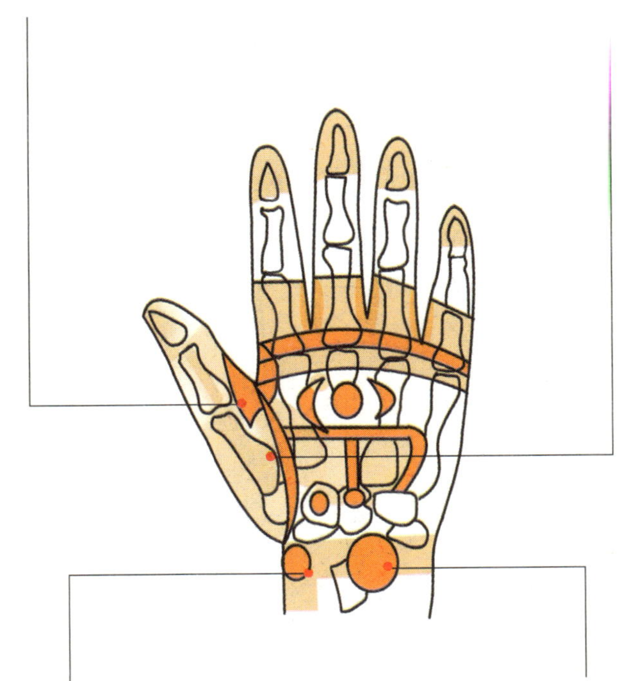

腹股沟反射区

消除小腹胀痛

精准定位： 双手掌侧腕横纹的桡侧端，桡骨头凹陷中。

主治疾病： 小腹胀痛、前列腺增生、生殖系统病变等。

按摩方法： 用小棉棒按揉腹股沟反射区 1~2 分钟，每日 2 次，动作力度适中。

生殖腺反射区

让你“性”福

精准定位： 双手掌根，腕横纹的中部，相当于大陵穴处。

主治疾病： 性功能低下、不孕不育症、前列腺增生、痛经等。

按摩方法： 用小棉棒按揉生殖腺反射区 1~2 分钟，每日 2 次，动作要均匀连续，力度要适中。

横结肠反射区

防治结肠炎

精准定位： 右手掌侧升结肠反射区上端与虎口间的带状区域；左手掌侧虎口与降结肠间的带状区域。

主治疾病： 结肠炎、腹胀、腹痛、便秘、腹泻。

按摩方法： 将棉签点在横结肠反射区上，左手自尺侧向桡侧推按，右手自桡侧向尺侧推按，各 1~2 分钟，每日 2 次，动作均匀，力度适中。

十二指肠反射区

消化不良常按它

精准定位： 双手掌面，第一掌骨体近端，胰腺反射区的下方。

主治疾病： 食欲不振、消化不良、腹胀、十二指肠溃疡。

按摩方法： 将小棉棒点在十二指肠反射区上，向手腕方向推按 1~2 分钟，每日 2 次。

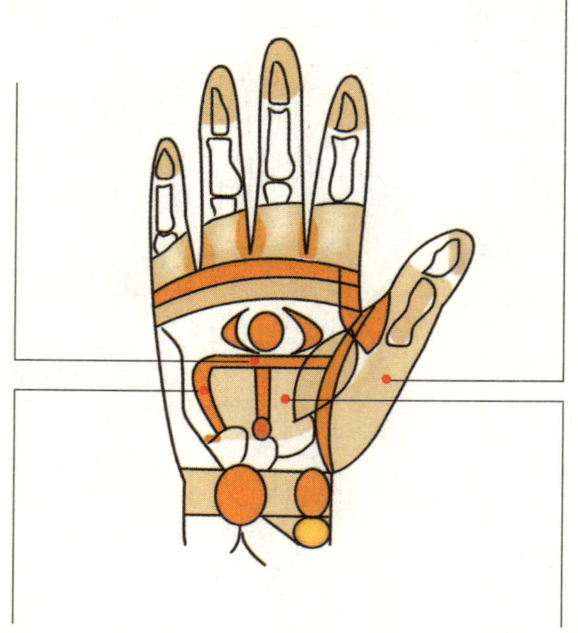

升结肠反射区

轻松解决腹痛、腹泻

精准定位： 右手掌侧，第四、第五掌骨之间上行至约与虎口水平的带状区域。

主治疾病： 便秘、腹泻、腹痛、肠炎。

按摩方法： 将棉签点在升结肠反射区上，并向手腕方向快速、均匀地推按 1~2 分钟，每日 2 次。

小肠反射区

调治急慢性肠炎

精准定位： 双手掌中部凹陷中，各结肠反射区包围的部分。

主治疾病： 食欲不振、消化不良、急慢性肠炎。

按摩方法： 将棉签点在小肠反射区上，并向手腕方向快速、均匀地推按 1~2 分钟，每日 2 次。

胃脾大肠区反射区

强健脾胃

精准定位： 双手掌面，第一、第二掌骨之间的椭圆形区域。

主治疾病： 食欲不振、消化不良、腹痛、腹胀、腹泻、便秘。

按摩方法： 将小棉棒放在胃脾大肠区反射区上，轻轻按揉 1~3 分钟，每日 2 次，力度要适中。

胸腔呼吸器官区反射区

使你呼吸畅通

精准定位： 双手掌侧，拇指指间关节横纹至腕横纹之间的区域。

主治疾病： 胸闷、咳嗽、气喘、支气管炎、肺炎、哮喘等。

按摩方法： 用小棉棒向腕横纹方向推按 1~2 分钟，每日 2 次，力度要适中。

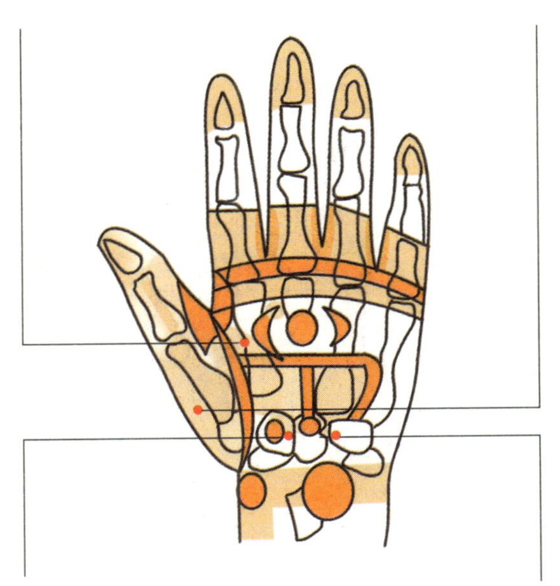

肛管、肛门反射区

缓解便秘

精准定位： 左手掌侧，肛门位于第二腕掌关节处，肛管位于乙状结肠反射区的末端。

主治疾病： 便秘、肛门周围炎、脱肛、痔疮等。

按摩方法： 用小棉棒点按肛管、肛门反射区 1~2 分钟，每日 2 次，力度宜轻柔。

乙状结肠反射区

常按除腹痛

精准定位： 左手掌侧，第五掌骨底与钩骨交接的腕掌关节处至第一、第二掌骨结合部的带状区域。

主治疾病： 腹胀、腹痛、腹泻、便秘、直肠炎。

按摩方法： 将小棉棒放在乙状结肠反射区上，由尺侧向桡侧推按 1~2 分钟，每日 2 次，力度要适中。

耳反射区

保护听力

精准定位：在双手掌和手背第四、第五指指根部之间。

主治疾病：耳鸣、耳炎。

按摩方法：用小棉棒点按两手耳反射区，每侧5~10次，用力要轻柔，动作要有规律。

眼反射区

缓解眼部不适

精准定位：在双手掌和手背第二、第三指指根部之间。

主治疾病：近视、远视、结膜炎、青光眼等。

按摩方法：用小棉棒点按两手眼反射区，每侧5~10次，用力要轻柔，动作要有规律。

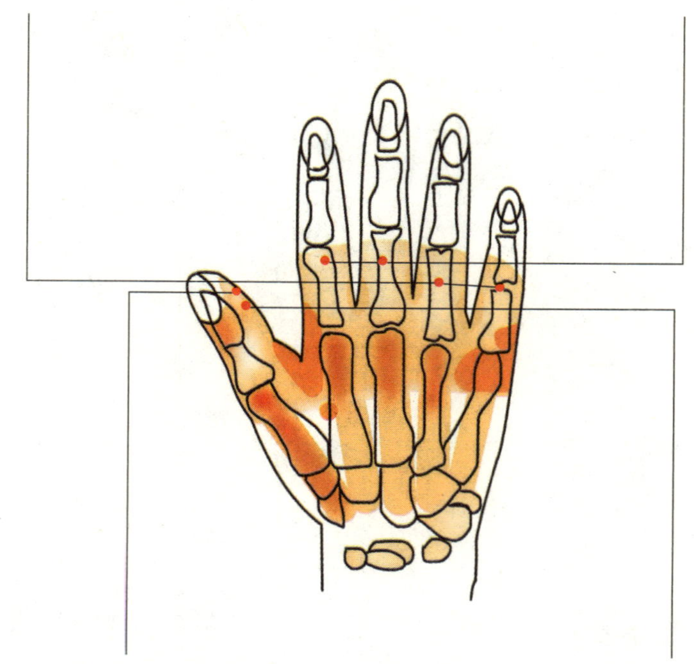

三叉神经反射区

护好三叉神经

精准定位：在双手掌面，拇指指腹尺侧缘的远端，小脑、脑干反射区的上方。

主治疾病：面部神经麻痹、失眠、偏头痛、感冒、腮腺炎等。

按摩方法：将小棉棒放在三叉神经反射区上，向虎口方向推按1分钟。

小脑、脑干反射区

维持身体平衡

精准定位：在双手掌侧，拇指指腹尺侧面。

主治疾病：头晕、头痛、失眠、感冒、高血压、肌肉紧张等。

按摩方法：将小棉棒放在小脑、脑干反射区上，由指尖向指根方向推按2分钟。

舌反射区

不让口腔溃疡盯上

精准定位： 双手拇指背侧，指间关节横纹的中央处。

主治疾病： 味觉异常、口腔溃疡。

按摩方法： 将小棉棒放在舌反射区上，点按1~2分钟，每日2次。

内耳迷路反射区

头晕耳鸣特效药

精准定位： 双手背侧，第二、第三、第四、第五掌指关节之间的根部结合部。

主治疾病： 耳鸣、头晕、高血压、低血压、平衡障碍。

按摩方法： 将小棉棒放在内耳迷路反射区上，沿指缝向手指方向推按1~2分钟，力度宜柔和。

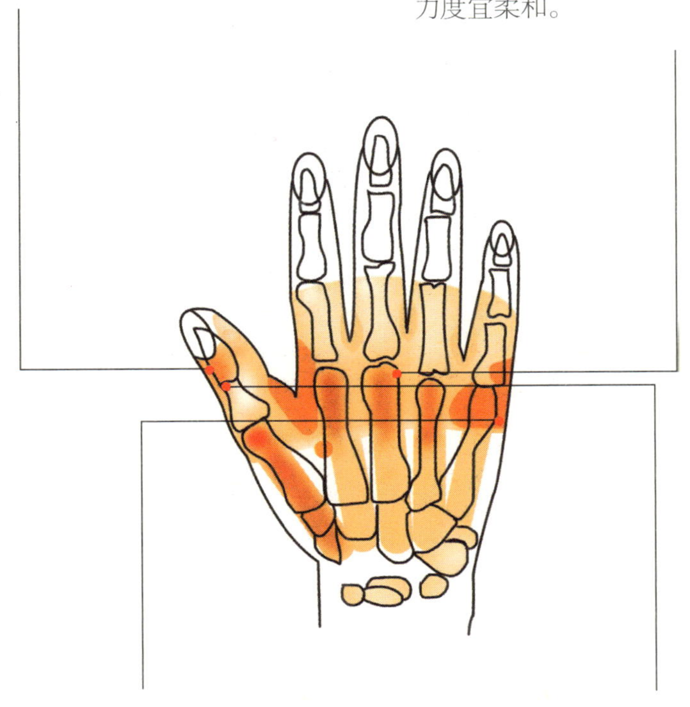

肩关节反射区

肩周疾病无处藏

精准定位： 在双手小指掌指关节后的赤白肉际处。

主治疾病： 肩部损伤、手臂酸痛、肩关节周围炎、白内障。

按摩方法： 将小棉棒放在肩关节反射区上，点按1~2分钟，每日2次。

喉、气管反射区

快速止咳的"灵丹妙药"

精准定位： 双手拇指近节指骨背侧中央。

主治疾病： 上呼吸道感染、气管炎、咽喉炎、气喘。

按摩方法： 将小棉棒放在喉、气管反射区上，点按1~2分钟，每日2次。

胸、乳房反射区

主治胸部病症

精准定位： 在手背第二、第三、第四掌骨的远端。

主治疾病： 胸部病症、心脏病、乳房疾病、呼吸系统病症。

按摩方法： 将小棉棒放在胸、乳房反射区上，向腕背方向推按1~2分钟，每日2次，力度要适中。

头颈淋巴结反射区

提高人体免疫力

精准定位： 双手各手指根部的掌侧和背侧凹陷中。

主治疾病： 甲状腺肿大、甲亢、颈部淋巴结肿大。

按摩方法： 将小棉棒放在头颈淋巴结反射区上，点按1~2分钟，每日2次。

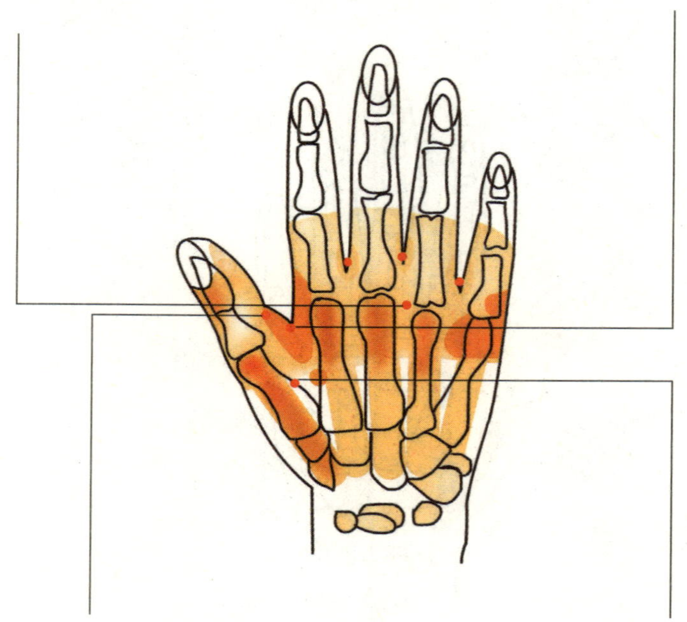

胸腺淋巴结反射区

增强免疫力

精准定位： 双手第一掌指关节的尺侧。

主治疾病： 发热、炎症、乳腺炎、胸痛、囊肿等。

按摩方法： 用小棉棒分别点按胸腺淋巴结反射区，每侧1~2分钟，每日2次，动作连续均匀，力度要适中。

血压区反射区

双向调节血压

精准定位： 双手背侧，第一、第二掌骨和阳溪穴所包围的区域以及食指近节指骨近端1/2的桡侧。

主治疾病： 高血压、低血压、头痛、眩晕。

按摩方法： 用小棉棒按揉血压区反射区5~10分钟，每日1次，动作要均匀连续，力度宜轻柔。

颈椎反射区

呵护你的颈椎

精准定位： 双手背部，各掌骨背侧远端1/5。

主治疾病： 颈项酸痛、头晕、头痛、落枕、各种颈椎病变。

按摩方法： 用小棉棒按在颈椎反射区上，向手腕方向推按1~2分钟。

膝关节反射区

改善膝关节炎

精准定位： 双手第五掌骨近端尺侧缘与腕骨形成的凹陷中。

主治疾病： 膝关节骨性关节炎、半月板损伤、髌下滑囊炎等。

按摩方法： 用小棉棒点按膝关节反射区1~2分钟，每日2次。

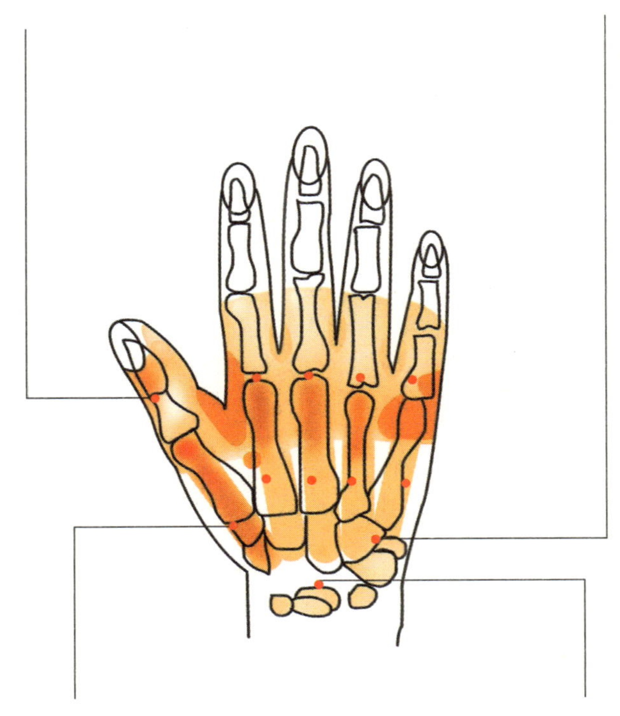

腰椎反射区

调理腰部疾病

精准定位： 双手背部，各掌骨背侧近端2/5。

主治疾病： 腰椎骨刺、腰背酸痛、腰椎间盘突出、腰肌劳损等。

按摩方法： 用小棉棒点按腰椎反射区1~2分钟，每日2次。

尾骨反射区

缓解尾骨疼痛

精准定位： 双手背部，腕背横纹处。

主治疾病： 坐骨神经痛、尾骨受伤后遗症。

按摩方法： 用小棉棒点按尾骨反射区1~2分钟，每日2次。

劳宫穴

安神解疲劳

精准定位： 在掌区，横平第三掌指关节近端，第二、第三掌骨之间偏于第三掌骨。

主治疾病： 热病、汗多、心烦、口腔溃疡、中风昏迷、高脂血症。

按摩方法： 用小棉棒在劳宫穴上按揉，每次 1~3 分钟。

神门穴

安神固本的要穴

精准定位： 在腕前区，腕掌侧远端横纹尺侧端，尺侧腕屈肌腱的桡侧缘。

主治疾病： 心烦、失眠、心悸、头痛、冠心病、手臂疼痛等。

按摩方法： 用小棉棒点压神门穴，由轻到重，每次 1~3 分钟。

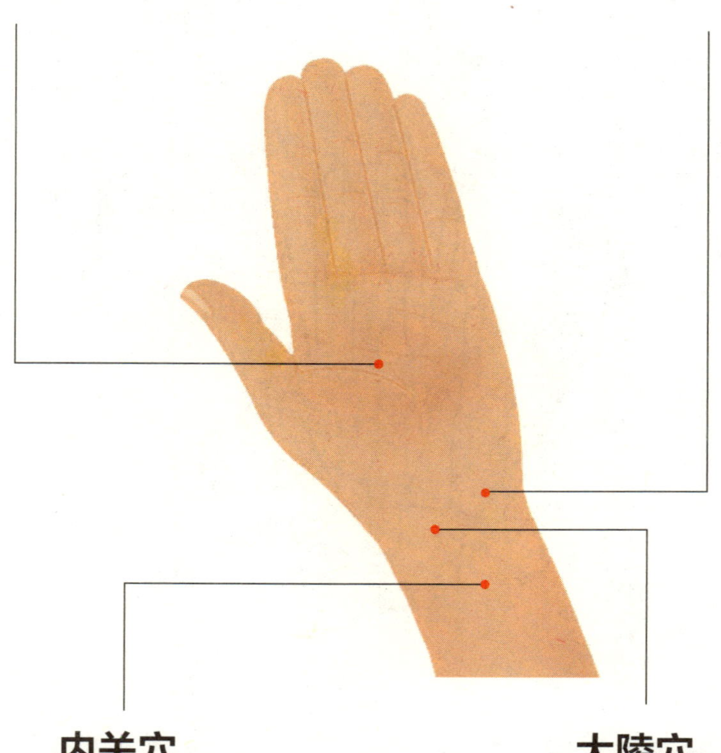

内关穴

宁心安神的卫士

精准定位： 在前臂前区，腕掌侧远端横纹上 2 寸，掌长肌腱与桡侧腕屈肌腱之间。

主治疾病： 心悸、心痛、失眠、胃痛、冠心病、癫痫等。

按摩方法： 用小棉棒分别按压左右两侧内关穴，每侧按压 5~10 分钟，每日 2~3 次。

大陵穴

宽胸和胃

精准定位： 在腕前区，腕掌侧远端横纹中，掌长肌腱与桡侧腕屈肌腱之间。

主治疾病： 身热、头痛、扁桃体炎、肾虚、咽炎、失眠。

按摩方法： 用小棉棒分别按压左右两侧大陵穴，每侧按压 5~10 分钟，每日 2~3 次。

商阳穴

调节胃肠功能

精准定位： 在食指末节桡侧，指甲根角侧上方 0.1 寸。

主治疾病： 咽喉肿痛、昏厥、呕吐、便秘。

按摩方法： 用小棉棒在商阳穴上按揉，每次 1~3 分钟。

关冲穴

摆脱更年期烦恼

精准定位： 在手指，第四指末节尺侧，指甲根角侧上方 0.1 寸。

主治疾病： 咽喉肿痛、视物不清、头痛、肘痛。

按摩方法： 用小棉棒点按关冲穴 1~2 分钟，每日 2 次。

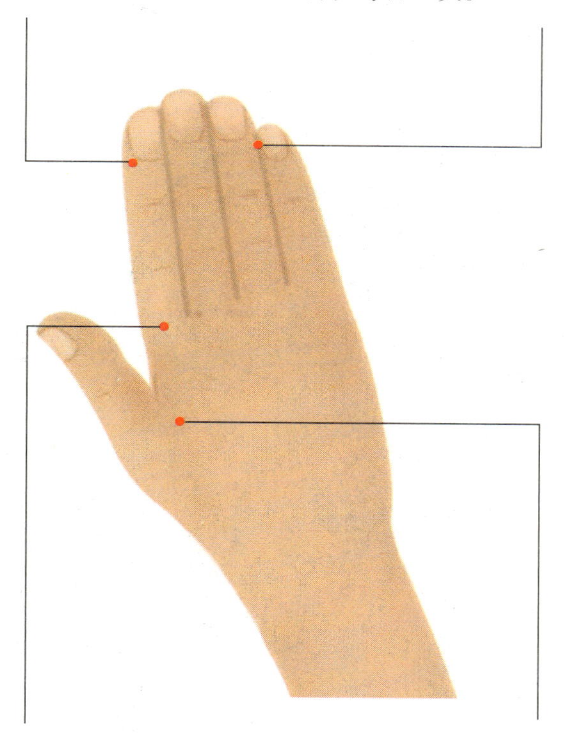

二间穴

缓解腹胀的特效穴

精准定位： 在手指，第二掌指关节桡侧远端赤白肉际处。

主治疾病： 牙痛、咽喉肿痛、鼻出血、目胀等。

按摩方法： 用小棉棒在二间穴上按揉，每次 1~3 分钟。

合谷穴

清热解表功效佳

精准定位： 在手背，第一、第二掌骨之间，约平第二掌骨中点处。

主治疾病： 鼻塞、牙痛、便秘、咽喉肿痛、血脂异常等病症。

按摩方法： 用小棉棒在合谷穴上按揉，每次 1~3 分钟。

图解耳部反射区及穴位

舌反射区

口舌疾病的克星

精准定位： 在耳垂正面中上部。

主治疾病： 口腔溃疡、舌痛。

按摩方法： 将棉签头放在舌反射区上，由缓入深按压 3~5 分钟。

牙反射区

快速缓解牙痛

精准定位： 在耳垂正面前上部。

主治疾病： 牙痛。

按摩方法： 将棉签头放在牙反射区上，缓缓按揉 1~3 分钟。

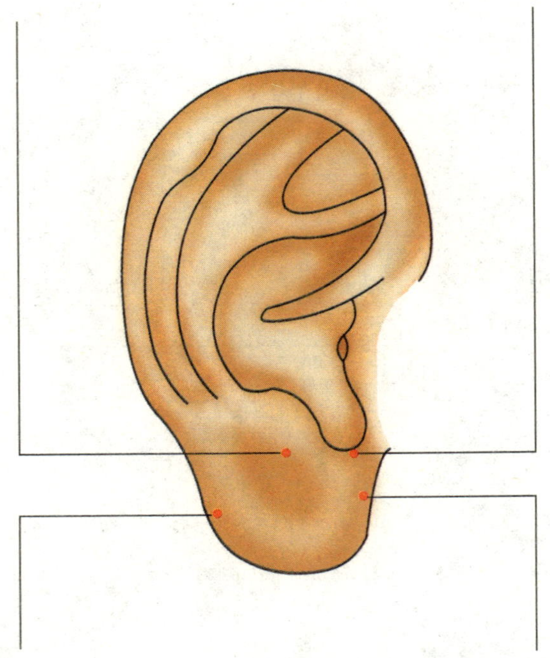

内耳反射区

耳鸣眩晕有法治

精准定位： 在耳垂正面后中部。

主治疾病： 听力减退、耳鸣、内耳眩晕症。

按摩方法： 将棉签头放在内耳反射区上，缓缓按揉 1~3 分钟。

垂前反射区

神经衰弱的克星

精准定位： 耳垂正面前中部。

主治疾病： 神经衰弱、牙痛、周围性面瘫。

按摩方法： 将棉签头放在垂前反射区上，由轻到重按揉 1~2 分钟。

面颊反射区

缓解面部疾病

精准定位： 位于耳垂部位，眼反射区外侧。

主治疾病： 牙痛、腮腺炎、口歪眼斜、三叉神经痛。

按摩方法： 将小棉棒放在面颊反射区，由轻到重按揉 1~2 分钟。

踝反射区

呵护踝关节

精准定位： 在对耳轮上脚的内上角。

主治疾病： 踝关节扭伤。

按摩方法： 将小棉棒放在踝反射区上按揉，直至有发热感为止。

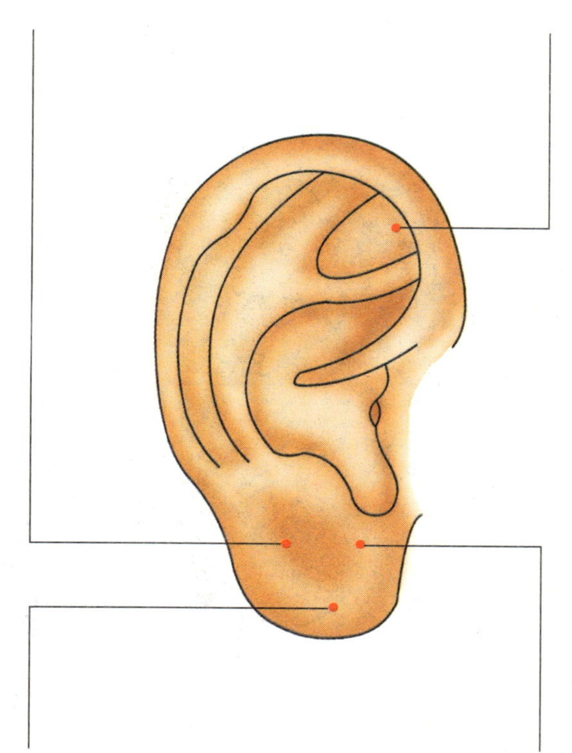

扁桃体反射区

治疗急性扁桃体炎

精准定位： 在耳垂正面下部。

主治疾病： 急性扁桃体炎。

按摩方法： 将小棉棒放在扁桃体反射区上，由轻到重按揉 1~2 分钟。

眼反射区

不受眼病困扰

精准定位： 位于耳垂中间部位。

主治疾病： 近视、青光眼、结膜炎等。

按摩方法： 将小棉棒放在眼反射区上，由轻到重按揉 1~2 分钟。

坐骨神经反射区

缓解坐骨神经痛

精准定位： 在对耳轮下脚的前 2/3 处。

主治疾病： 坐骨神经痛。

按摩方法： 将小棉棒放在坐骨神经反射区上按揉，直至有发热感为止。

交感反射区

调理胃肠痉挛

精准定位： 在对耳轮下脚前端与耳轮内缘相交处。

主治疾病： 胃痛、胃肠痉挛。

按摩方法： 将小棉棒放在交感反射区上按揉，直至局部有发热感为止。

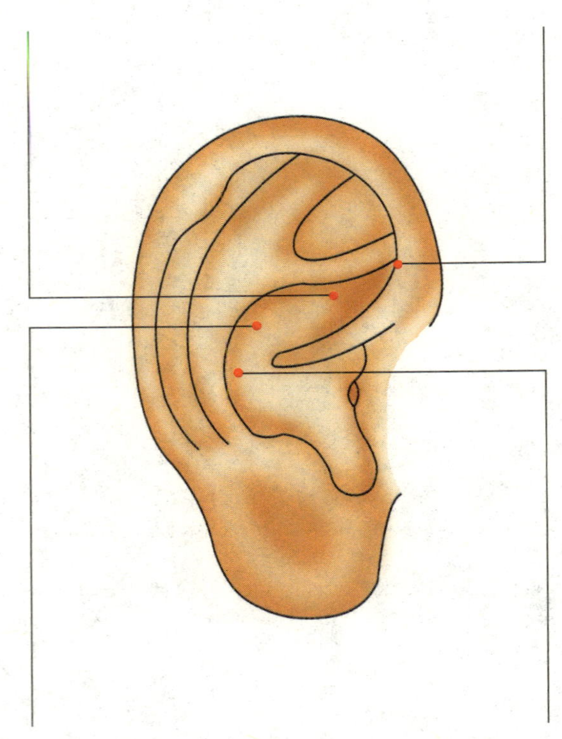

腹反射区

保护腹部

精准定位： 在对耳轮体前部上 2/5 处。

主治疾病： 腹痛、腹胀、腹泻。

按摩方法： 将棉签头放在腹反射区上，由缓入深按压 3~5 分钟。

胸反射区

治疗各种胸部病症

精准定位： 在对耳轮体前部中 2/5 处，与屏上切迹同水平。

主治疾病： 乳腺炎、胸胁痛、产后缺乳等。

按摩方法： 用小棉棒点压胸反射区 1~2 分钟。

神门反射区

止呕效果佳

精准定位： 在三角窝后 1/3 的上部。

主治疾病： 妊娠性呕吐、急性腰扭伤、小儿高热、麦粒肿。

按摩方法： 用小棉棒按揉神门反射区 1~2 分钟。

内生殖器反射区

生殖疾病的克星

精准定位： 在三角窝前 1/3 的中下部。

主治疾病： 遗精、阳痿、月经不调、痛经。

按摩方法： 用小棉棒点按内生殖器反射区 1~2 分钟。

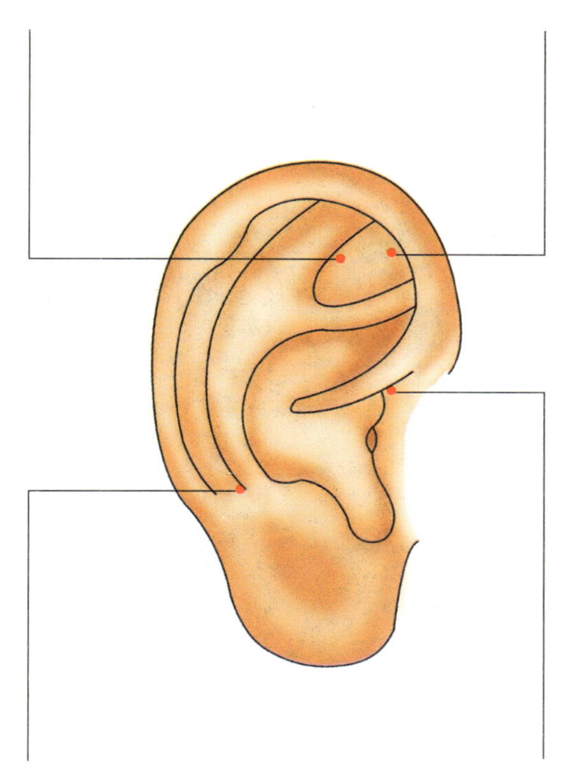

颈反射区

落枕急救穴

精准定位： 在对耳轮体前部下 1/5 处。

主治疾病： 落枕、颈椎病、耳鸣。

按摩方法： 用棉签头轻轻地点压颈反射区 1~2 分钟。

外耳反射区

保护听力

精准定位： 在屏上切迹前方近耳轮部。

主治疾病： 听力减退、耳鸣、眩晕。

按摩方法： 用小棉棒点按外耳反射区，由轻到重点按 1~2 分钟，以能忍受为度。

胃反射区

胃不痛，促消化

精准定位： 在耳轮脚消失处。

主治疾病： 胃痛、消化不良、牙痛、失眠。

按摩方法： 用小棉棒对准胃反射区，以适当的力度按揉 1~2 分钟。

大肠反射区

便秘、腹泻都能治

精准定位： 在耳轮脚上方内 1/3 处。

主治疾病： 便秘、腹泻、咳嗽、痤疮。

按摩方法： 用小棉棒对准大肠反射区，以适当的力度按揉 1~2 分钟。

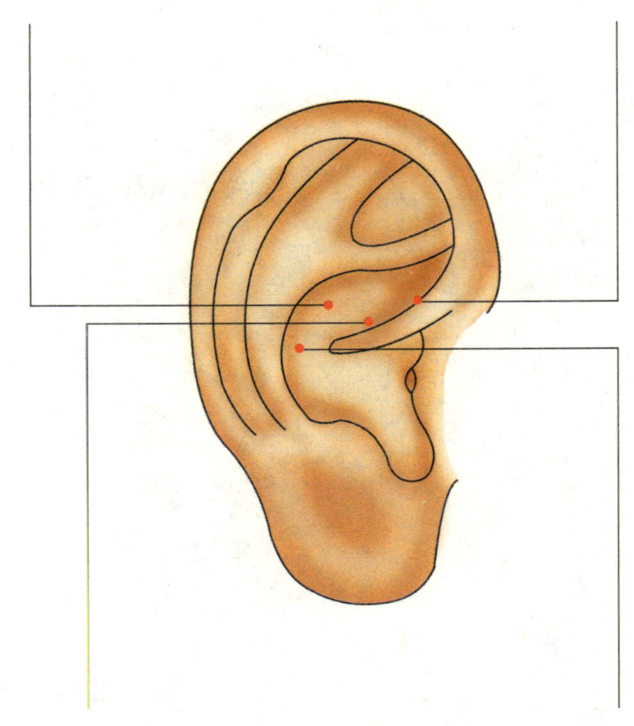

小肠反射区

腹部不适轻松除

精准定位： 在耳轮脚上方中 1/3 处。

主治疾病： 咽痛、腹痛、腹泻。

按摩方法： 用小棉棒对准小肠反射区，以适当的力度轻轻按揉 1~2 分钟。

十二指肠反射区

调理十二指肠溃疡

精准定位： 在耳轮脚上方外 1/3 处。

主治疾病： 上腹痛、胆囊炎、十二指肠溃疡。

按摩方法： 用小棉棒对准十二指肠反射区，以适当力度按揉 1~2 分钟。

肾反射区

益肾补虚治遗尿

精准定位： 在对耳轮下脚下方后部，小肠反射区直上方。

主治疾病： 腰痛、耳鸣、遗精、遗尿。

按摩方法： 用小棉棒对准肾反射区，以适当力度按揉 1~2 分钟。

肝反射区

平稳降血压

精准定位： 在耳甲艇的后下部。

主治疾病： 高血压、肝郁胁痛、经前综合征、更年期综合征。

按摩方法： 用小棉棒点压肝反射区 1~2 分钟。

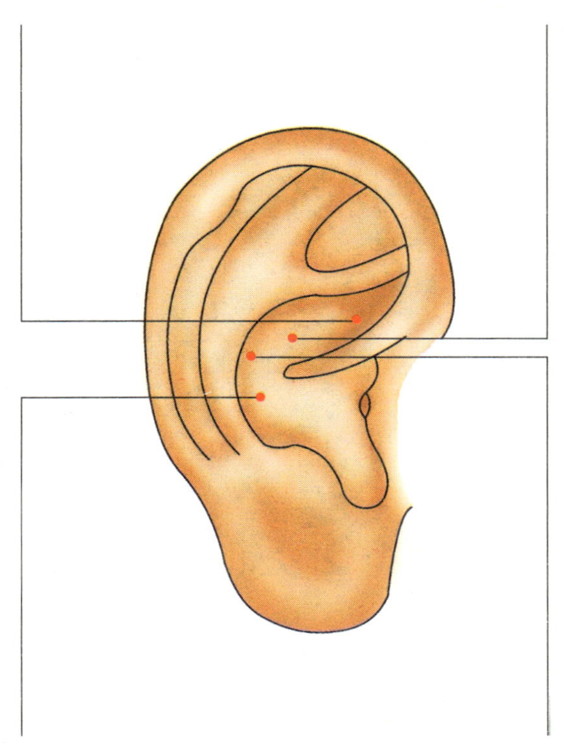

脾反射区

促进消化

精准定位： 在耳甲腔的后上部。

主治疾病： 腹泻、眩晕、食欲缺乏。

按摩方法： 用小棉棒点压脾反射区 1~2 分钟。

肺反射区

有效调理呼吸系统疾病

精准定位： 心反射区、气管反射区的上、下、外三面。

主治疾病： 呼吸系统疾病、皮肤病、肥胖。

按摩方法： 用小棉棒对准肺反射区，以适当力度按揉 1~2 分钟。

耳背心反射区

失眠、多梦的良药

精准定位： 在耳背上部。

主治疾病： 失眠、多梦、心悸、高血压。

按摩方法： 用小棉棒对准耳背心反射区，以适当力度按揉 1~2 分钟。

耳背肺反射区

调理各种肺病

精准定位： 在耳背中部近乳突侧。

主治疾病： 哮喘、胃痛、皮肤瘙痒症、皮肤病。

按摩方法： 将棉签头放在耳背肺反射区上，由缓入深按压 3~5 分钟。

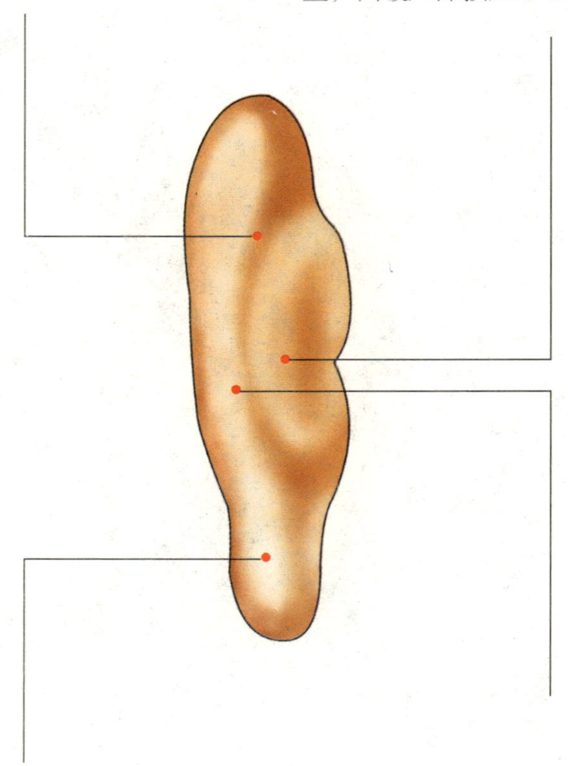

耳背肾反射区

保护你的肾脏

精准定位： 在耳背下部。

主治疾病： 头晕、头痛、月经不调、神经衰弱。

按摩方法： 将棉签头放在耳背肾反射区上，由缓入深按压 3~5 分钟。

耳背脾反射区

防止消化不良

精准定位： 位于耳背中央部。

主治疾病： 消化不良、胃痛、腹泻、腹胀。

按摩方法： 将棉签头放在耳背脾反射区上，由缓入深按压 3~5 分钟。

上耳根反射区

止痛特效药

精准定位： 在耳根最上边。

主治疾病： 哮喘、鼻出血、多种痛证。

按摩方法： 将棉签头放在上耳根反射区上，由缓入深按压 3~5 分钟。

耳背沟反射区

降血压

精准定位： 在耳背对耳轮沟和对耳轮上下脚沟处。

主治疾病： 高血压、皮肤瘙痒等症。

按摩方法： 将小棉棒放在耳背沟反射区上，点按 1~2 分钟。

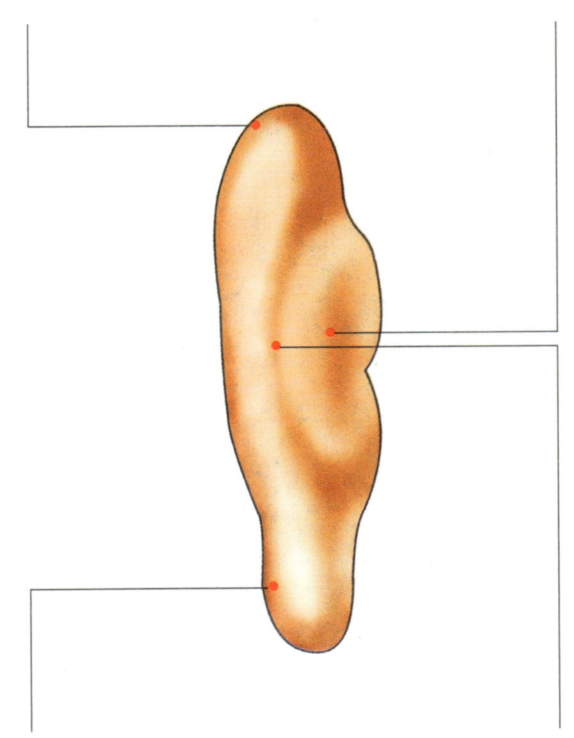

下耳根反射区

有效止咳喘

精准定位： 在耳根最下处。

主治疾病： 哮喘、多种疼痛、低血压。

按摩方法： 将棉签头放在下耳根反射区上，由缓入深按压 3~5 分钟。

耳迷根反射区

解决腹部问题

精准定位： 在耳轮脚后沟起始的耳根处。

主治疾病： 腹痛、胃痛、单纯性腹泻、胆囊炎、胆石症。

按摩方法： 将棉签头放在耳迷根反射区上，由缓入深按压 3~5 分钟。

图解足部反射区及穴位

垂体反射区

调理内分泌失调

精准定位：位于双足拇趾指腹正中。

主治疾病：甲状腺、肾上腺、生殖腺等功能失调，更年期综合征。

按摩方法：用小棉棒对准垂体反射区，以适当力度按揉1~2分钟。

额窦反射区

有效预防感冒

精准定位：位于双足十个趾端趾腹。

主治疾病：鼻窦炎、眼耳口鼻疾病、脑卒中。

按摩方法：用小棉棒对准额窦反射区，以适当力度按揉1~2分钟。

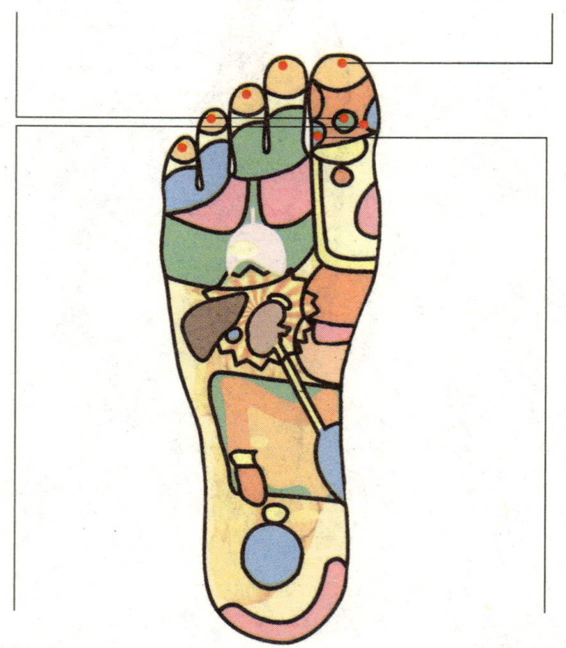

大脑反射区

预防脑血管疾病

精准定位：位于双足拇趾端趾腹全部。

主治疾病：感冒、头痛、头晕、神经衰弱、脑卒中。

按摩方法：用小棉棒对准大脑反射区，以适当力度按揉1~2分钟。

小脑及脑干反射区

缓解脑疲劳

精准定位：小脑反射区位于双足趾第一节根部正面靠近第二趾骨处。脑干反射区位于双足趾根外侧靠近第二节趾骨处。

主治疾病：高血压、肌腱关节疾病。

按摩方法：用小棉棒对准小脑及脑干反射区，以适当力度按揉1~2分钟。

眼反射区

调治各种眼病

精准定位：双足第二、第三趾的中节和近节上。

主治疾病：近视、远视、结膜炎、角膜炎、老花眼。

按摩方法：用小棉棒对准眼反射区，以适当力度按揉1~2分钟。

鼻反射区

不让鼻炎反复发作

精准定位：双足拇趾腹外侧，靠近拇趾甲上端延至其根底。

主治疾病：鼻塞、流鼻涕、急慢性鼻炎、上呼吸道感染。

按摩方法：用小棉棒对准鼻反射区，以适当力度按揉1~2分钟。

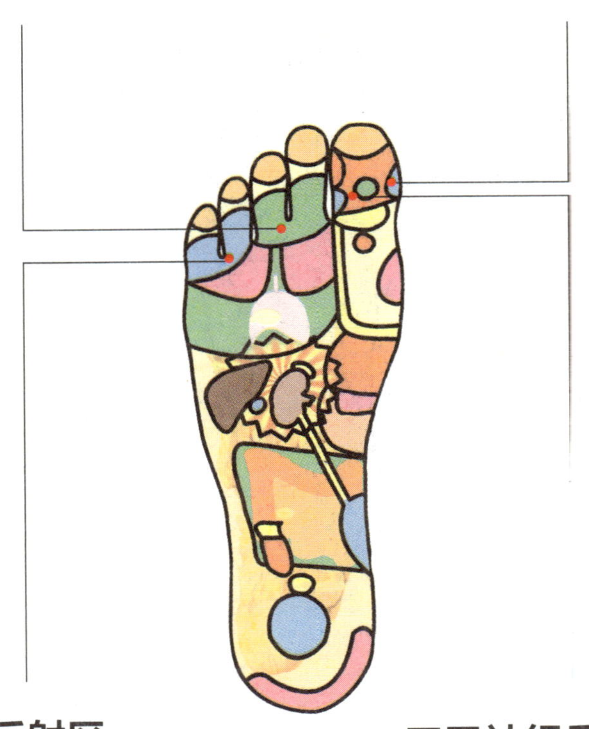

耳反射区

治耳鸣功效好

精准定位：双足第四、第五趾的中节和近节上。

主治疾病：耳鸣、耳炎等。

按摩方法：用小棉棒对准耳反射区，以适当力度按揉1~2分钟。

三叉神经反射区

预防、缓解头痛

精准定位：双足拇趾外侧，靠近第二趾间。

主治疾病：感冒、失眠、面部神经麻痹、腮腺炎，眼、耳、口引发的神经痛。

按摩方法：用小棉棒对准三叉神经反射区，以适当力度按揉1~2分钟。

颈项反射区

缓解颈椎疼痛

精准定位： 双足拇趾底部横纹处。

主治疾病： 颈项僵硬、头晕、头痛、高血压、落枕。

按摩方法： 将小棉棒放在颈项反射区上，点按 1~2 分钟。

斜方肌反射区

上肢疲劳巧消除

精准定位： 双足足掌第二、第三、第四跖趾关节的下方，呈一横带状的区域。

主治疾病： 手麻、两臂无力、肩周炎、肩背酸痛、落枕等。

按摩方法： 将小棉棒放在斜方肌反射区上，按揉 1~3 分钟。

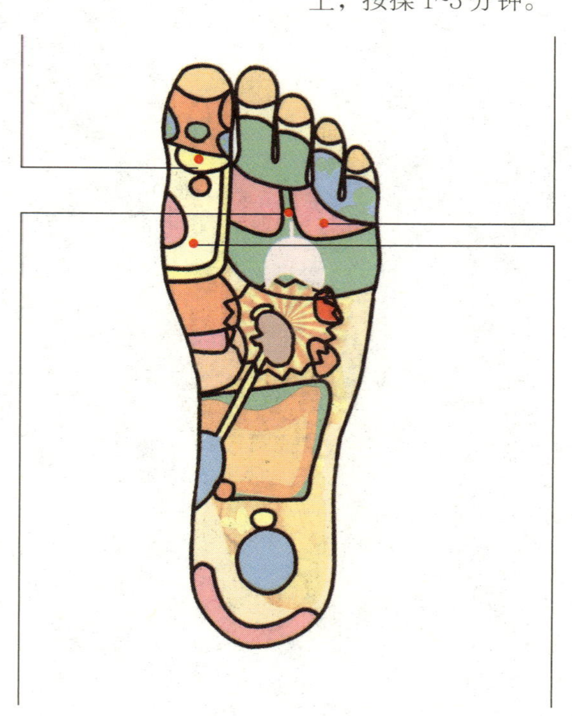

肺和支气管反射区

支气管炎的消炎区

精准定位： 双足足掌第二、第三、第四、第五趾骨上端关节，中部通向第三趾骨中节区域。

主治疾病： 支气管炎、肺炎、胸闷。

按摩方法： 将小棉棒放在肺和支气管反射区上，按揉 1~3 分钟。

食管反射区

健胃良药

精准定位： 双足足掌第一跖趾关节处，呈一带状区域。

主治疾病： 食管炎等食管疾病。

按摩方法： 将小棉棒放在食管反射区上，由下至上画线。

心反射区

缓解胸闷、心慌

精准定位： 左足足掌第四、第五跖骨上端。

主治疾病： 心悸、心律不齐、心绞痛、高血压等。

按摩方法： 将小棉棒放在心反射区上，来回推按 1~3 分钟。

肝反射区

让您不生气

精准定位： 右足足掌第四、第五跖骨上端，心反射区下方。

主治疾病： 肝炎、肝硬化、食欲不振、烦躁焦虑。

按摩方法： 将小棉棒放在肝反射区上，按揉 1~3 分钟。

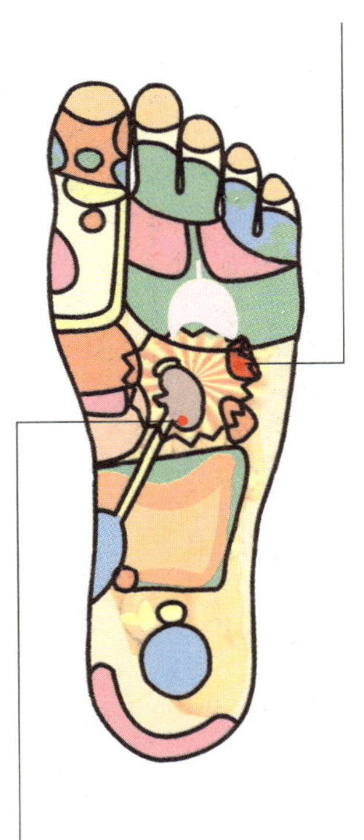

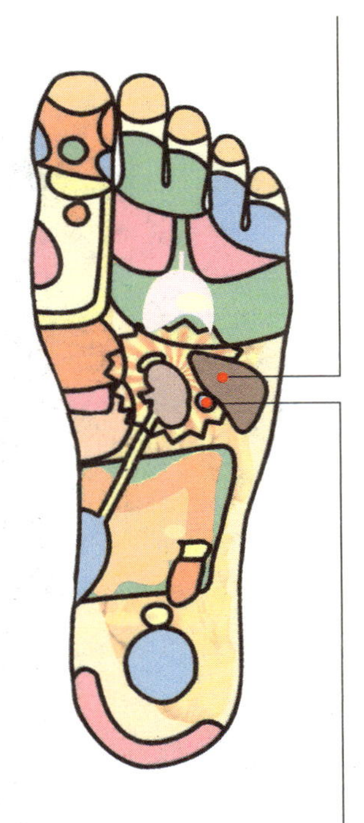

肾反射区

治肾虚的特效补药

精准定位： 双足足掌第二跖骨下端与第三跖骨下端关节处。

主治疾病： 肾炎、肾结石、肾功能不全、浮肿等。

按摩方法： 将小棉棒放在肾反射区上，按揉 1~3 分钟。

胆囊反射区

不让胆囊炎盯上

精准定位： 右足足掌第三、第四跖骨中段。

主治疾病： 胆囊炎、黄疸、肝炎、食欲不振、便秘等。

按摩方法： 将小棉棒放在胆囊反射区上，点按 1~2 分钟。

甲状腺反射区

治甲状腺炎

精准定位：双足足掌第一跖骨与第二跖骨前半部之间，并横跨第一跖骨中部的"L"形区域。

主治疾病：甲亢或甲减、甲状腺炎、心悸、失眠、感冒、肥胖等。

按摩方法：将小棉棒放在甲状腺反射区上，按揉 1~3 分钟。

胃反射区

治胃病有妙药

精准定位：双足足掌第一跖骨中段。

主治疾病：胃胀、胃痛、消化不良、恶心、呕吐、急慢性胃炎。

按摩方法：将小棉棒放在胃反射区上，按揉 1~3 分钟。

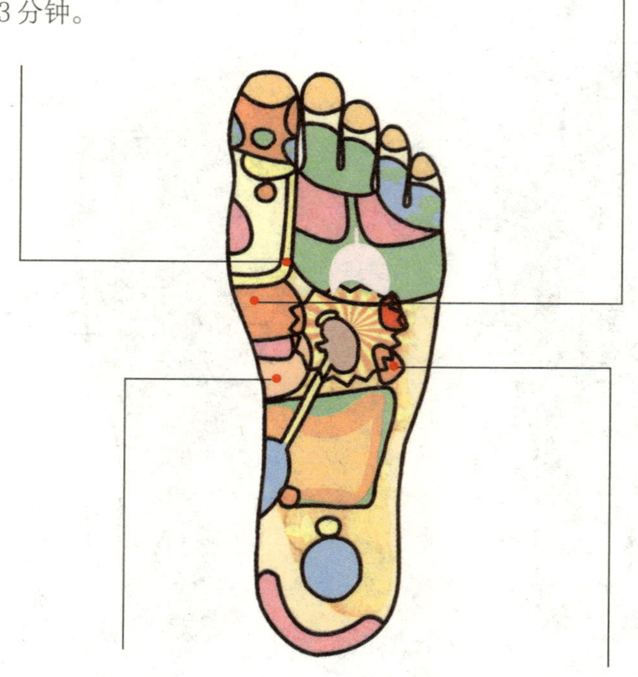

十二指肠反射区

增强食欲效果好

精准定位：双足足掌第一跖骨下端与楔骨关节处。

主治疾病：食欲缺乏、消化不良、腹胀、十二指肠溃疡。

按摩方法：将小棉棒放在十二指肠反射区上，按揉 1~3 分钟。

脾反射区

健脾益胃良药

精准定位：左足足掌第四、五跖骨下端。

主治疾病：食欲缺乏、消化不良、贫血。

按摩方法：将小棉棒放在脾反射区上，按揉 1~3 分钟。

盲肠（阑尾）反射区

有效治阑尾炎

精准定位： 右足足掌跟骨前缘靠近外侧。

主治疾病： 腹胀、阑尾炎。

按摩方法： 将小棉棒放在盲肠（阑尾）反射区上，按揉 1~3 分钟。

横结肠反射区

腹胀、腹泻都能调

精准定位： 双足足掌中间，第一跖骨至第四跖骨下端的横带状区域。

主治疾病： 腹胀、腹痛、腹泻、便秘。

按摩方法： 用小棉棒先从外向内推按右足 4~5 次，再从内向外推按左足 4~5 次。

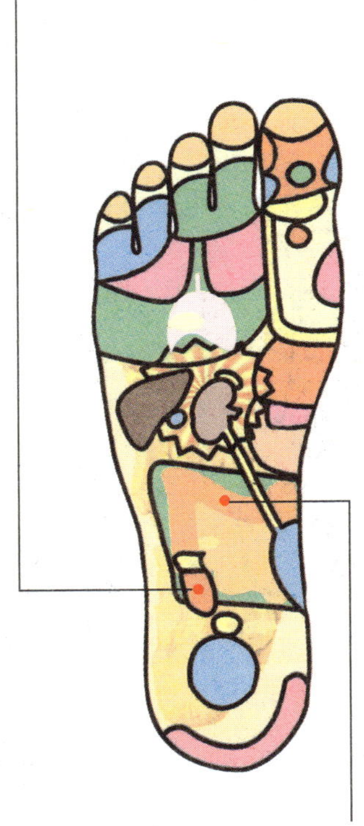

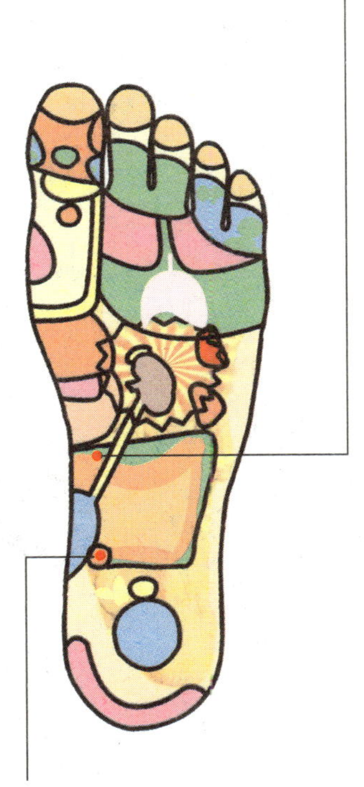

小肠反射区

调理急慢性肠炎

精准定位： 双足足掌中部凹陷处，楔骨、骰骨、舟骨组成的相当于正方体的部分。

主治疾病： 食欲缺乏、消化不良、急慢性肠炎、肠胃胀闷。

按摩方法： 将小棉棒放在小肠反射区上，按揉 1~3 分钟。

肛门反射区

消除痔疮的难言之隐

精准定位： 左足足掌跟骨前缘，直肠及乙状结肠反射区末端。

主治疾病： 便秘、脱肛、痔疮。

按摩方法： 将小棉棒放在肛门反射区上，点按 1~2 分钟。

颈椎反射区

关爱你的颈椎

精准定位： 双足趾内侧趾骨上端横纹尽头。

主治疾病： 颈项僵硬、颈项酸痛以及其他各种颈椎病变。

按摩方法： 将小棉棒放在颈椎反射区上，点按 1~2 分钟。

骶骨反射区

改善坐骨神经痛

精准定位： 双足足弓内侧缘距骨、跟骨下方。

主治疾病： 骶骨骨质增生、坐骨神经痛、骶骨受伤。

按摩方法： 将小棉棒放在骶骨反射区上，沿足趾向踝关节方向推按 1~3 分钟。

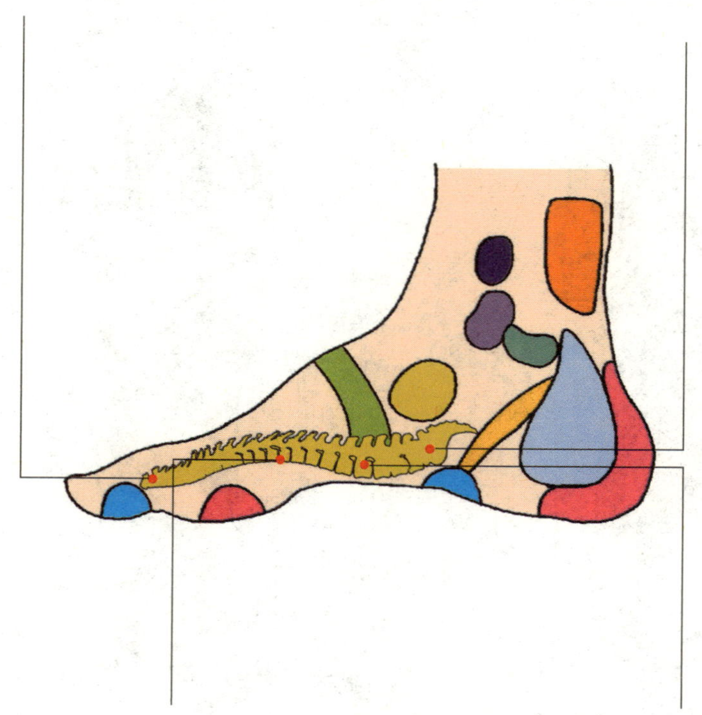

胸椎反射区

一按就止痛

精准定位： 双足足弓内侧第一跖骨至楔骨关节处。

主治疾病： 腰脊强痛、胸椎间盘突出、肩背酸痛、胸椎骨刺、胸闷胸痛。

按摩方法： 将小棉棒放在胸椎反射区上，沿足趾向踝关节方向推按 1~3 分钟。

腰椎反射区

改善腰痛

精准定位： 双足足弓内侧缘楔骨至舟骨下方。

主治疾病： 腰背酸痛、腰脊强痛、腰椎间盘突出、腰肌劳损。

按摩方法： 将小棉棒放在腰椎反射区上，沿足趾向踝关节方向推按 1~3 分钟。

足内侧坐骨神经反射区

缓解坐骨神经痛

精准定位： 双足内踝关节起，沿胫骨后缘向上延伸两个手掌左右。

主治疾病： 坐骨神经痛、麻木、脚抽筋。

按摩方法： 将小棉棒放在足内侧坐骨神经反射区上，按揉 1~3 分钟。

腹股沟反射区

小腹胀痛不用愁

精准定位： 双足内踝尖上方胫骨凹陷处。

主治疾病： 小腹胀痛、生殖系统疾病。

按摩方法： 将小棉棒放在腹股沟反射区上，点按 1~2 分钟。

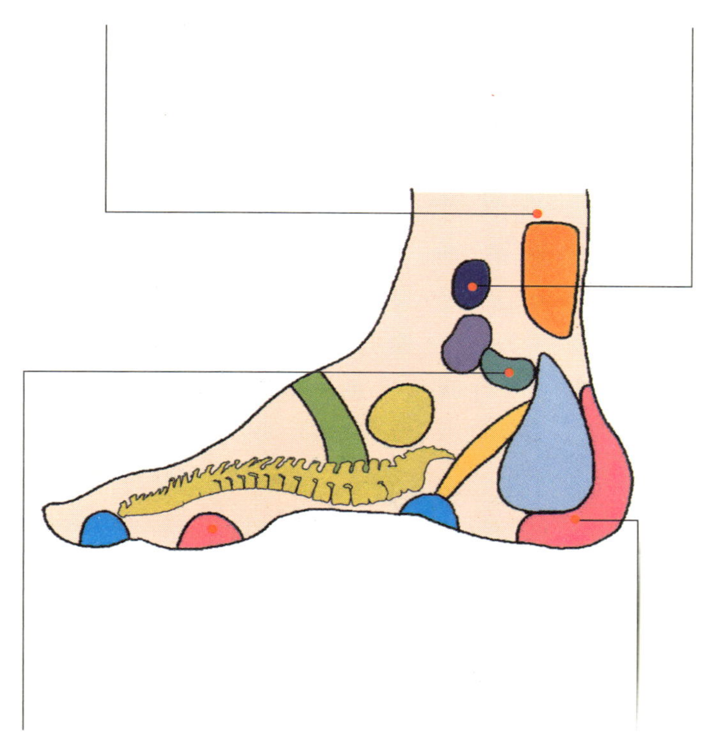

足内侧髋关节反射区

缓解腰背疼痛、两胯无力

精准定位： 双足内踝下缘。

主治疾病： 坐骨神经痛、腰背痛、髋关节痛。

按摩方法： 将小棉棒放在足内侧髋关节反射区，从前下方向后上方，沿弧度推按 1~2 分钟。

内尾骨反射区

保护尾骨

精准定位： 双足跟骨结节处，沿跟骨后下方转向上方，呈"L"形区域。内侧为内尾骨。

主治疾病： 坐骨神经痛、尾骨受伤后遗症。

按摩方法： 将小棉棒放在内尾骨反射区，从前下方向后上方，沿弧度推按 1~2 分钟。

下腹部反射区

调理腹部疾病

精准定位： 双足外侧腓骨后方，自外踝骨后方向上延伸四横指的带状区域。

主治疾病： 月经不调、痛经、腹部胀痛。

按摩方法： 将小棉棒放在下腹部反射区上，向外踝后上方用力推按1~2分钟。

足外侧生殖腺反射区

轻松驱除痛经

精准定位： 双足外踝后下方呈三角形区域内。

主治疾病： 性功能低下、月经不调、痛经、更年期综合征、不孕。

按摩方法： 将小棉棒放在足外侧生殖腺反射区上，按揉1~3分钟。

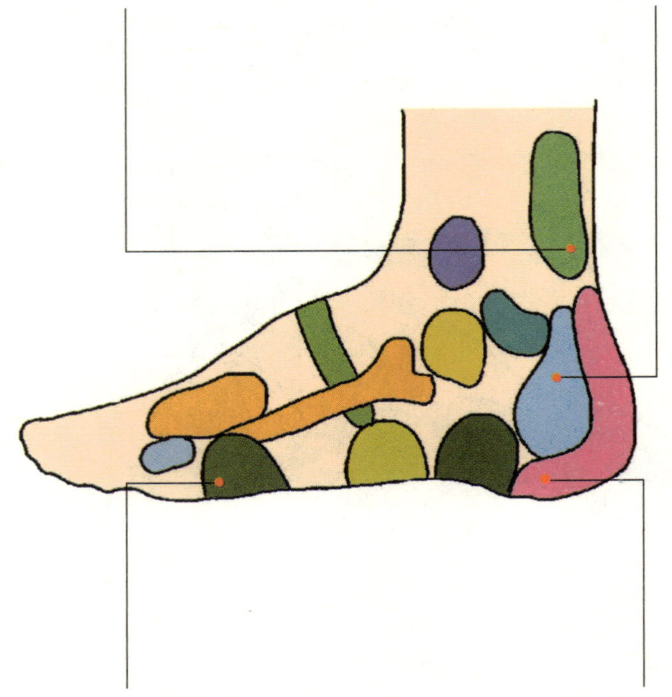

肩关节反射区

特效护肩区

精准定位： 双足足掌外侧第五跖趾关节处。

主治疾病： 颈项僵硬、酸痛，头晕、头痛，落枕等。

按摩方法： 将小棉棒放在肩关节反射区上，按揉1~3分钟。

外尾骨反射区

让尾骨不受伤

精准定位： 双足跟骨结节处，沿跟骨后下方转向上方，呈“L”形区域。外侧为外尾骨反射区。

主治疾病： 坐骨神经痛、尾骨受伤后遗症。

按摩方法： 将小棉棒放在外尾骨反射区，从前下方向后上方，沿弧度推按1~2分钟。

肋骨反射区

保护肋骨

精准定位： 双足足背，第一楔骨与舟骨之间形成的区域为内侧肋骨。第三楔骨与骰骨之间形成的区域为外侧肋骨。

主治疾病： 胸闷、胸膜炎、肋骨损伤、肋软骨炎。

按摩方法： 将小棉棒放在肋骨反射区上，点按 1~2 分钟。

腕关节反射区

调理各种腕部疾病

精准定位： 双足足背舟骨、骰骨与距骨关节正中凹陷处。

主治疾病： 腕关节损伤、腕关节炎、腕关节酸痛。

按摩方法： 将小棉棒放在腕关节反射区上，按压 1~3 分钟。

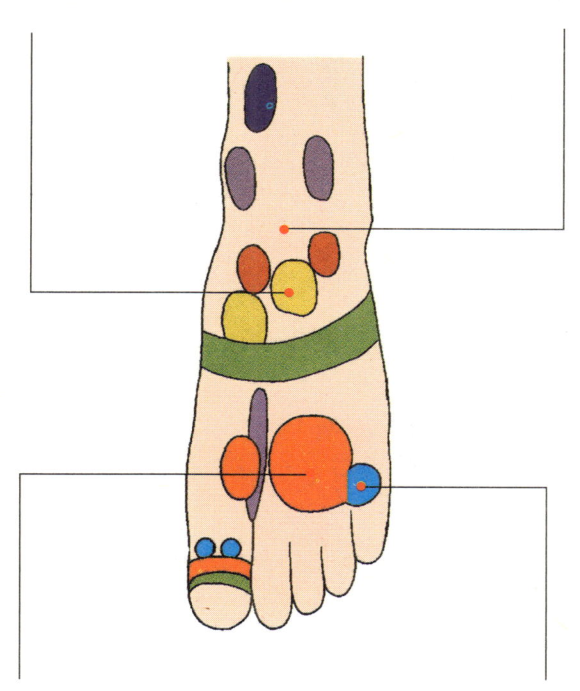

胸（乳房）反射区

胸胁胀痛一按消

精准定位： 双足足背第二、第三、第四跖骨中部形成的区域。

主治疾病： 胸闷、胸痛、乳腺炎、乳腺增生、食管疾病。

按摩方法： 将小棉棒放在胸（乳房）反射区上，点按 1~2 分钟。

内耳迷路反射区

双向调节血压

精准定位： 双足足背第四趾骨和第五趾骨骨缝前端。

主治疾病： 高血压、低血压、晕车、晕船、耳鸣。

按摩方法： 将小棉棒放在内耳迷路反射区上，按揉 1~3 分钟。

横膈膜反射区

止打嗝的良药

精准定位： 双足足背楔骨、股骨上方，跖骨后端，横跨足背形成的带状区域。

主治疾病： 恶心、打嗝、呕吐、腹痛、腹胀。

按摩方法： 将小棉棒放在横膈膜反射区上，从足背中央开始向两侧推按 1~2 分钟。

喉、气管反射区

调理哮喘的妙药

精准定位： 双足足掌第一跖趾关节外侧，呈一带状区域。

主治疾病： 咽炎、咳嗽、喉炎、哮喘、气管炎、上呼吸道感染。

按摩方法： 将小棉棒放在喉、气管反射区上，按压 1~3 分钟。

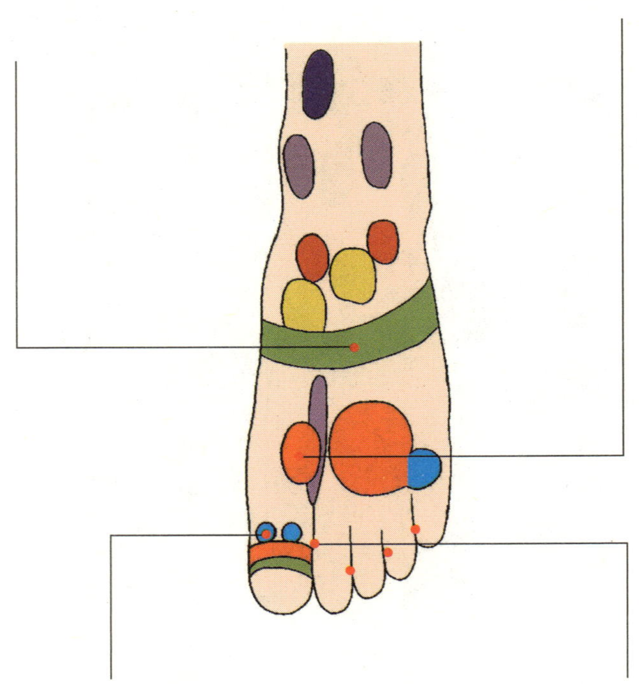

扁桃体反射区

缓解扁桃体炎

精准定位： 拇趾背部第二节上方，肌腱的两侧。

主治疾病： 上呼吸道感染、扁桃体炎。

按摩方法： 将小棉棒放在扁桃体反射区上，按压 1~3 分钟。

颈部淋巴结反射区

治疗甲亢好帮手

精准定位： 双足足背、足底的各趾蹼间。

主治疾病： 甲亢、牙痛、甲状腺肿大、颈部淋巴结肿大。

按摩方法： 将小棉棒放在颈部淋巴结反射区上，点按 1~2 分钟。

血海穴

祛瘀血，生新血

精准定位：在股前部，髌底内侧端上2寸，股内侧肌隆起处。

主治疾病：腹胀、月经不调、痛经、贫血。

按摩方法：每天早晚用小棉棒按揉血海穴2次，每次1~3分钟。

足三里穴

天然的营养补品

精准定位：正坐，屈膝90°，手心对髌骨，手指朝向下，无名指指端处即足三里穴。

主治疾病：胃痛、呕吐、腹泻、便秘、贫血、手足怕冷。

按摩方法：每天早晚用小棉棒按揉足三里穴2次，每次1~3分钟。

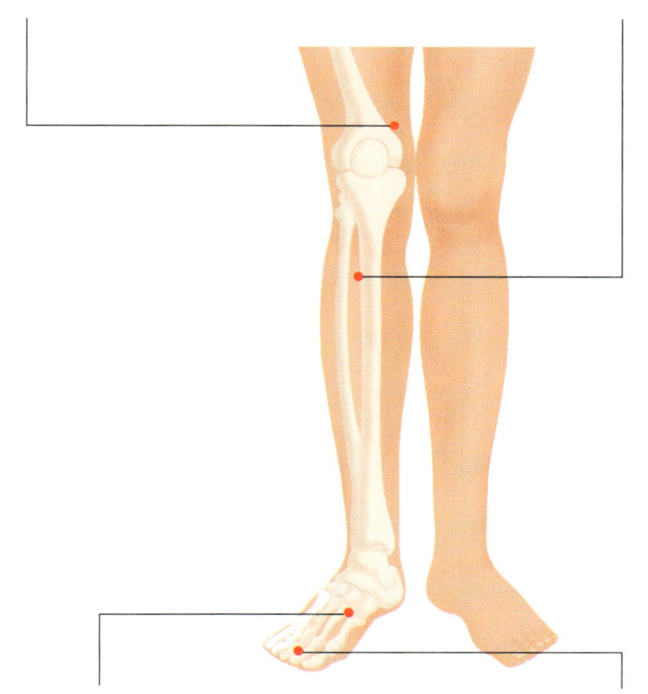

太冲穴

清肝火，消怒气

精准定位：在足背，当第一、第二跖骨间，跖骨底结合部前方凹陷中。

主治疾病：失眠、头痛、腰痛、全身肿痛、甲状腺肿大、肝炎。

按摩方法：每天早晚用小棉棒按揉太冲穴2次，每次1~3分钟。

内庭穴

治理口腔上火

精准定位：在足背，第二、第三趾间，趾蹼缘后方赤白肉际处。

主治疾病：腹泻、腹痛、牙痛、咽喉肿痛。

按摩方法：每天早晚用小棉棒按揉内庭穴2次，每次1~3分钟。

三阴交穴

妇科病首选穴

精准定位：在小腿内侧，内踝尖上 3 寸，胫骨内侧缘后际。

主治疾病：月经不调、痛经、小便不利、更年期综合征、白带过多。

按摩方法：用小棉棒垂直按压三阴交，每天早晚各 1 次，每次 1~3 分钟。

太溪穴

补肾气，除百病

精准定位：在踝区，内踝尖与跟腱之间的凹陷中。

主治疾病：扁桃体炎、慢性咽炎、失眠、冠心病、闭经、早泄。

按摩方法：每天早晚用小棉棒按揉太溪穴 2 次，每次 1~3 分钟。

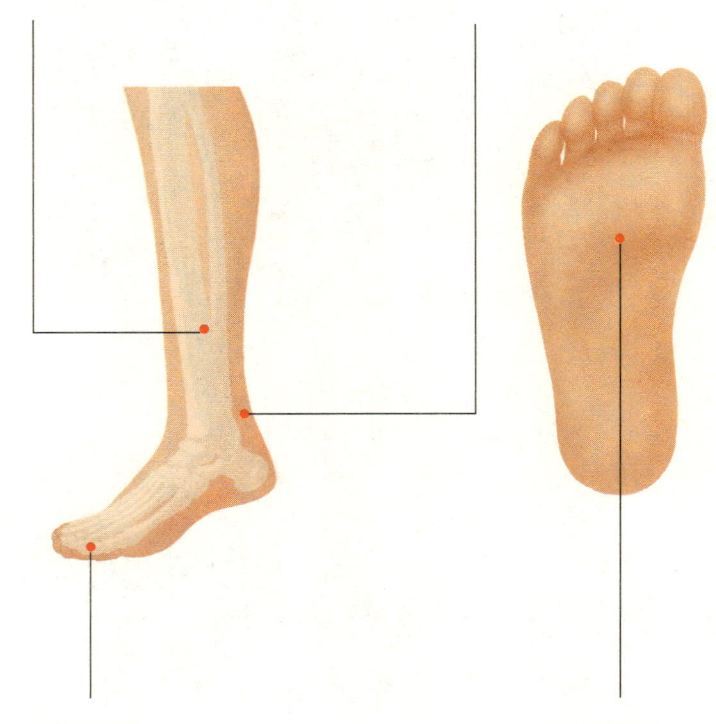

隐白穴

快速止血特效穴

精准定位：在足趾，大趾末节内侧，趾甲根角侧后方 0.1 寸。

主治疾病：月经过多、崩漏、腹胀。

按摩方法：用小棉棒垂直按压隐白穴，每天早晚各 1 次，每次 1~3 分钟。

涌泉穴

人体生命之源

精准定位：在足底，屈足卷趾时足心最凹陷处。

主治疾病：腰痛、头晕、遗精、扁桃体炎、气管炎等。

按摩方法：每天早晚用小棉棒按揉涌泉穴 2 次，每次 1~3 分钟。

PART

3

巧用小棉棒，做好保健病不找
日常保健手耳足按摩

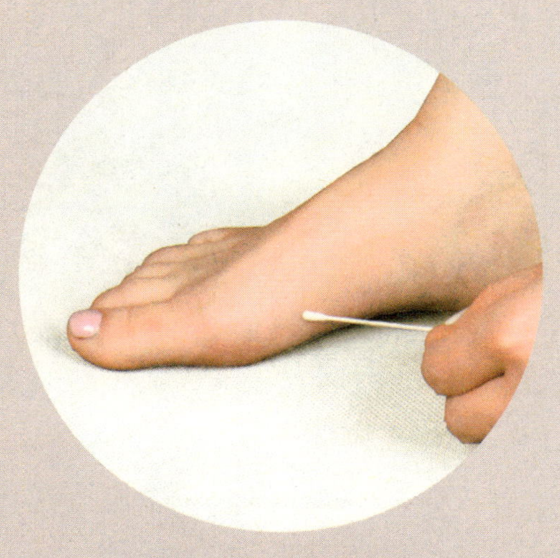

养心安神

心神安 睡眠香

中医认为，心是五脏之首，是人体的君王。五脏六腑都在心的统一领导下进行分工，相互协调，形成整体的生理活动。心功能正常，其他脏腑也能各安其职，保持健康；相反，如果心脏功能不正常，其他脏腑就会发生紊乱，从而引发疾病。因此，养生贵在养心。

手部按摩

按压心反射区

按摩方法： 用小棉棒按压该反射区 2~3 分钟，每日 2 次。

主治功效： 心反射区有养心安神、保护心脏健康的作用。可调理心律不齐、心绞痛、失眠、健忘等。

按揉劳宫穴

按摩方法： 用小棉棒在劳宫穴上按揉，每次 1~3 分钟。每日 2 次。

主治功效： 按揉劳宫穴，有安神、解除疲劳的功效，可以缓解紧张情绪，宁心安神。

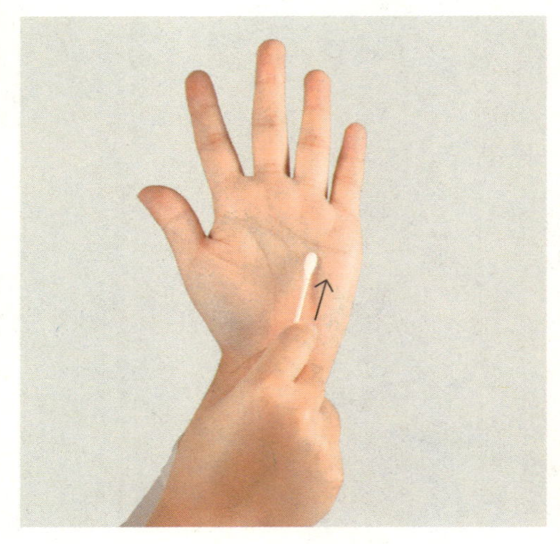

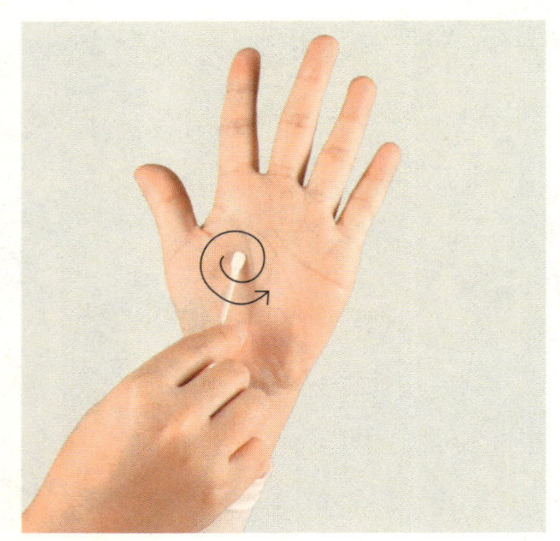

一用就灵的小偏方

小米红枣豆浆： 养心安神

黄豆 50 克用清水浸泡 8~12 小时，洗净；小米 30 克用清水浸泡 2 小时，洗净；红枣洗净去核，切碎。将这些食材一同放入豆浆机中加工成豆浆饮用。

耳部按摩

按揉神门反射区

按摩方法：用小棉棒按揉神门反射区1~2分钟。每日2次。

主治功效：神门反射区可补益心气、通经活络，主治心悸、失眠、心烦、冠心病等。

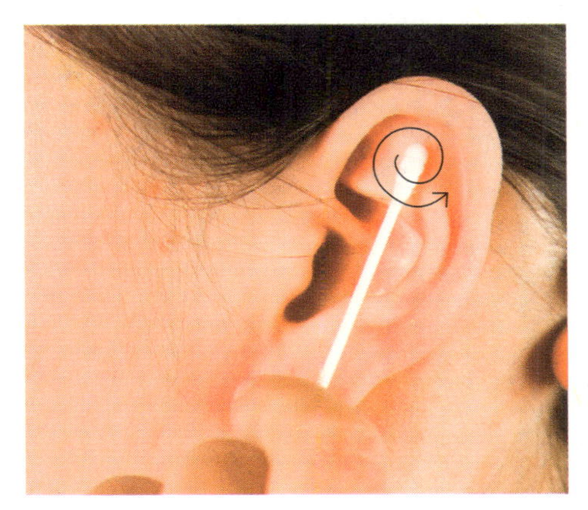

足部按摩

按揉心反射区

按摩方法：将小棉棒放在心反射区上，按揉1~3分钟。每日2次。

主治功效：心反射区有安定心神、呵护心脏的功效，可以调治心悸、心律不齐、心绞痛、高血压等。

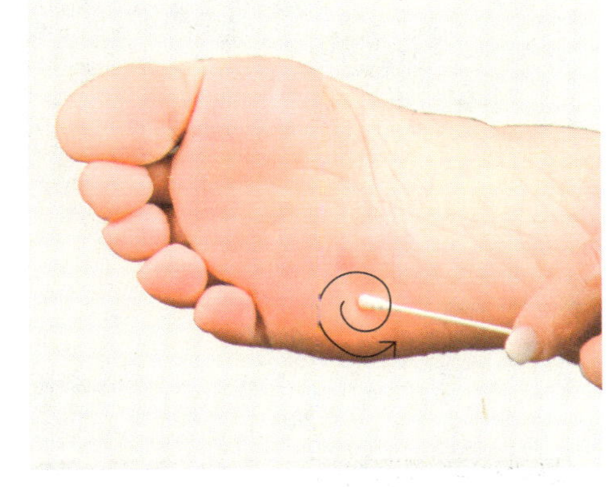

按压行间穴

按摩方法：用小棉棒垂直按压行间穴，每天早晚各1次。

主治功效：行间穴有凉血安神、清肝泻热的功效，主治失眠、心悸、目赤、头痛等病症。

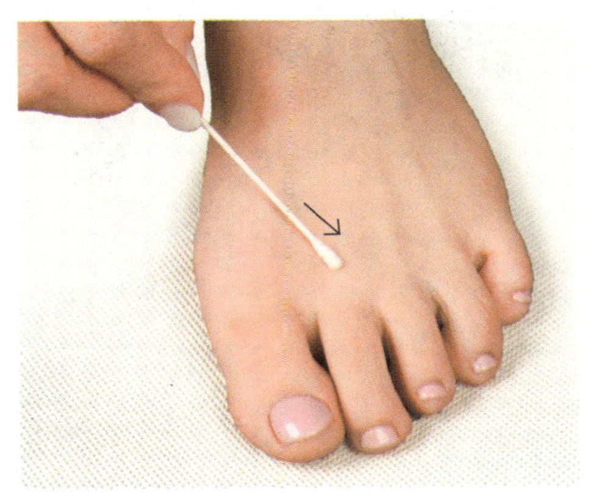

疏肝解郁

不生气 就不生病

肝有疏泄的功效，心情舒畅则肝气畅通，如因恼怒伤肝，或其他原因影响气机升发和疏泄，就会引发肝郁的病症。主要表现为两胁胀痛或窜痛，且胁痛常随着情绪的变化而变化。按摩可以调整情绪和心理，使得肝气能正常宣泄。

手部按摩

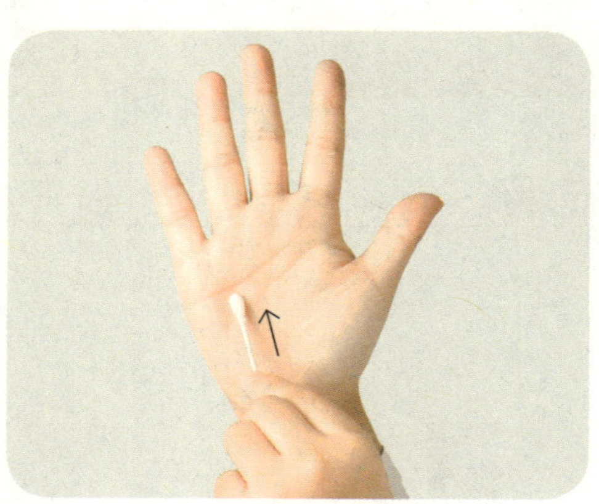

点按肝反射区

按摩方法： 用小棉棒点按肝反射区 1~2 分钟，每日 2 次，力度宜轻柔。

主治功效： 肝反射区有疏肝理气的功效。点按肝反射区可以缓解焦躁易怒的情绪。

耳部按摩

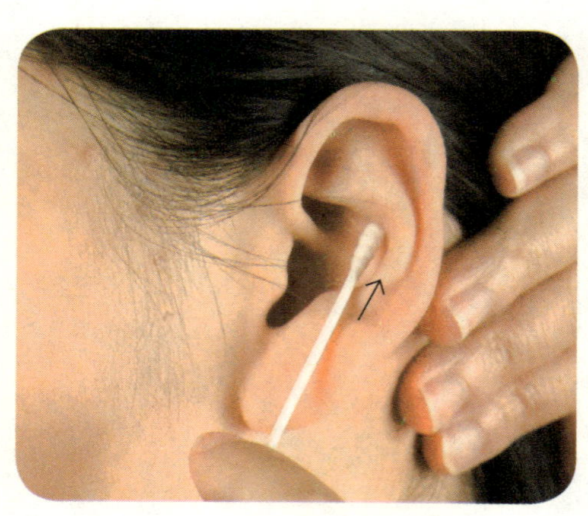

点压肝反射区

按摩方法： 用小棉棒点压肝反射区 1~2 分钟，每日 2 次。

主治功效： 点压肝反射区可疏肝解郁、和胃健脾，调理肝气郁滞引起的胁肋胀痛。

点按皮质下反射区

按摩方法：用小棉棒点按耳部皮质下反射区 2 ~ 3 分钟，以感觉酸胀为宜。每日 2 次。

主治功效：此法有疏肝益肾、镇静安神的作用，对肝郁气滞引起的胁肋疼痛有特效。

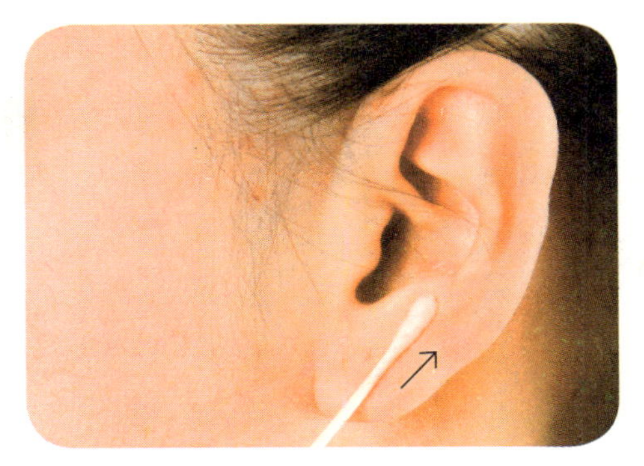

足部按摩

按揉肝反射区

按摩方法：将小棉棒放在肝反射区上，按揉 1~3 分钟，每日 2 次。

主治功效：按揉肝反射区可以增强肝脏功能，调理肝脏的病症以及失眠等。

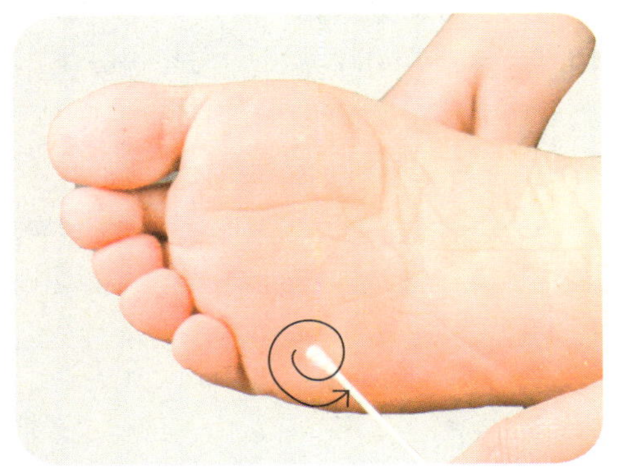

点揉胆囊反射区

按摩方法：将小棉棒放在胆囊反射区上，点揉 1~3 分钟，每日 2 次。

主治功效：胆囊反射区位于肝脏反射区之内，有平肝利胆的功效。可调理消化不良、两胁疼痛、胆囊炎等病症。

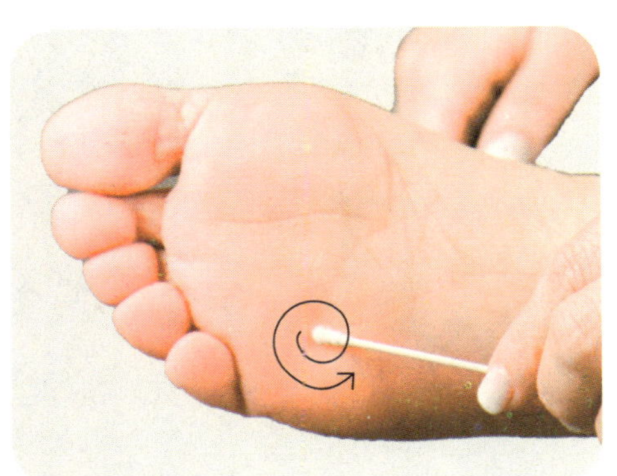

小动作大功效

闭目降气：疏肝理气

微闭双眼，将食指轻压在眼睑上，微揉眼珠，就会觉得舒服许多。也可以直接闭目排除杂念。

健脾益胃

胃口一开 吃嘛嘛香

脾和胃都是消化器官，中医认为，脾胃同为“气血生化之源”，是“后天之本”。脾胃虚弱将导致机体对食物受纳、消化、吸收、转化利用的能力下降，造成人体营养不良、贫血、体虚、免疫力下降等，从而引发各种疾病，因此健脾胃是强身健体、调理疾病的养生基础。

手部按摩

点按脾反射区

按摩方法：用小棉棒点按脾反射区 1~2 分钟，每日 2 次，动作连续均匀，力度适中。

主治功效：脾反射区可强健脾胃，促进人体消化，可帮助调理食欲不振、消化不良、贫血等问题。

按揉胃脾大肠区反射区

按摩方法：将小棉棒放在胃脾大肠区反射区上，轻轻按揉 1~3 分钟，每日 2 次，力度要适中。

主治功效：胃脾大肠区反射区能够调节脾胃，改善大肠传导功能，对改善脾胃不和、消化不良等病症有帮助。

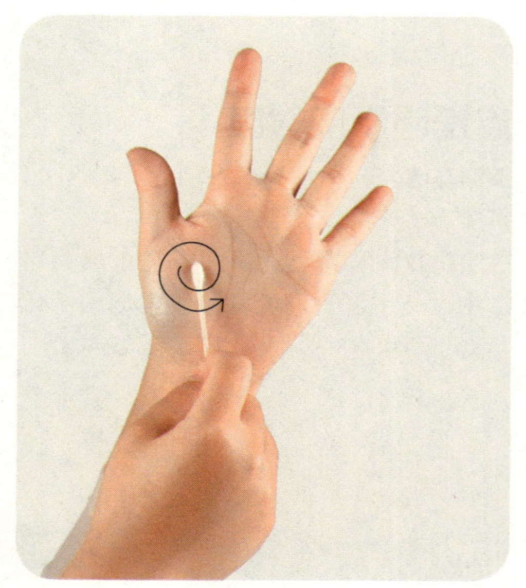

耳部按摩

按揉胃反射区

按摩方法：用小棉棒对准胃反射区，以适当的力度按揉1~2分钟。

主治功效：胃反射区有调和脾胃的功效，可有效调理胃痛、消化不良等病症。

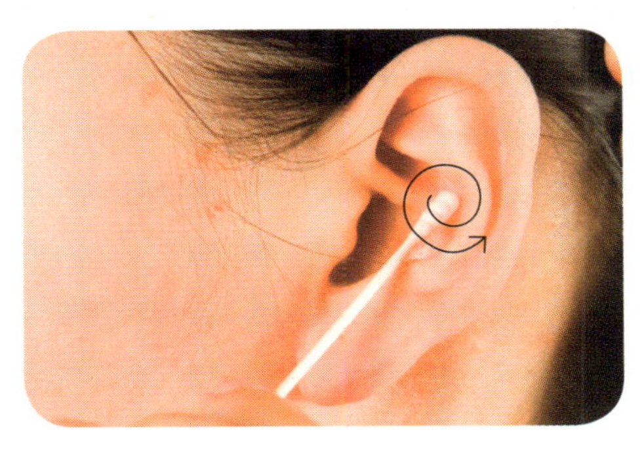

足部按摩

按揉脾反射区

按摩方法：将小棉棒放在脾反射区上，按揉1~3分钟。

主治功效：脾反射区有健脾化湿、统摄血液、增强机体免疫力的功效，主治食欲缺乏、消化不良。

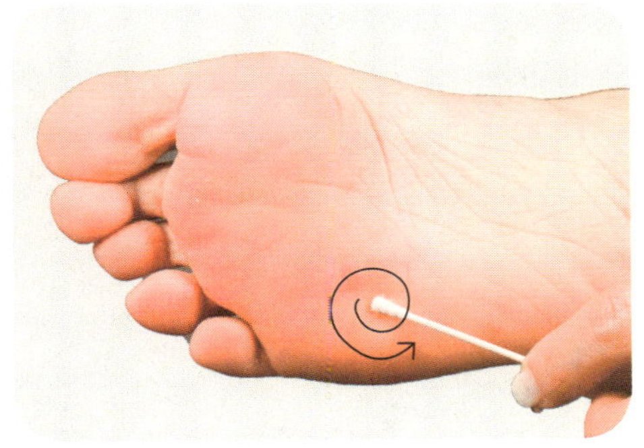

按压公孙穴

按摩方法：用小棉棒按压公孙穴3~5分钟，以被按摩部位有酸胀感为度。

主治功效：公孙穴有健脾益胃、通调冲脉的功效，主治胃痛、腹痛、呕吐、便秘等。

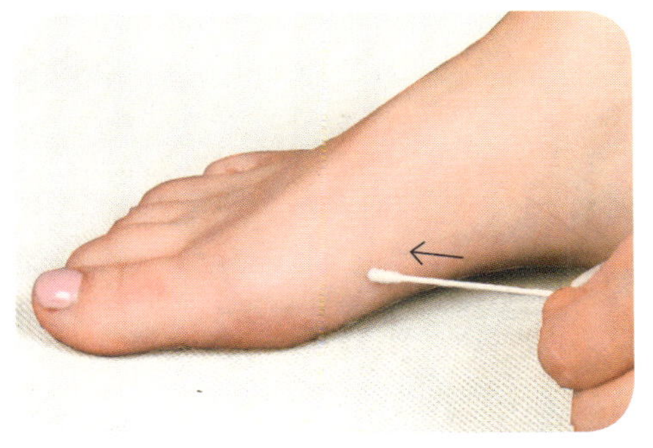

一用就灵的小偏方

糯米糊：强健脾胃，帮助消化

取30克大米、60克糯米淘洗干净，用清水浸泡2小时。将大米、糯米倒入全自动豆浆机中，加适量水混合搅打，米糊做好后加入冰糖搅拌至化开即可。

滋阴润肺

肺气足 不咳喘

中医认为，咳嗽为肺脏疾患，多由肺失正常的宣发肃降而引起的。人们通过肺进行呼吸，肺在五脏六腑中位置最高，覆盖诸脏，故有“华盖”之称。肺气不足，则会表现为少气懒言、自汗疲倦，见于哮喘等肺系疾病。肺在五行中属金，为阳中之阴，秋季尤其要注重肺的保养。

手部按摩

点按肺及支气管反射区

按摩方法： 用小棉棒点按肺及支气管反射区 2~3 分钟，每日 2 次。

主治功效： 此法有补气益气、增强肺部功能的作用，能有效缓解咳嗽、痰多的症状。

按揉太渊穴

按摩方法： 用小棉棒按揉太渊穴 2~3 分钟，直至穴位处有酸胀感。

主治功效： 太渊穴有通调血脉、止咳化痰的功效，主治咳嗽、哮喘、肺炎等。

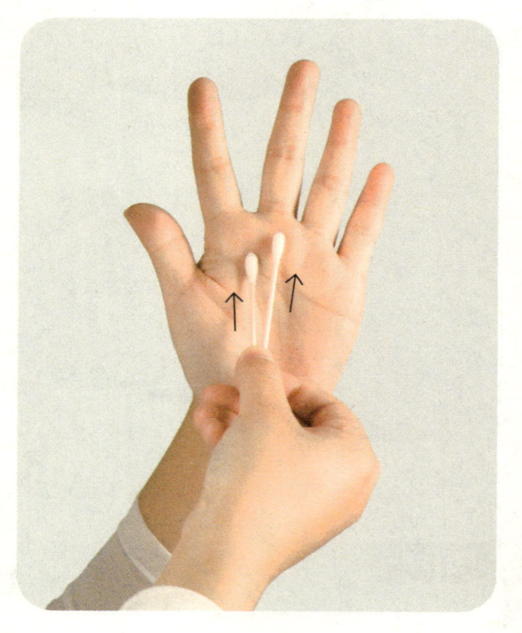

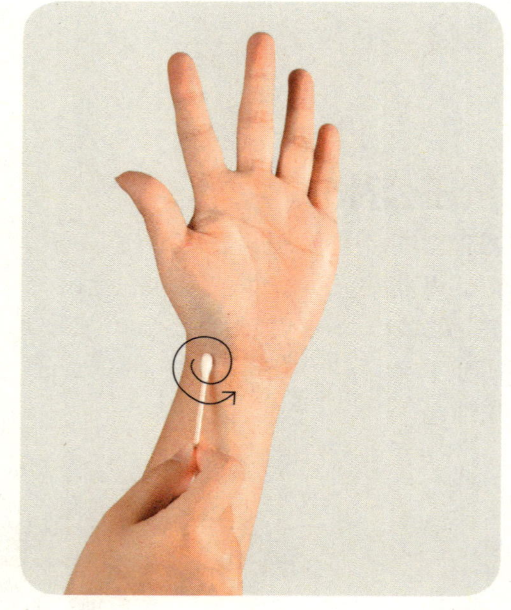

耳部按摩

点按肺反射区

按摩方法：用小棉棒对准肺反射区，以适当力度点按 1~2 分钟。

主治功效：肺反射区有清热利肺、止咳平喘的功效，经常按摩可增强肺功能。

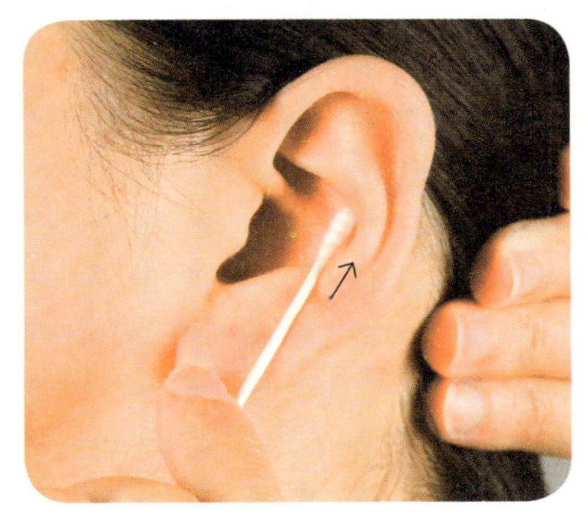

足部按摩

按揉肺和支气管反射区

按摩方法：将小棉棒放在肺和支气管反射区上，按揉 1~3 分钟。

主治功效：肺和支气管反射区有明显的润肺止咳效果，按揉该反射区是扶正固本、改善相应脏器血液循环的有效手段。

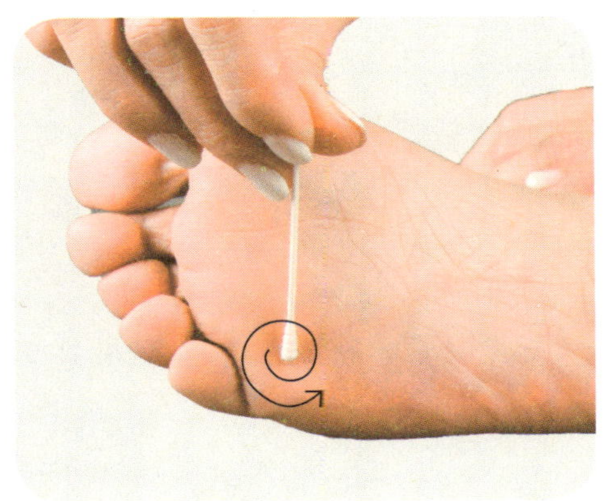

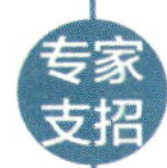

Q 雾霾天外出，如何清理掉吸附在身上的霾？

A 雾霾天，如果因工作或有事需要外出，回家后要将附着在身体上的霾及时清理掉，以防止 PM2.5 危害肺部的健康。清霾可做好三件事：洗脸、漱口、清理鼻腔。

强肾生精

人体的刚强后盾

肾是人的先天之本，是生命的根本。中医认为，肾藏先天之精，为脏腑阴阳之本、生命之源。凡肾气充沛、精盈髓足的人，不但精神健旺、精巧敏捷，而且筋骨强健，动作有力。反之，肾亏精虚髓少的人，往往腰酸骨软、精神疲惫、头昏健忘、动作疲懒迟缓。因此，我们平时要养好肾。

手部按摩

按压肾反射区

按摩方法：将棉签头按压在肾反射区上，按压 3~5 分钟，力度要适中。

主治功效：肾反射区有补肾填精的功效，按压肾反射区可调理尿频、遗尿等肾脏病症。

点按肾上腺反射区

按摩方法：用小棉棒点按肾上腺反射区 1~2 分钟，每日 2 次，力度宜轻柔。

主治功效：点按肾上腺反射区，可加强肾上腺功能，增强其分泌激素的能力。

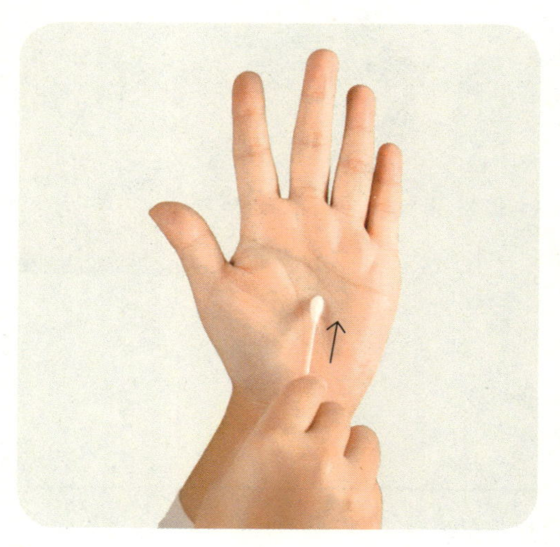

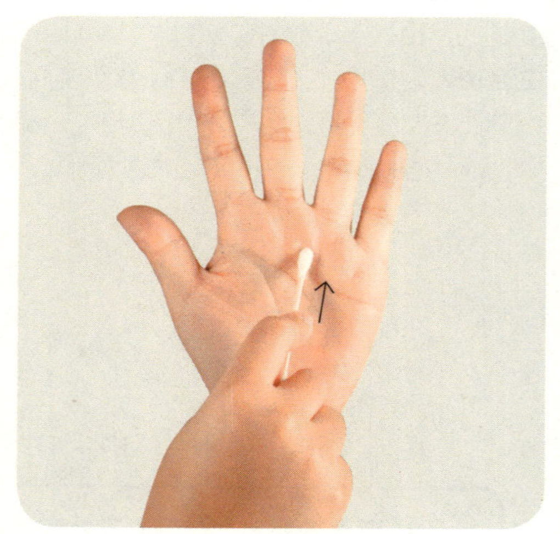

一用就灵的小偏方

莲子粥：补肾壮阳

将 25 克莲子和 100 克大米洗净，浸泡 1 小时。锅置火上，加适量清水煮沸，放入莲子和大米用大火煮沸，转小火继续熬煮 15 分钟，加入冰糖熬煮成粥即可。

耳部按摩

按揉耳部肾反射区

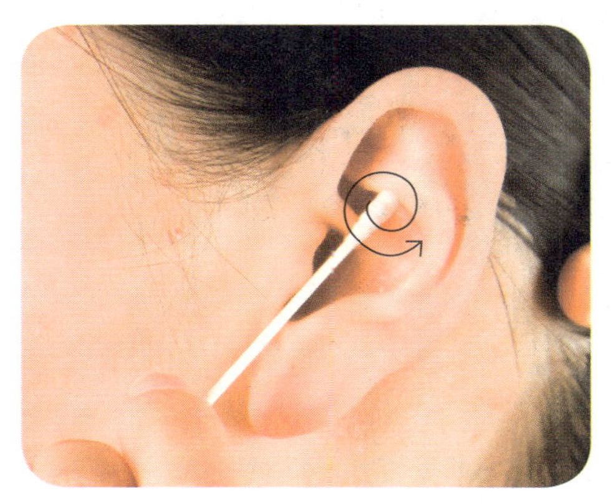

按摩方法：用小棉棒对准耳部肾反射区，以适当力度按揉 1~2 分钟。

主治功效：耳部肾反射区可改善肾精亏损引起的记忆力减退、神经衰弱等。

按压内分泌反射区

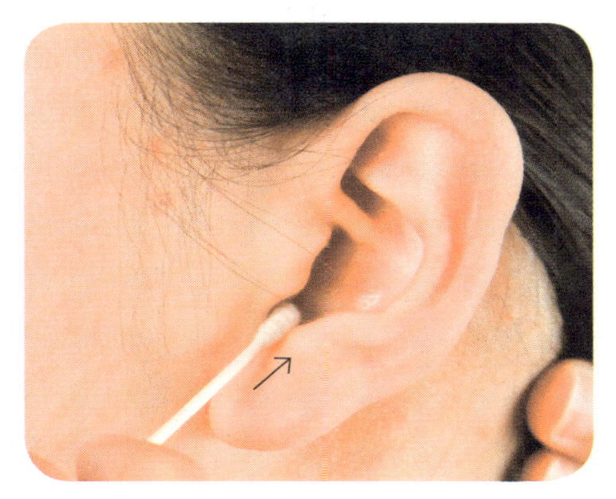

按摩方法：用小棉棒对准内分泌反射区，以适当力度按压 1~2 分钟。

主治功效：按压内分泌反射区，可改善内分泌失调引起的月经不调、白带异常等。

足部按摩

按揉涌泉穴

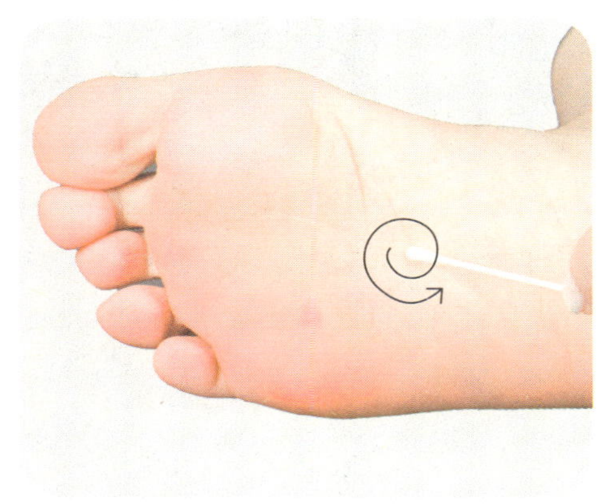

按摩方法：每天早晚用小棉棒按揉涌泉穴，每次 1~3 分钟。

主治功效：按揉涌泉穴可滋阴益肾，改善疲乏无力、神经衰弱等症状。

排毒通便

轻松清除体内垃圾

人们把一些能够干预正常生理活动并破坏机体功能的物质叫做毒素。人体的肠道、肺、肾、肝，乃至皮肤都是重要的排毒器官。按摩手耳足，能加快血液循环，有利于通便排毒。

手部按摩

点按肝反射区

按摩方法： 用小棉棒点按肝反射区 1~2 分钟，每日 2 次，力度宜轻柔。

主治功效： 肝反射区可促进肝脏排毒，改善因排毒不畅引起的痤疮、黄褐斑、皱纹等面子问题。

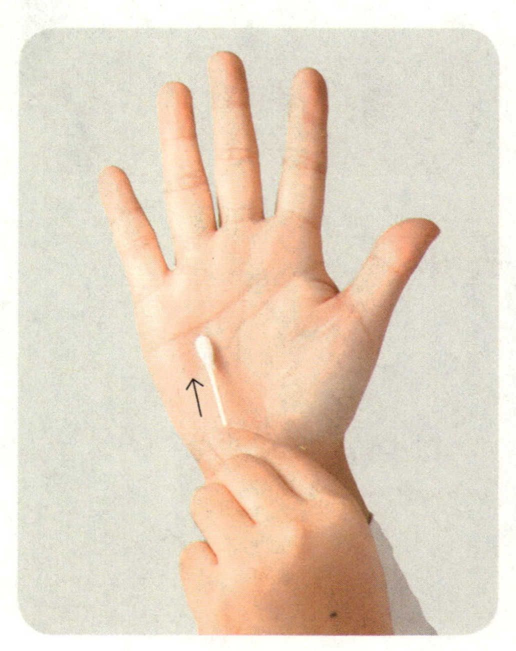

按揉支沟穴

按摩方法： 将小棉棒放在支沟穴上，轻轻按揉 3~5 分钟。

主治功效： 支沟穴有排毒通便的功效，可清除体内堆积的宿便，防止便秘、腹胀。

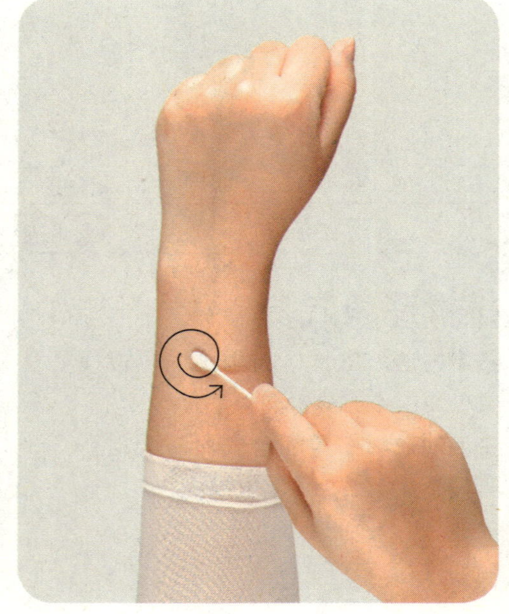

耳部按摩

按压内分泌反射区

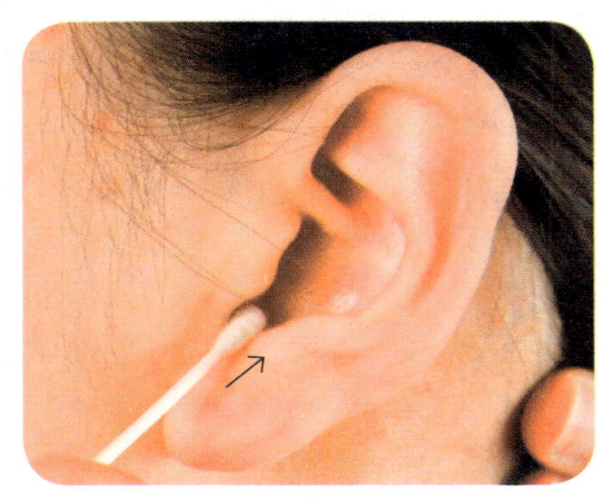

按摩方法： 用小棉棒对准内分泌反射区，以适当力度按压 1~2 分钟。

主治功效： 人体内分泌失调，机体功能下降，就会引起面部痤疮、痘痘、暗斑等症状。按压内分泌反射区，可改善内分泌失调，改善面部症状。

足部按摩

按揉足临泣穴

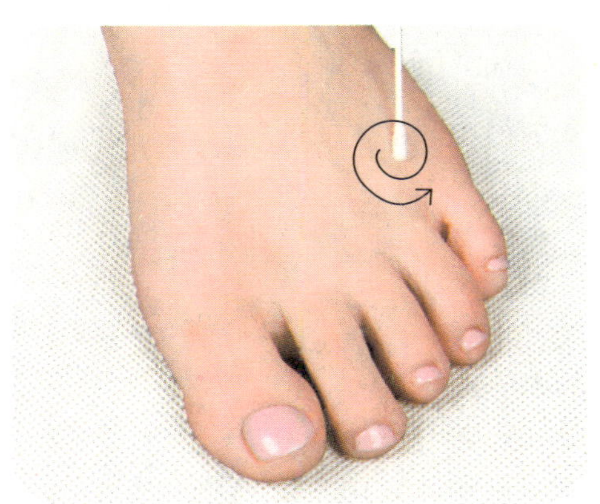

按摩方法： 用小棉棒放在足临泣穴上，以适当力度按揉 1~2 分钟。

主治功效： 足临泣穴可促进肝脏排毒，有美容养颜的功效。可改善面部皱纹、痤疮、痘痘等症状。

小动作大功效

摩腹、推肋：增强排便动力

起床后排空小便，喝 300~500 毫升凉开水。站立，两脚与肩同宽，双手重叠放在右下腹部，从下腹部按摩至右肋部，推向左肋部，再向下按摩到左下腹部，反复按摩 30~50 次。该方法可以增强排便动力。

一用就灵的小偏方

桃花蜂蜜水：排毒通便

将桃花放入杯中，倒入沸水浸泡 2~5 分钟后，滤出茶汤，待茶汤温热时调入蜂蜜后饮用。

消除疲劳
从此不再“压力山大”

疲劳可能是由于强烈的体力劳动或脑力劳动造成的，也可能由精神紧张等因素导致。一般性的身体疲劳经过充分睡眠休息即可恢复，但如果长期处于疲劳状态，将会导致一系列其他病症。通过按摩手耳足，能够帮助快速缓解疲劳，恢复精神和活力。

手部按摩

点按大脑反射区

按摩方法： 用小棉棒轻轻点按大脑反射区 1 分钟。

主治功效： 脑供血不足，容易引起头晕、疲劳，点按手上的大脑反射区能促进头部供血，调节大脑神经，缓解头痛及神经衰弱，延缓脑衰老。

按揉劳宫穴

按摩方法： 用小棉棒在劳宫穴上按揉，每次 1~3 分钟。每日 2 次。

主治功效： 按揉劳宫穴，有安神、解除疲劳的功效，可以缓解紧张情绪，宁心安神。

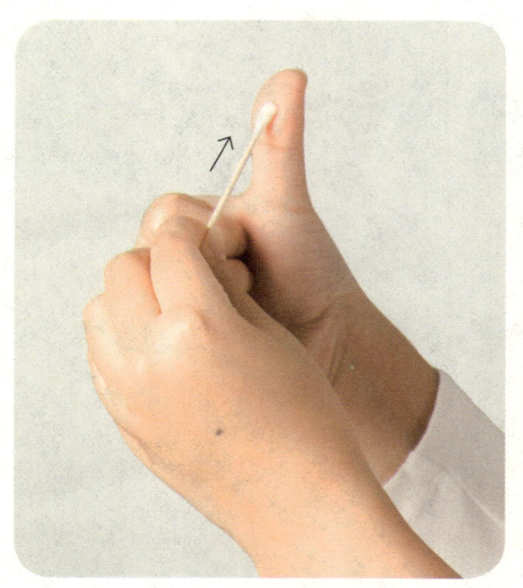

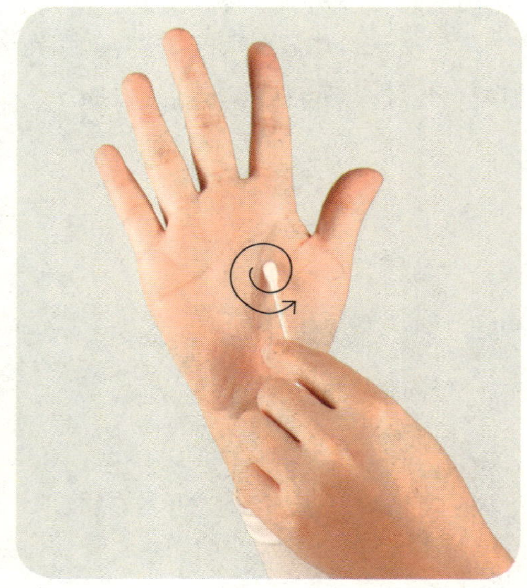

耳部按摩

推摩耳轮

按摩方法：用小棉棒沿耳轮上下往返推摩，直至耳轮充血发热。

主治功效：推摩耳轮有健脑、强肾、聪耳的功效，可调治头晕、胸闷、心慌等疲劳症状。

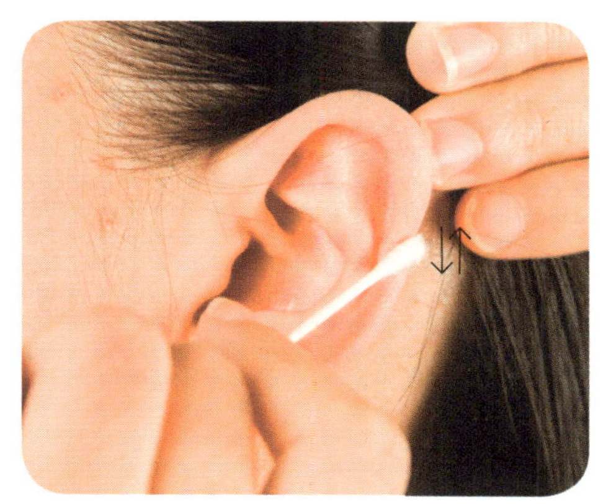

点按耳尖

按摩方法：用小棉棒点按耳尖 1~2 分钟，每日 2 次，力度宜轻柔。

主治功效：耳尖有退热消炎、止痛及清脑明目、降压的作用，点按耳尖可开窍泄热、活血化瘀，可以缓解全身疲劳。

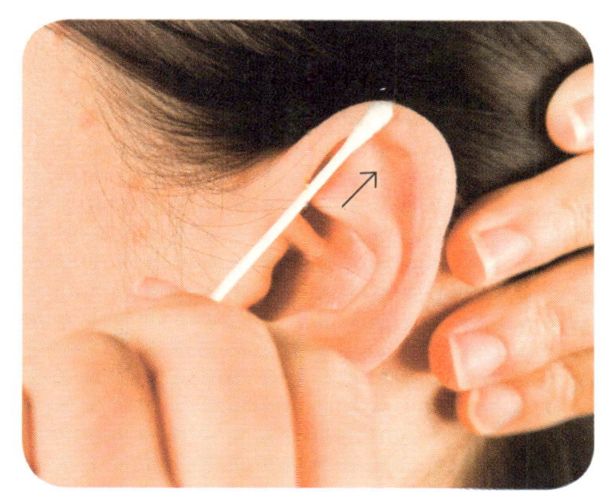

小动作大功效

伸展运动：缓解手臂疲劳

双臂向前抬起，略高于肩，手心朝下，用力伸展，然后将手掌上翻，反复翻动 4 次，双臂放下。此动作连续做几次，能够伸展手臂到肩部的肌肉，可促进血液循环，消除手臂疲劳。

一用就灵的小偏方

山药汤圆：缓解慢性疲劳

将山药 40 克洗净削皮切块，蒸熟，打成泥，拌白糖制成馅。取糯米粉 500 克做成剂子，包上馅制成汤圆，下锅煮熟即可食用。

足部按摩

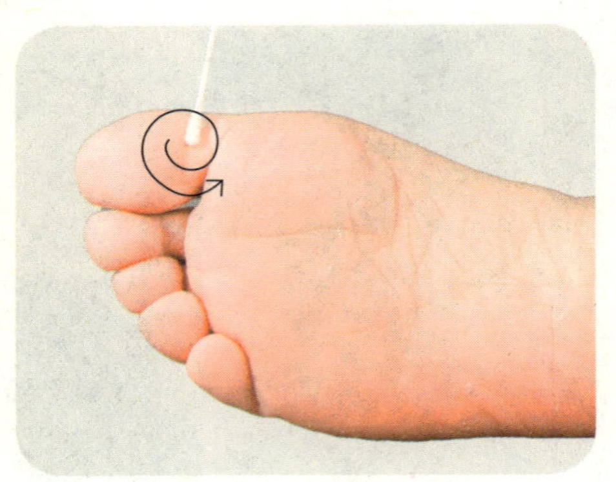

按揉大脑反射区

按摩方法：用小棉棒对准大脑反射区，以适当力度按揉1~2分钟。

主治功效：大脑反射区有平肝潜阳、清头明目、镇静安神的功效，按揉大脑反射区可消除疲劳，提神醒脑。

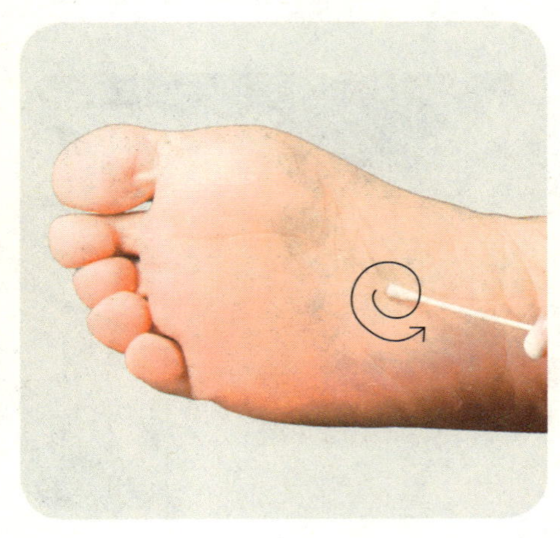

按揉肾反射区

按摩方法：将小棉棒放在肾反射区上，按揉1~3分钟。

主治功效：肾反射区可以填精补肾，缓解肾虚引起的春困。中医认为，如果冬天没有很好地养肾藏精，肾水不足会直接导致肝气不足，就不能起到升发的作用，就会表现为春困。

按揉肾反射区可以给身体补充精气，使肾动力加强，从而缓解春困。

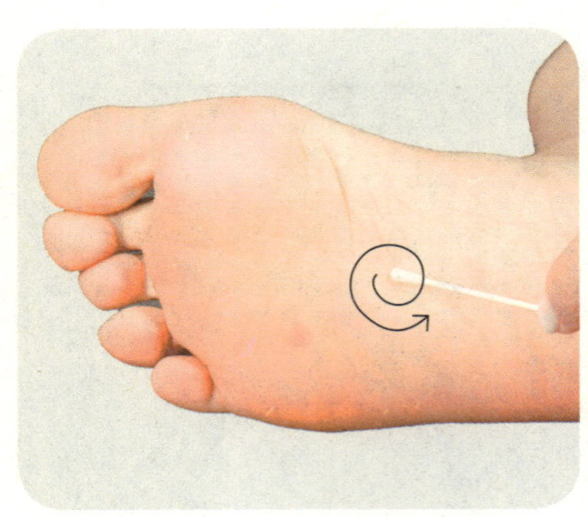

按揉涌泉穴

按摩方法：每天早晚用小棉棒按揉涌泉穴，每次1~3分钟。

主治功效：按揉涌泉穴可补肾健身，还可以改善疲乏无力、神经衰弱等症状。

专题

五色食材养五脏

根据中医理论，红绿黄白黑五种颜色，分别对应人体的五脏：心肝脾肺肾。经常吃这五种颜色的食物，对五脏有很好的补养作用。

红色食物养心

在颜色中，心与红色相对，红色食物多具有补血养心、消除血管内瘀血的作用，多吃红色食物可以安补心神。例如：西红柿、红豆、山楂、苹果、猪瘦肉、羊肉等都是很好的养心食物。

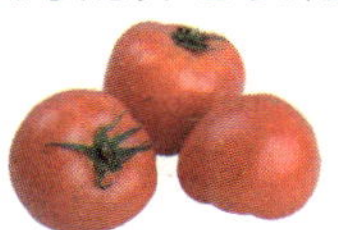

西红柿
清热护心，降低心血管疾病危险性

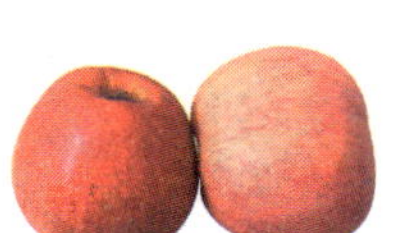

苹果
养心安神
保护心血管

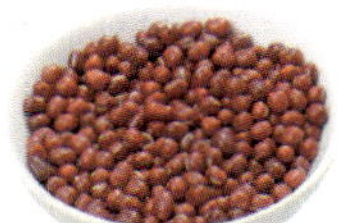

红豆
清心火
补心血

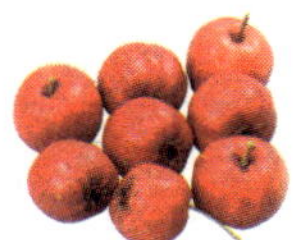

山楂
活血化瘀
保护心血管

青、绿色食物养肝

在颜色中，肝与绿色相对应，绿色食物多具有补肝明目的作用。例如：菠菜、空心菜、芥蓝、茼蒿、青椒、韭菜、青豆、豌豆等都是很好的养肝食物。

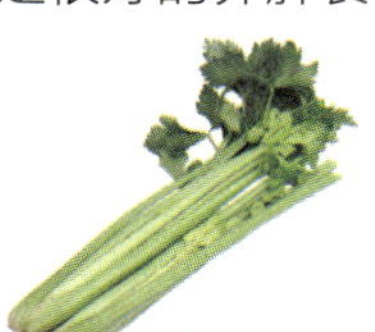

芹菜
清热平肝
凉血

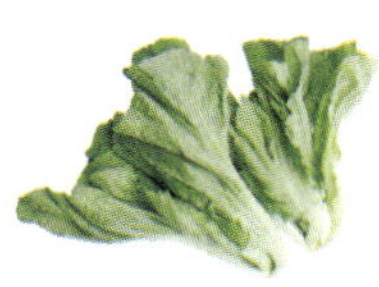

芥菜
清热除烦
养肝明目

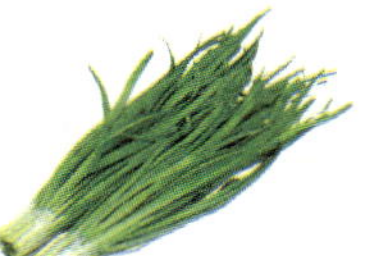

韭菜
疏肝理气
增强食欲

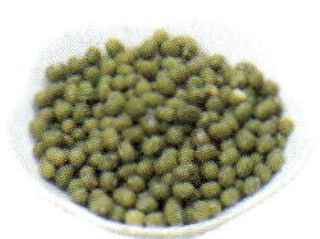

绿豆
清热解毒
去肝火

黄色食物养脾

中医五行学说认为，脾属土，黄色对应脾，所以多吃黄色食物能够养脾。脾胃功能不好，应适当吃一些黄色食物，例如：小米粥、胡萝卜、黄豆、南瓜等。

小米
健脾益胃，消食

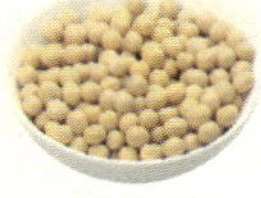

黄豆
健脾补血

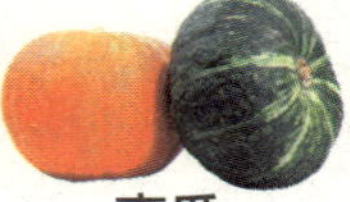

南瓜
健脾暖胃
帮助消化

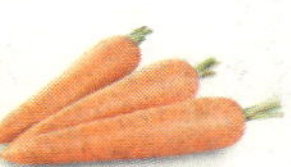

胡萝卜
健脾消食
润肠通便

白色食物养肺

白色食物可补肺益气，而且大多数白色食物，如牛奶、大米等都富含蛋白质，经常食用能消除疲劳。白色食物指主食、杂粮，以及白色的蔬果。例如：白萝卜、冬瓜、竹笋、茭白、菜花、土豆等。

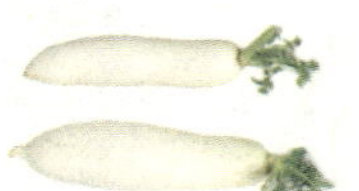

白萝卜
润肺止咳

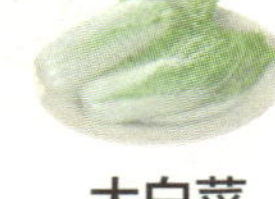

大白菜
清热润肺

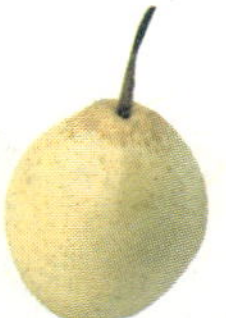

白梨
止咳化痰

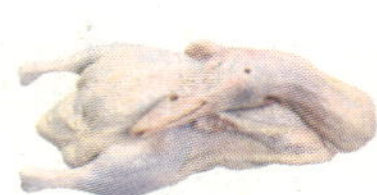

鸭肉
滋阴养肺
止咳定喘

黑色食物养肾

中医认为，黑色属水，水走肾，因此多吃黑色食物有养肾的作用。黑色食物主要指黑色、紫色或深褐色的谷类、菌藻类等。例如：黑木耳、海带、牛蒡、紫菜、黑米、黑芝麻、黑豆等。

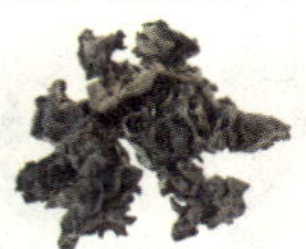

黑木耳
滋肾养胃
益气强身

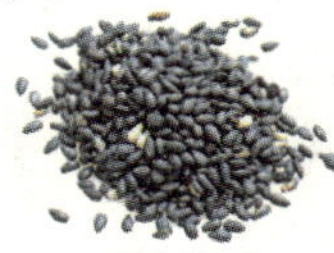

黑芝麻
补肝肾，益精血，润肠燥

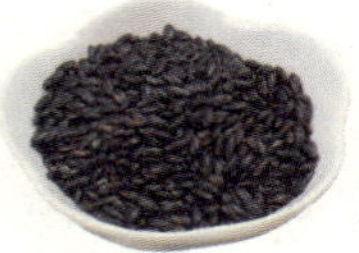

黑米
滋阴补肾
健身暖胃

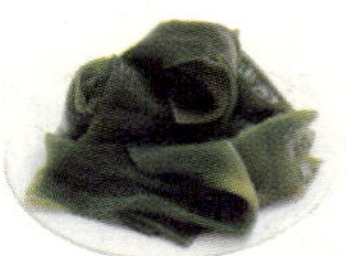

海带
护肾排毒

PART

4

小棉棒按一按，专治小病和小痛

家庭常见病手耳足按摩

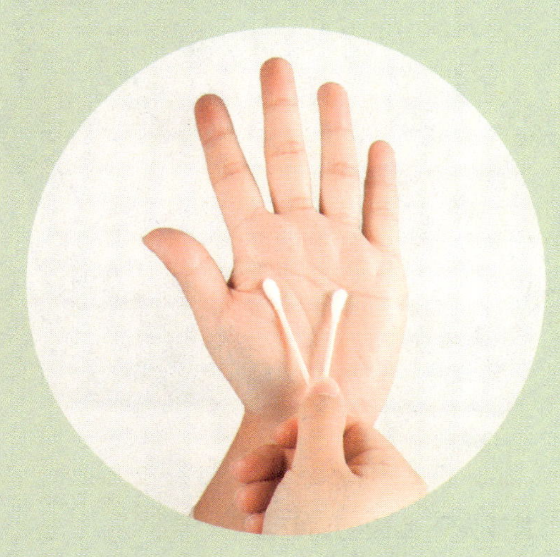

感冒

强健身体 抵御外邪

感冒是一种常见的呼吸系统疾病，多发于初冬季节，主要表现为头身疼痛、鼻塞流涕、咳嗽、打喷嚏等症状。人体受凉、过度疲劳，致使机体或呼吸系统局部抵抗能力下降，外邪侵入人体就会引发感冒。

手部按摩

按揉合谷穴

按摩方法：用小棉棒在合谷穴上按揉，每次 1~3 分钟。

主治功效：合谷穴有疏经通络、清热解表的功效，可以调理外感风热引起的感冒，主要症状表现为：咳黄痰、流浓鼻涕。

按压少商穴

按摩方法：用小棉棒在少商穴上按压，每次 1~3 分钟。

主治功效：清热开窍，通利咽喉。可以缓解感冒引起的咳嗽、咽喉肿痛。

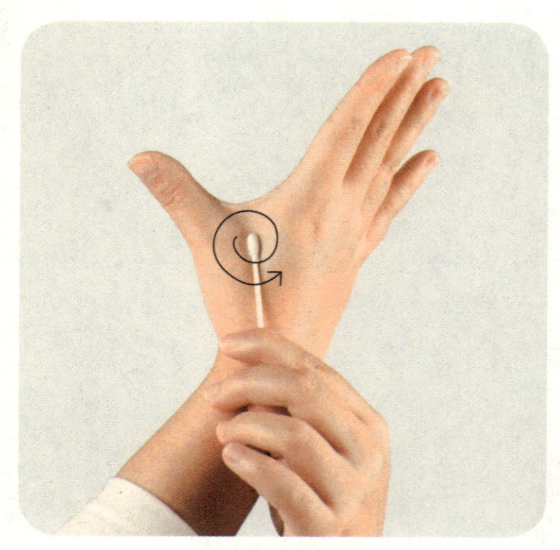

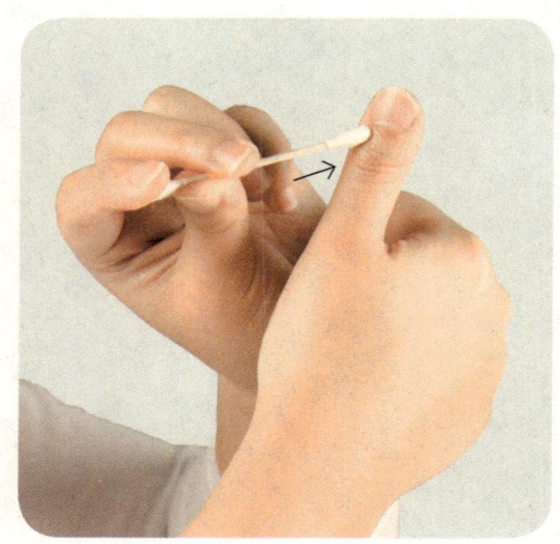

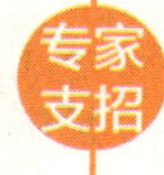

Q 流感季节，怎样做不会被感冒盯上？

A 尽量不要去人口密集的区域；适当吃一些富含维生素 C 的水果，例如橙子、猕猴桃，有助于增强人体的抵抗力；室内空气消毒，可用食醋 5~10 克，加水 1~2 倍稀释熏蒸，每日 1 次，有预防感冒的作用。

点按肺及支气管反射区

按摩方法： 用小棉棒点按肺及支气管反射区 2~3 分钟，每日 2 次。

主治功效： 此法有补气益气、增强肺部功能的作用，能有效缓解感冒、咳嗽痰多的症状。

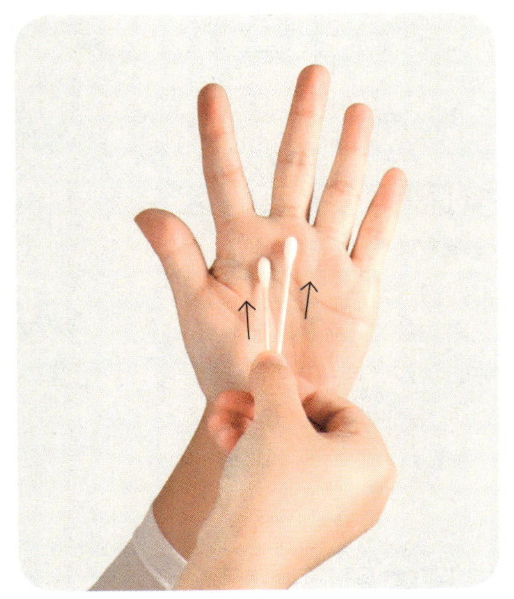

点揉鼻反射区

按摩方法： 用小棉棒点揉鼻反射区 1 分钟，每日 2 次。

主治功效： 鼻反射区有通利鼻窍的功效，能够缓解感冒引起的鼻塞、流鼻涕、急慢性鼻炎等症状。

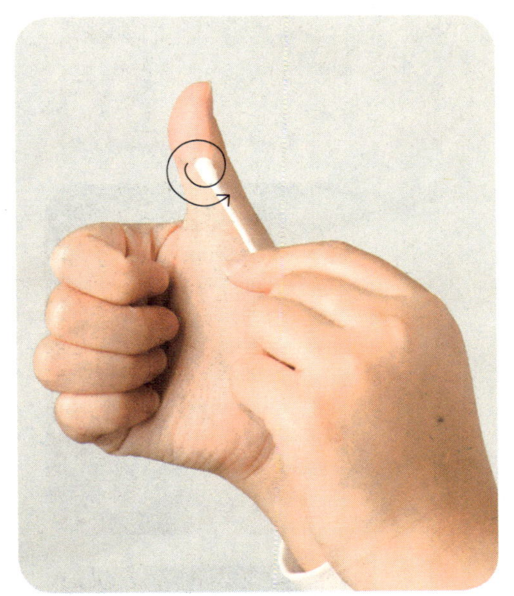

一用就灵的小偏方

葱豉汤：解表散寒、调理感冒

将带葱须的葱白 60 克洗净切段，与淡豆豉 60 克共煮煎汤，趁热饮用。该汤具有解表散寒的功效，主治外感初起，恶寒发热、无汗、头痛、鼻塞。

同效不同方

艾灸合谷穴：

清热解表治感冒

点燃艾条，对准合谷穴，距离皮肤 1.5~3 厘米处，温和施灸 5~10 分钟。

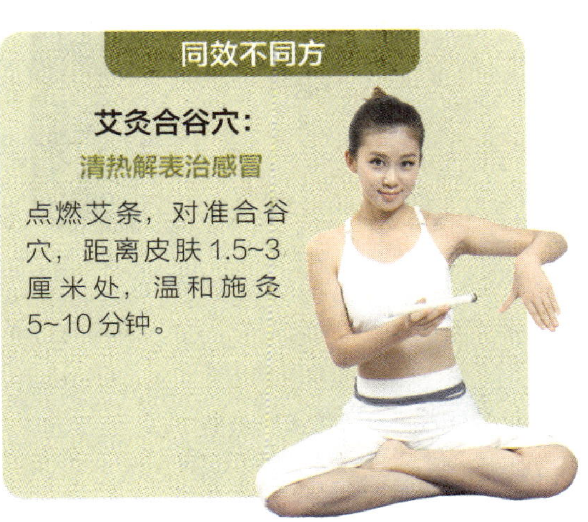

耳部按摩

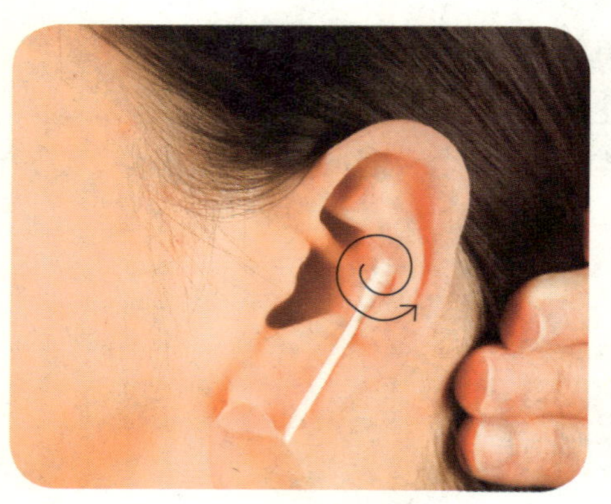

按揉肺反射区

按摩方法： 用小棉棒对准肺反射区，以适当力度按揉 1~2 分钟。

主治功效： 肺反射区有滋阴润肺的功效，经常按揉肺反射区可增强肺功能，有效预防感冒。

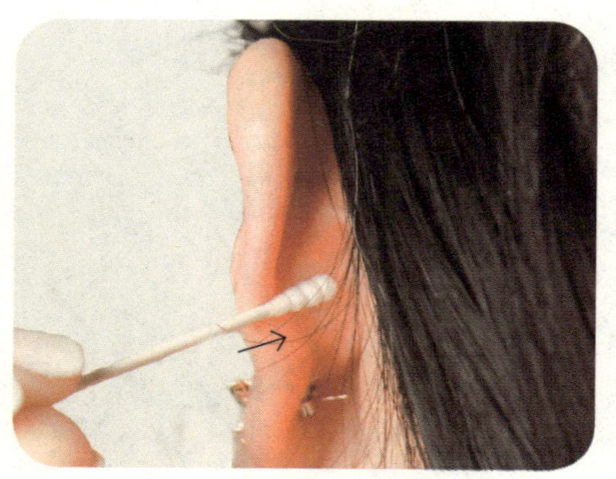

按压耳背肺反射区

按摩方法： 将棉签头放在耳背肺反射区上，由浅入深按压 3~5 分钟。

主治功效： 耳背肺反射区有抵御外邪侵肺的功效，流感季节经常按摩该反射区还可有效防治感冒。

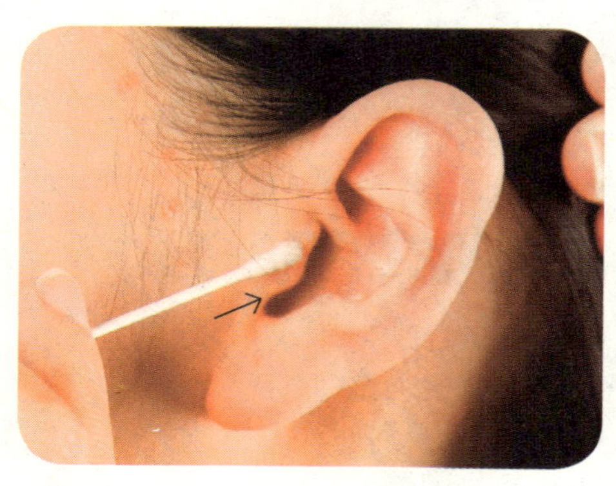

按压内鼻反射区

按摩方法： 将棉签头放在内鼻反射区上，由浅入深按压 3~5 分钟。

主治功效： 中医认为，鼻为肺之窍。外邪由鼻孔进入，最终会伤害到肺。内鼻反射区是鼻窍的保护屏障，能够防止外邪侵入。按压内鼻反射区，预防感冒有益处。

一用就灵的小偏方

热姜水泡脚： 祛风寒，缓解感冒

将 5~6 片生姜放入热水中，待水温适宜，将双脚浸于热姜水中。浸泡时可在热姜水中加点盐、醋，水凉后可添加热水，浸泡至脚面发红为止。

足部按摩

按揉额窦反射区

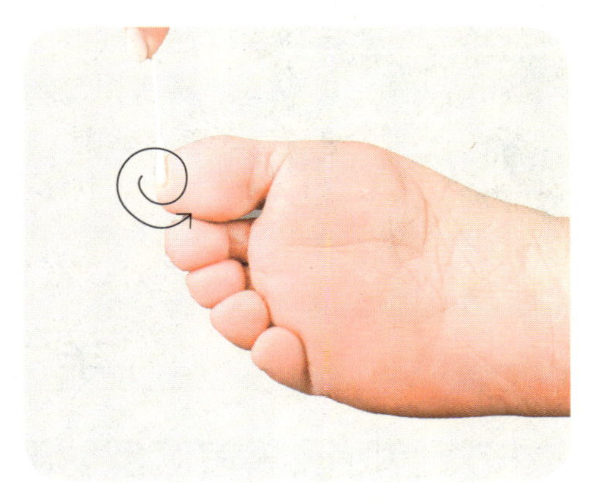

按摩方法： 用小棉棒对准额窦反射区，以适当力度按揉1~2分钟。

主治功效： 在人的鼻腔周围有若干个含气的骨质空腔，这些空腔都以小的开口与鼻相通，额窦是其中之一。额窦反射区主要是协助鼻黏膜血管调节空气温度和湿度，从而预防感冒发生。

按揉涌泉穴

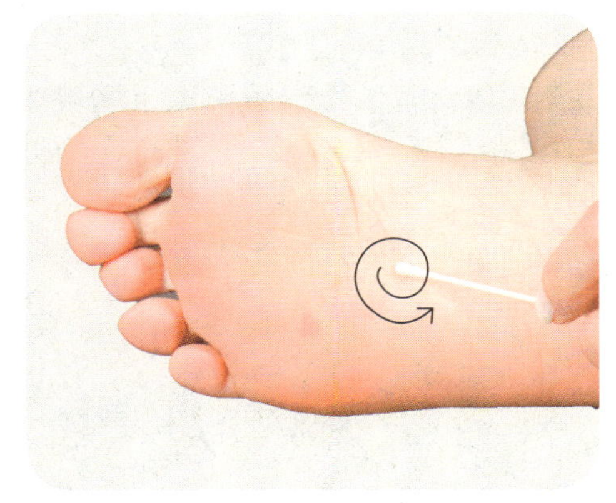

按摩方法： 每天早晚用小棉棒按揉涌泉穴，每次1~3分钟。

主治功效： 按揉涌泉穴可以补肾温阳，增强机体免疫力，预防感冒。

按揉肺和支气管反射区

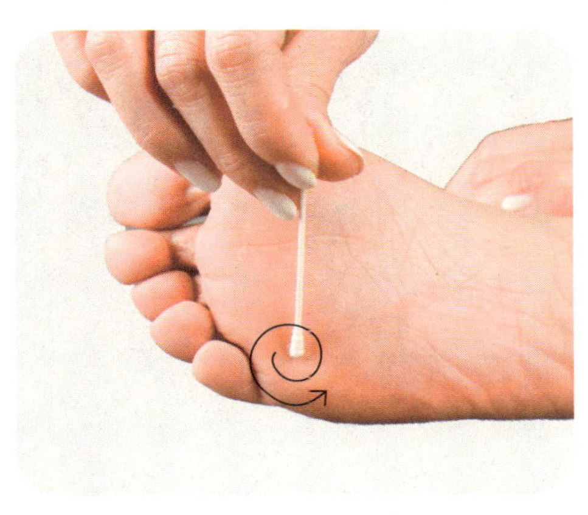

按摩方法： 将小棉棒放在肺和支气管反射区上，按揉1~3分钟。

主治功效： 肺和支气管位于胸腔内，是气体交换的场所，支气管是气体出入的通道。按揉肺和支气管反射区，可以促进肺气交换，防治肺气不通畅引起的感冒。

咳嗽

肺强健 咳立停

咳嗽是一种常见的呼吸道突发性症状。中医认为，咳嗽多因外感六淫，脏腑内伤，累及肺所致。咳嗽可分为外感咳嗽和内伤咳嗽两类。外感咳嗽主要表现为痰多稀薄、鼻塞、流涕、舌苔白，或无痰、鼻燥、咽干等。内伤咳嗽多由痰湿、肝火上炎以及肺虚所致，主要表现为胸闷、苔腻，或胁痛、面红等。

手部按摩

推按胸腔呼吸器官区反射区

按摩方法： 将小棉棒放在胸腔呼吸器官区反射区上，向腕横纹推按1~2分钟，每日2次，力度要适中。

主治功效： 人体呼吸系统位于胸腔中，推按胸腔呼吸器官区反射区能有效调理胸闷、咳嗽、气喘等呼吸系统病症。

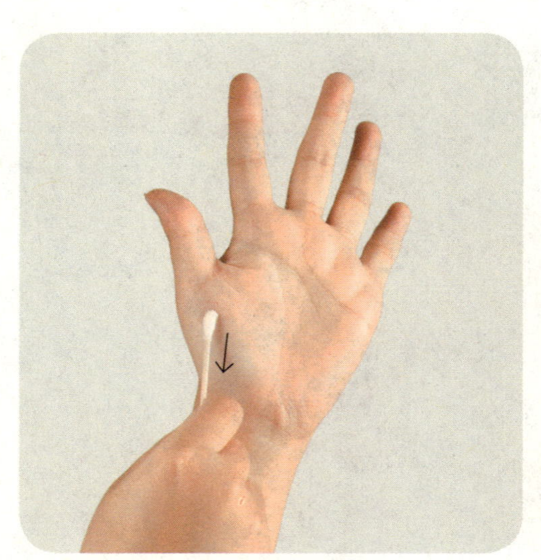

按揉孔最穴

按摩方法： 将小棉棒放在孔最穴上，按揉2~3分钟，每日2次。

主治功效：孔最穴有润肺理气、止咳定喘的功效，可有效调理咳嗽、气喘。

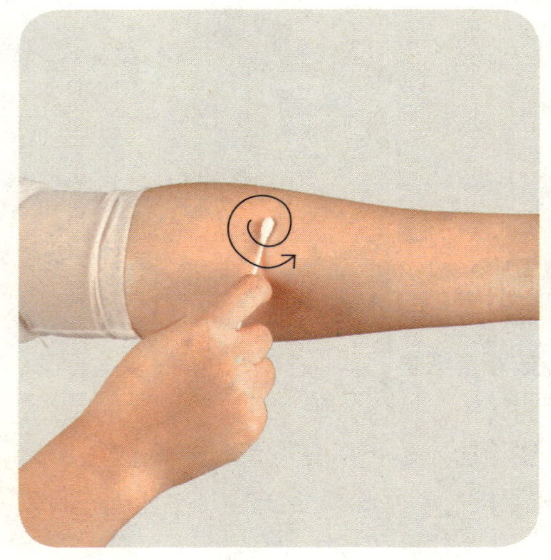

点按肺、支气管反射区

按摩方法：用小棉棒点按肺、支气管反射区 2~3 分钟，每日 2 次。

主治功效：肺和支气管位于胸腔内，是气体交换的场所，支气管是气体出入的通道。按揉肺和支气管反射区，可以促进肺气交换，防治肺气不通畅引起的咳嗽。

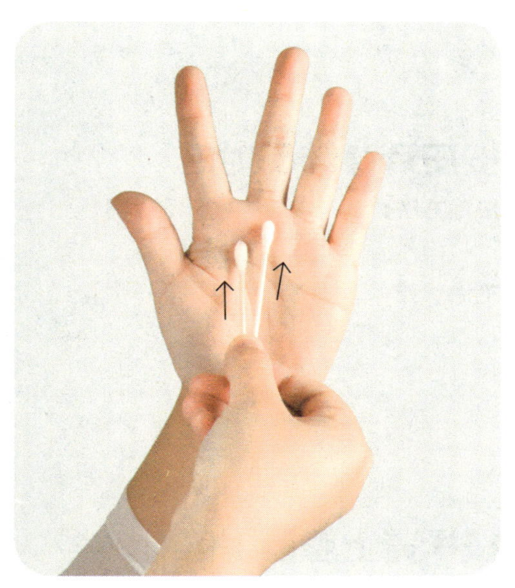

按揉太渊穴

按摩方法：将小棉棒放在太渊穴上，按揉 2~3 分钟，每日 2 次。

主治功效：按揉太渊穴可调节肺功能，调动肺经元气，通调血脉、止咳化痰。

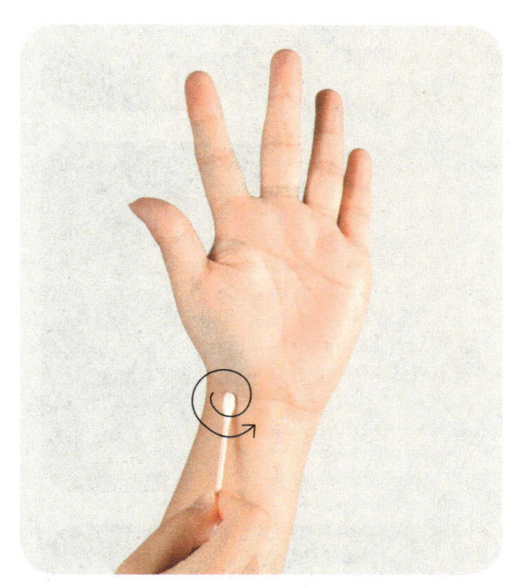

一用就灵的小偏方

杏仁止咳茶：止咳化痰

将黑芝麻 20 克、杏仁 5 克、甘草 5 克、冰糖 15 克一起放碗中，倒入适量沸水，浸泡 10 分钟左右即可饮用。

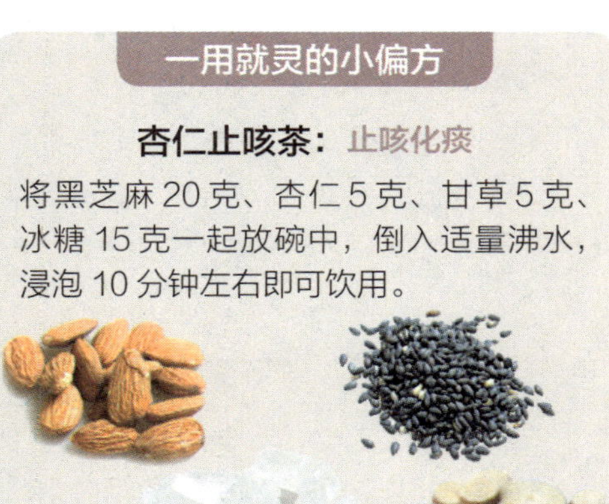

同效不同方

雀啄灸太渊穴：补肺气，止咳喘

点燃艾条，对准太渊穴，距离皮肤 1.5~3 厘米处，像鸟雀啄食一样上下施灸。每次灸 10~15 分钟，每日灸 1 次。

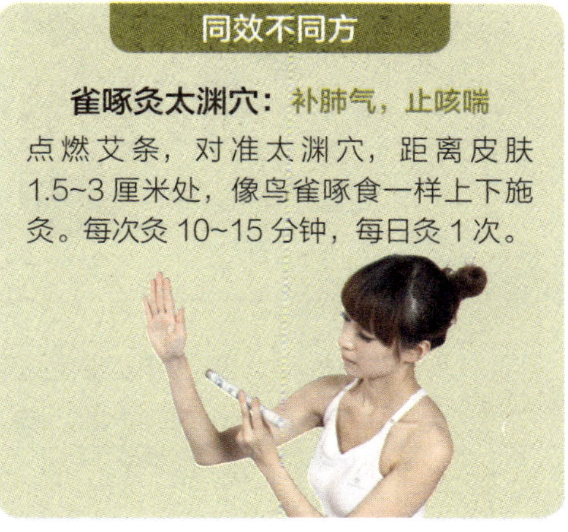

耳部按摩

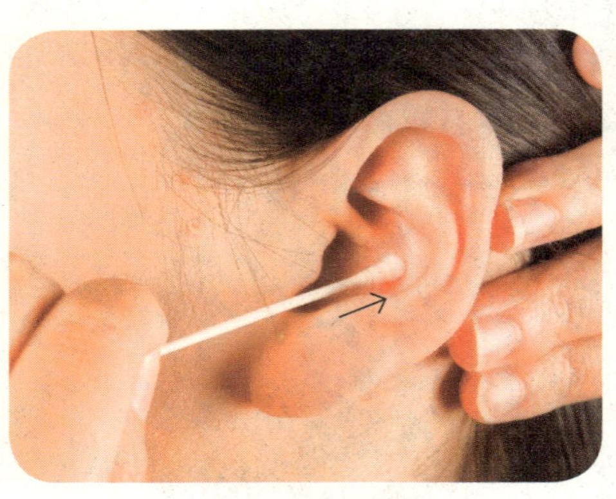

按压气管反射区

按摩方法：将棉签头放在气管反射区上，由浅入深按压 3~5 分钟。

主治功效：气管反射区有宣肺化痰、止咳平喘的功效。临床上常用来调理咳嗽、气管炎、支气管炎等。

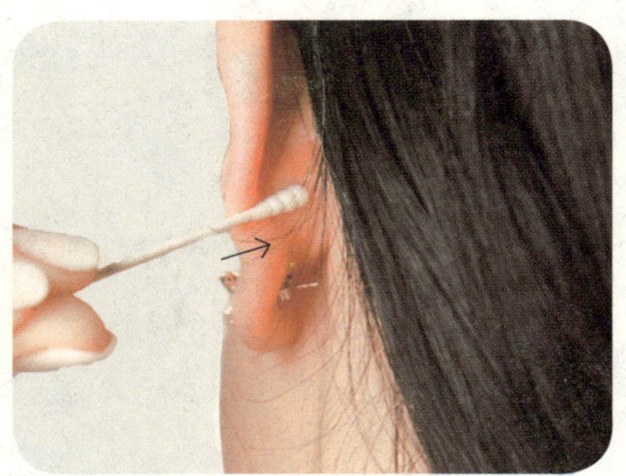

按压耳背肺反射区

按摩方法：将棉签头放在耳背肺反射区上，由浅入深按压 3~5 分钟。

主治功效：耳背肺反射区有平喘止咳的功效，可调理肺虚引起的久咳。

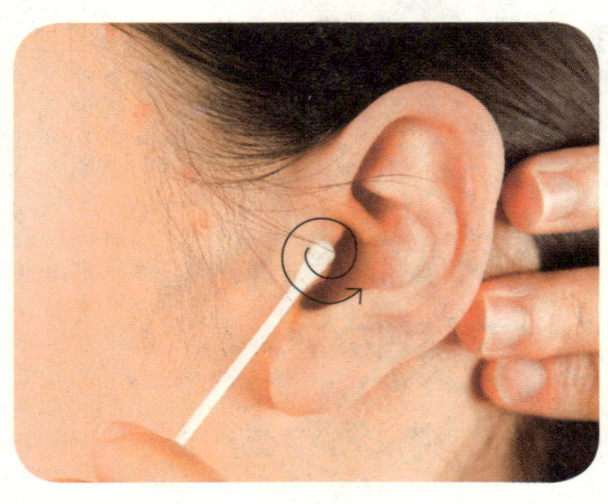

按揉肾上腺反射区

按摩方法：将小棉棒放在肾上腺反射区上，按揉 2~3 分钟，每日 2 次。

主治功效：按揉肾上腺反射区有消炎、止咳、镇痛的作用。

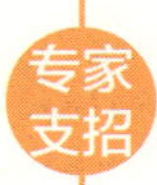

Q 健身槌敲背部，可以改善咳嗽吗？

A 用健身槌沿脊柱旁 2 指宽的线，从上向下敲打，可以按摩背俞穴（包括肺俞穴），对改善咳嗽有益处。

足部按摩

按揉肺和支气管反射区

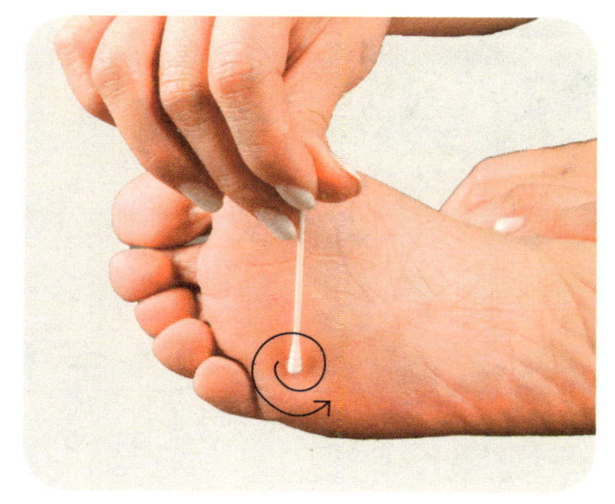

按摩方法： 将小棉棒放在肺和支气管反射区上，按揉 1~3 分钟。

主治功效： 肺和支气管位于胸腔内，是气体交换的场所，支气管是气体出入的通道。按揉肺和支气管反射区，可以促进肺气交换，防治肺气不通畅引起的咳嗽。

按压扁桃体反射区

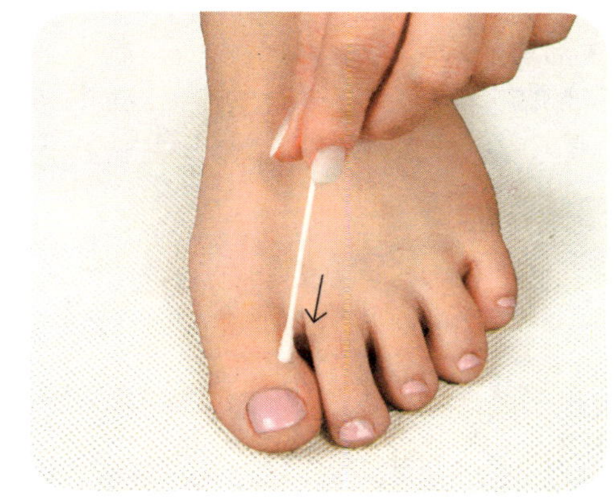

按摩方法： 将小棉棒放在扁桃体反射区上，按压 1~3 分钟。

主治功效： 扁桃体反射区可调理上呼吸道感染引起的咳嗽。

按揉太溪穴

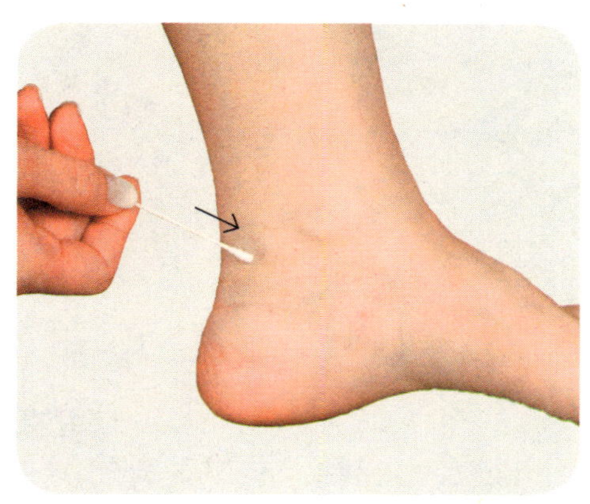

按摩方法： 将小棉棒放在太溪穴上，按揉 1~3 分钟。

主治功效： 太溪穴有清虚热、止咳嗽的功效，可以调治肺肾阴虚引起的咳喘或久咳气喘。

慢性鼻炎

闻香识臭不发愁

慢性鼻炎是秋季、冬季气候干燥季节的多发病症，多表现为鼻塞、呼吸困难、流涕、面部肿胀感，还可能伴有发热及牙疼等症状。多是由病毒感染或吸入灰尘、花粉等引起，如果患者有扁桃体炎、感冒、龋齿等病症也会引发鼻炎。

手部按摩

点揉鼻反射区

按摩方法： 用小棉棒点揉鼻反射区1~2分钟。

主治功效： 中医认为，慢性鼻炎多是肺的问题所致。鼻子为肺的门户，肺开窍于鼻。点揉鼻反射区，可以畅通鼻窍，提高嗅觉能力。

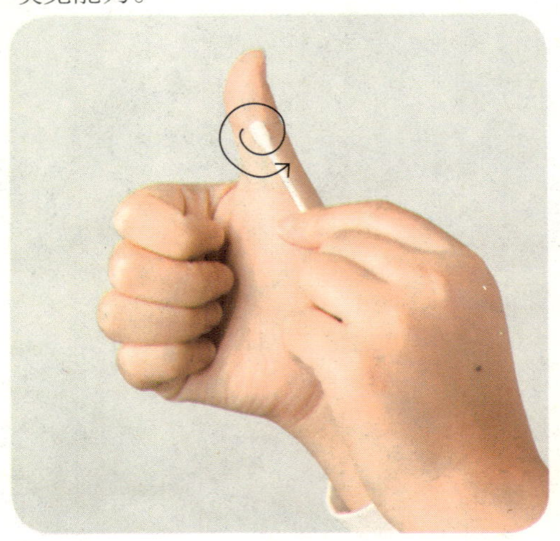

点按中冲穴

按摩方法： 将小棉棒放在中冲穴上，由轻到重点按1~2分钟。

主治功效： 中冲穴有开窍、清心、泄热的功效，可调理肺热引起的急性鼻炎，也可调理慢性鼻炎。

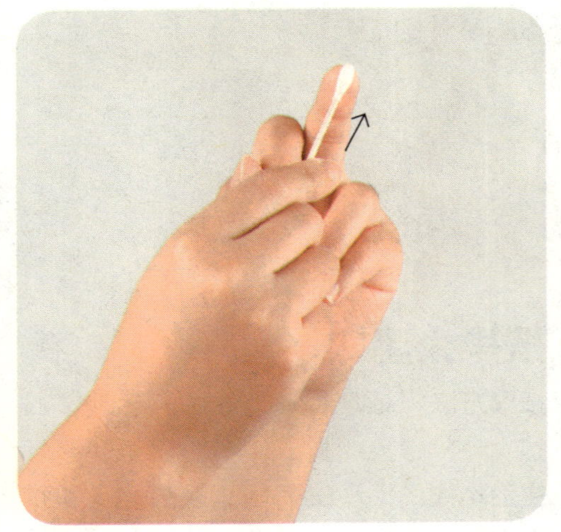

一用就灵的小偏方

滴香油： 消炎、通鼻窍

取普通的食用香油，每次滴3~5滴入鼻内，每天3~5次。注意：鼻塞严重时不要滴，可变换一下体位，待鼻子通气后再滴，滴前将鼻涕擦干净。

耳部按摩

按揉肺反射区

按摩方法：用小棉棒对准肺反射区，以适当力度按揉 1~2 分钟。

主治功效：按揉肺反射区有清热利肺的作用，可以调理肺热引起的急慢性鼻炎。

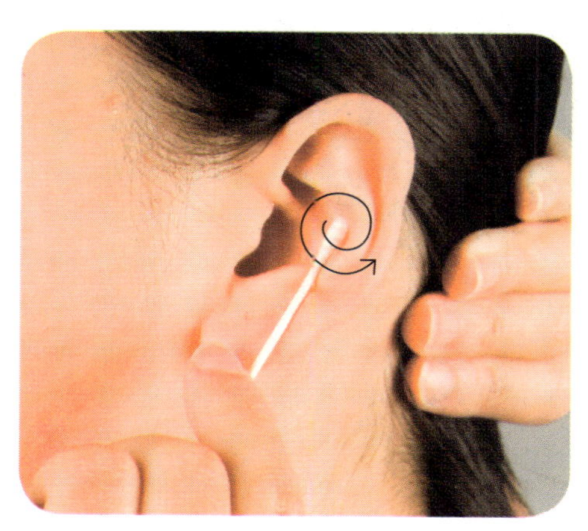

足部按摩

按压鼻反射区

按摩方法：将小棉棒放在鼻反射区上，由轻到重按压 1~3 分钟。

主治功效：按压鼻反射区，可调理急慢性鼻炎、鼻出血等。

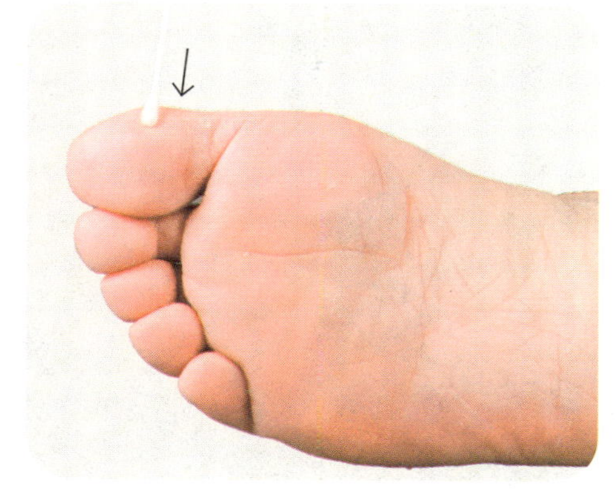

按揉涌泉穴

按摩方法：每天早晚用小棉棒按揉涌泉穴，每次 1~3 分钟。

主治功效：按揉涌泉穴可减轻过敏性鼻炎的发作次数，及发作时的严重程度。

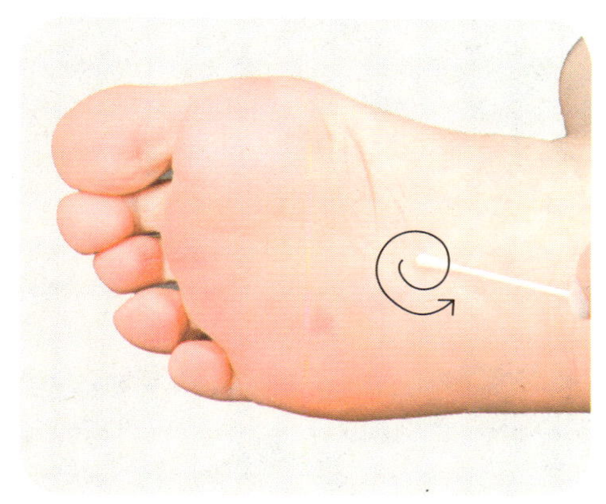

哮喘

按按捏捏除病根

哮喘是一种呼吸系统疾病，以突然发作、呼吸喘促、喉间哮鸣有声，甚至张口抬肩、鼻翼扇动、呼吸困难为特征。本病分发作期和缓解期，病位主要在肺，与脾肾有密切关系。

手部按摩

点按喘点

按摩方法：用小棉棒点按喘点 20~30 次。

主治功效：喘点是治疗及预防哮喘的特效穴位。

按揉太渊穴

按摩方法：用小棉棒按揉太渊穴 3 分钟，直至穴位处有酸胀感，能很快缓解咳喘。

主治功效：太渊穴有通调血脉、止咳化痰、平喘的功效，主治咳嗽、肺炎、哮喘、心动过速等。

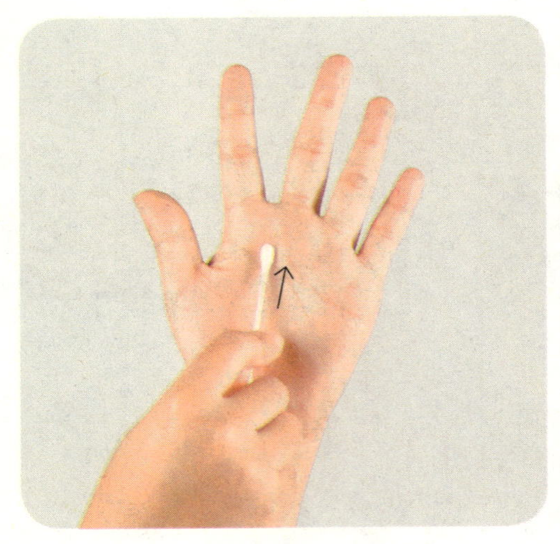

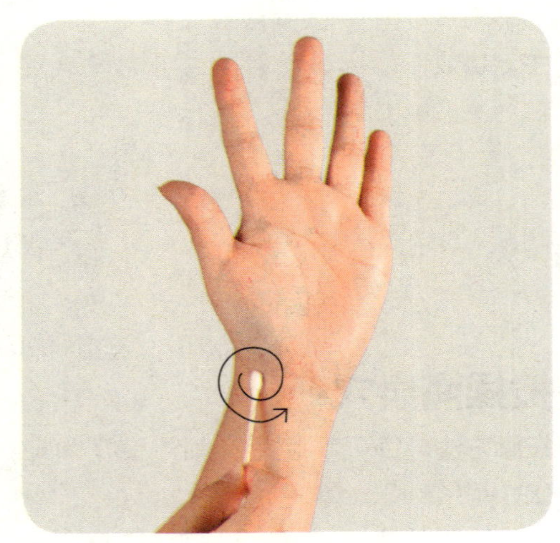

一用就灵的小偏方

西洋参红枣茶：强大肺气，止哮喘

将 10 克西洋参洗净，5 个红枣洗净去核，将它们放到水杯中，加适量开水冲泡，等其变温后调入适量的蜂蜜即可饮用。

耳部按摩

按揉肾反射区

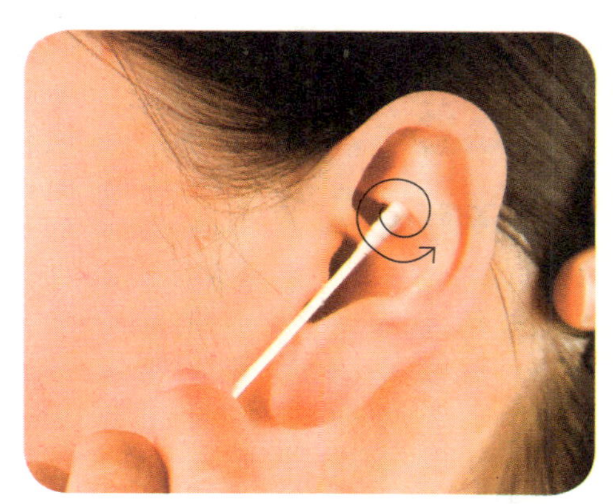

按摩方法：用小棉棒对准肾反射区，以适当力度按揉 1~2 分钟。

主治功效：中医认为，肾属水，肺属金，金生水，水耗金。水不足则耗用肺金过多，致使肺不足而咳喘。肾反射区可以补肾温阳，调理肾不足引起的咳喘。

按揉肺反射区

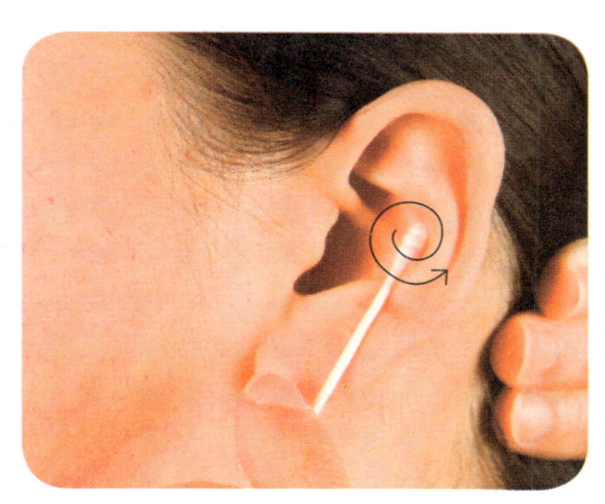

按摩方法：用小棉棒对准肺反射区，以适当力度按揉 1~2 分钟。

主治功效：肺反射区有清热利肺、止咳平喘的功效，经常按摩该反射区可增强肺功能，调理肺气虚引起的咳喘。

足部按摩

按压太溪穴

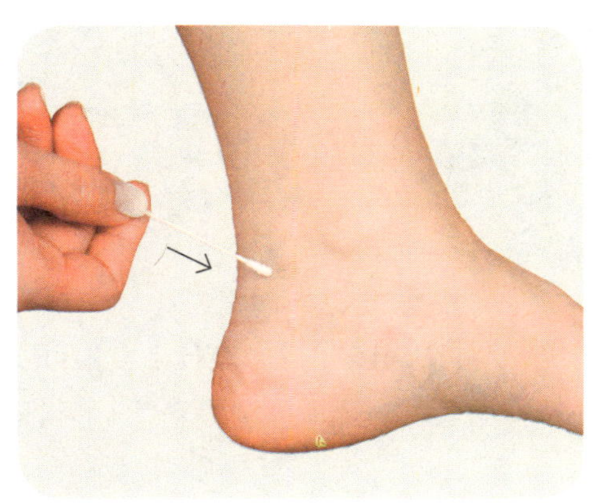

按摩方法：每天早晚用小棉棒由轻到重按压太溪穴，每次按压 1~3 分钟。

主治功效：按压太溪穴既可清虚热滋肾阴、补益肾精，又能补肺气，调理肺肾两虚引起的咳喘。

畏寒症

补阳气 暖四肢

天气一冷，就感觉全身发冷，手脚尤甚，这种情况就是中医所说的阳虚。中医学认为，气虚、血虚会造成血液运行不畅、血液量不足，从而导致手脚冰冷。要让手脚变暖和，关键是温阳祛寒。

手部按摩

按压心反射区

按摩方法：用小棉棒由轻到重按压心反射区 2~3 分钟，每日 2 次。

主治功效：畏寒怕冷，补阳气是重中之重。手是阳气的大本营，按压手掌的心反射区，可以推动全身阳气的运行，使周身气血充沛，四肢温暖。

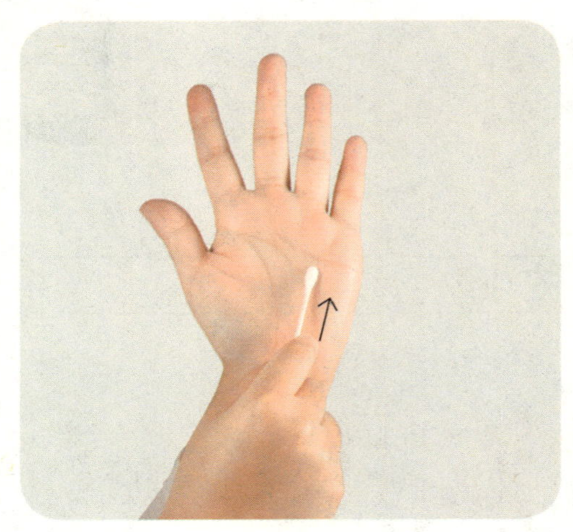

按揉阳池穴

按摩方法：用小棉棒对准阳池穴，以适当力度按揉 1~2 分钟。

主治功效：阳池穴可生发阳气、沟通表里，经常按揉此穴，可以驱走手脚的寒冷。

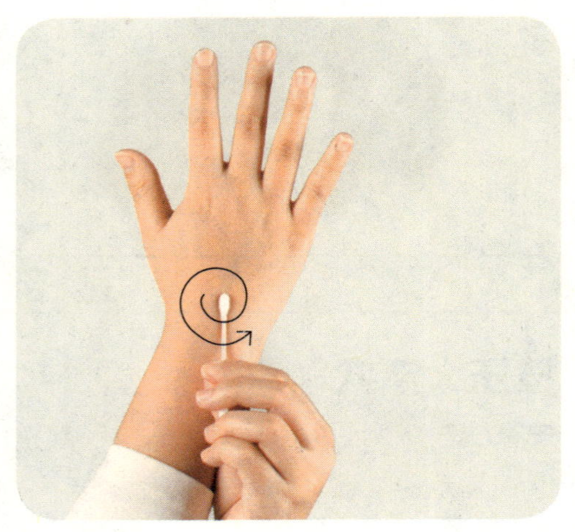

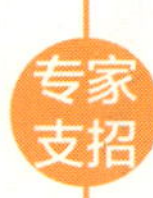

Q 手脚冰凉，吃什么食物可以改善？

A 手脚冰凉的人在冬季可适当吃一些温补的食物，如牛肉、羊肉、糯米、糙米、黄豆、豆腐、芝麻、红糖等。

耳部按摩

搓擦双耳

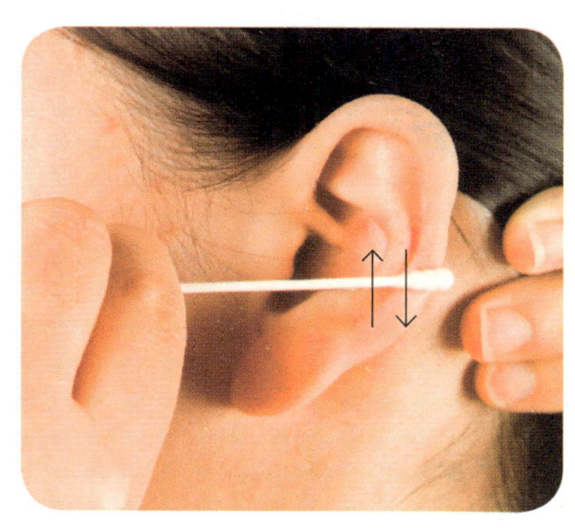

按摩方法：用小棉棒在双耳部位做往返上下搓擦，以产生热感或酸胀感为度。

主治功效：中医认为“肾开窍于耳”，冬季经常按摩双耳，不但能祛寒温阳，改善四肢冰冷，还有助于肾脏的保健和气血的顺畅。

足部按摩

按揉肝反射区

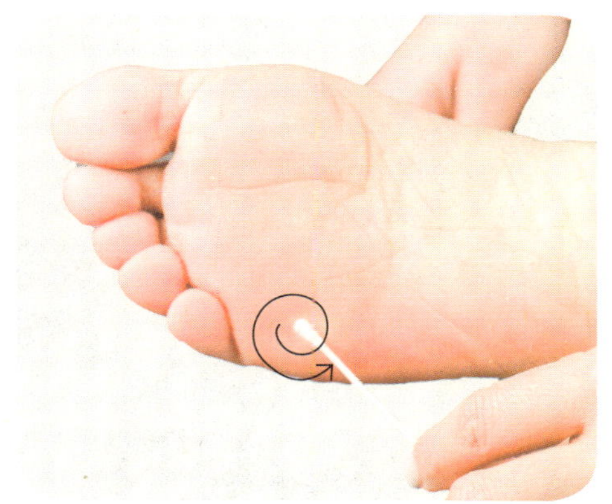

按摩方法：将小棉棒放在肝反射区上，按揉 1~3 分钟。

主治功效：按揉肝反射区可使肌肉的血液循环良好，促进新陈代谢，也有放松精神和恢复、预防筋骨疲劳的作用。

按揉昆仑穴

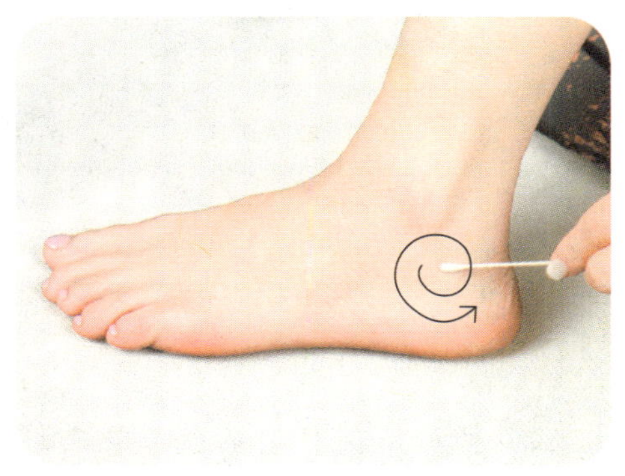

按摩方法：将小棉棒放在昆仑穴上，按揉 1~3 分钟。

主治功效：昆仑穴是足太阳膀胱经上的要穴，按摩该穴可以“化血为气”，疏通经络，温暖四肢。

头痛

疏通经络 改善头痛

头痛可分为外感头痛和内伤头痛两大类，外感头痛多因感受风、寒、湿、热等外邪，又以风邪为主；内伤头痛与肝、脾、肾三脏有关。此外，外伤跌仆、久病入络、气滞血瘀、脉络瘀阻也可能导致头痛。在相关反射区或穴位按摩可以疏通经络、调和气血，有效改善头痛。

手部按摩

点按额窦反射区

按摩方法： 用小棉棒点按额窦反射区2分钟。

主治功效： 额窦反射区有清热疏风、通络止痛的功效，可以调理外感风热引起的头痛。

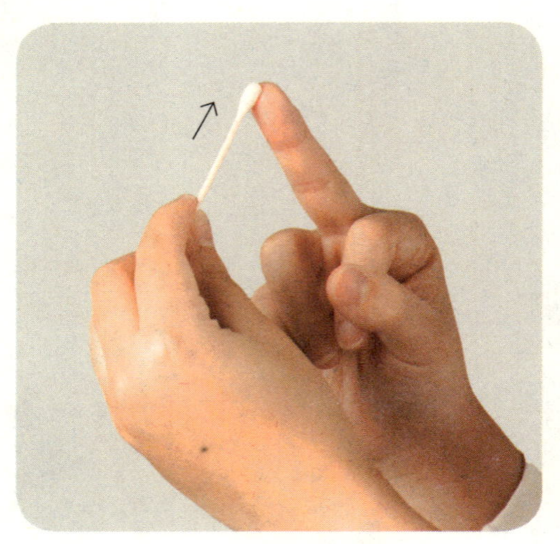

按揉大脑反射区

按摩方法： 用小棉棒轻轻按揉大脑反射区1分钟。

主治功效： 手上的大脑反射区能促进头部供血，调节大脑神经，缓解头痛、神经衰弱，延缓脑衰老。

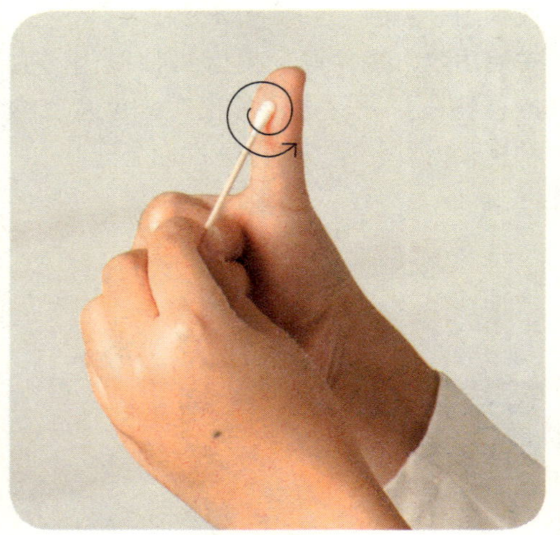

小动作大功效

梳头： 缓解头痛

用指尖或木齿梳子梳头来进行头部按摩，即可以缓解头痛。梳头时，从鬓角开始，先朝额头再向后脑勺做缓慢梳理。梳理按摩时力度要适中，动作要缓慢、连续。

耳部按摩

按揉神门反射区

按摩方法： 用小棉棒按揉神门反射区 1~2 分钟。

主治功效： 神门反射区有补益心气、镇静安神的作用，可防治高血压，以及改善因高血压引起的头痛。

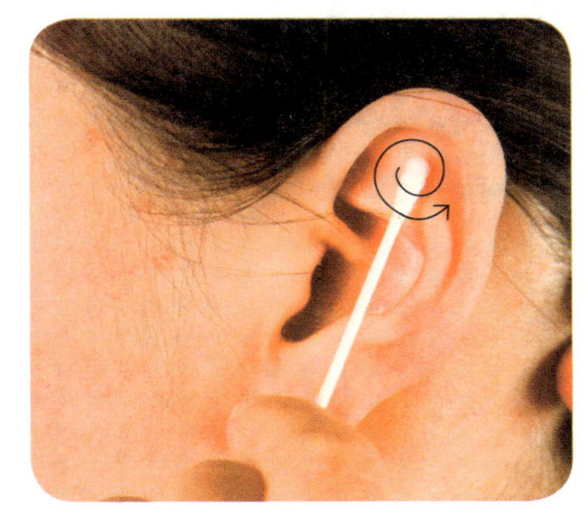

足部按摩

按揉小脑及脑干反射区

按摩方法： 用小棉棒对准小脑及脑干反射区，以适当力度按揉 1~2 分钟。

主治功效： 小脑及脑干反射区能维持身体平衡，调节肌肉张力，缓解头晕、头痛。

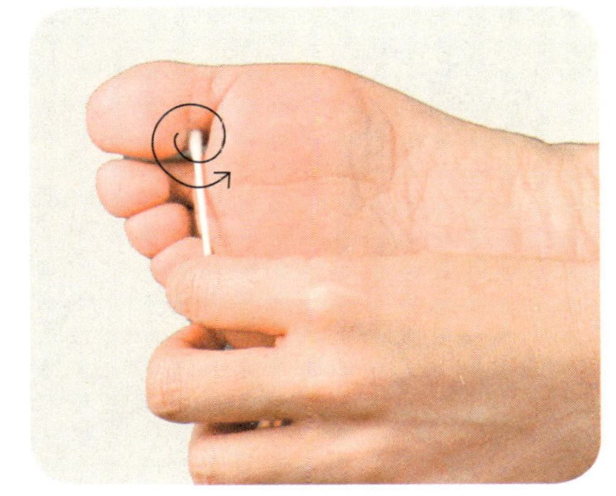

按揉太冲穴

按摩方法： 用小棉棒对准太冲穴，以适当力度按揉 1~2 分钟。

主治功效： 太冲穴是肝经的原穴。人生气时，肝也会受到影响。按揉太冲穴，可以疏解不良情绪，改善怒火伤肝引起的头痛。

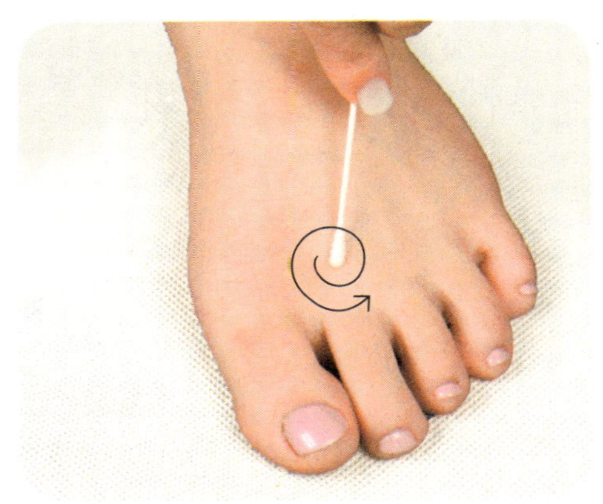

耳鸣

补肾精 耳不响

耳鸣为耳科疾病的常见症状。中医认为，耳鸣多为暴怒、惊恐、肝胆风火上逆，以至少阳经气闭阻导致。另外，外感风邪或肾气虚弱，使精气不能上达于耳也会导致耳鸣。按摩是一种有效的调理耳鸣的方法。

手部按摩

按压肾反射区

按摩方法：将棉签头按压在肾反射区上，按压 3~5 分钟，力度要适中。

主治功效：中医认为，耳鸣和肾有关。耳为肾之窍，肾开窍于耳。肾气虚弱，会使精气不能上达于耳，从而导致耳鸣。按压肾反射区，可以调补肾气，缓解耳鸣。

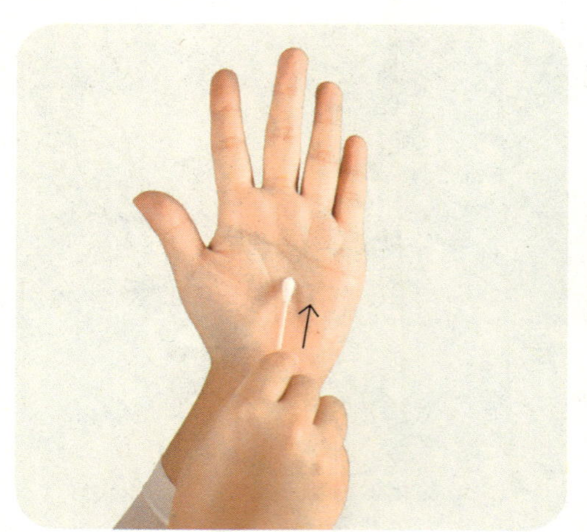

点按耳反射区

按摩方法：用小棉棒点按两手耳反射区，每侧 5~10 次，用力要轻柔，动作要有节奏。

主治功效：点按耳反射区能起到益气活血、补肾聪耳的功效，调理肾虚引起的耳鸣。

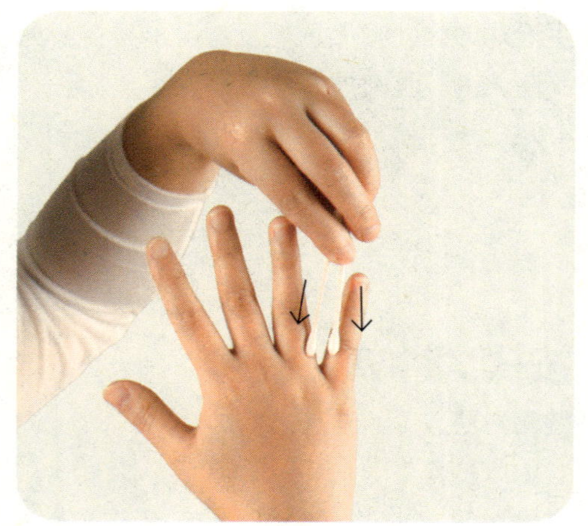

一用就灵的小偏方

山茱萸粥：补益肝肾，缓解耳鸣

将山茱萸 20 克洗净，去核，与淘洗净的大米 100 克同入锅煮粥，加白砂糖适量调服。

耳部按摩

按揉耳屏

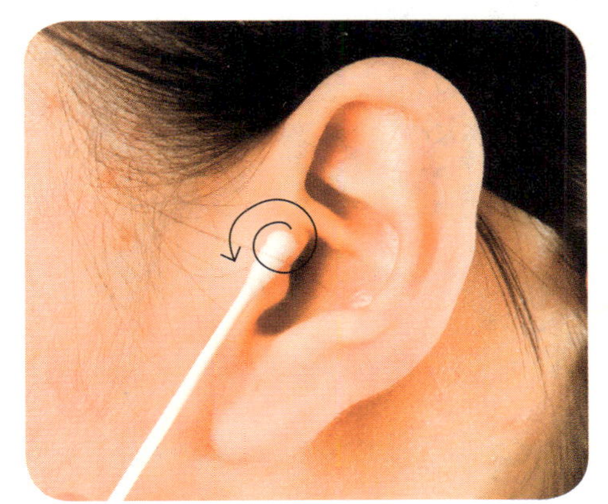

按摩方法：用小棉棒在耳屏部位快速按揉，手法要轻柔，以透热为度。

主治功效：按摩耳屏可以调理气血、助益五脏，可用于调理各种耳鸣和听觉障碍。

点按听宫穴

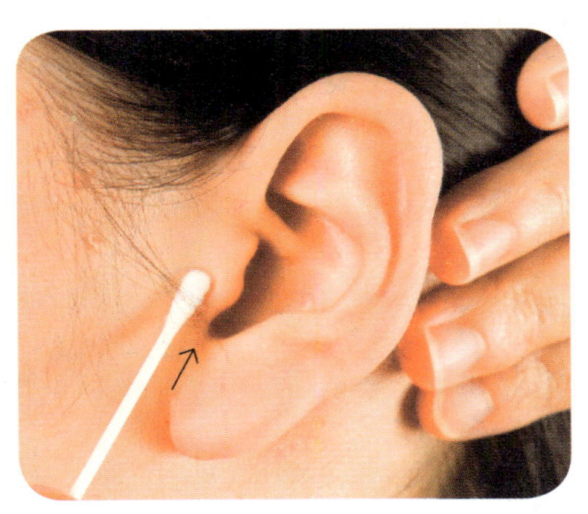

按摩方法：将小棉棒放在听宫穴上，点按1~2分钟。

主治功效：听宫穴有聪耳开窍的功效，主治耳鸣、耳聋、中耳炎、耳部疼痛等。

足部按摩

按揉太溪穴

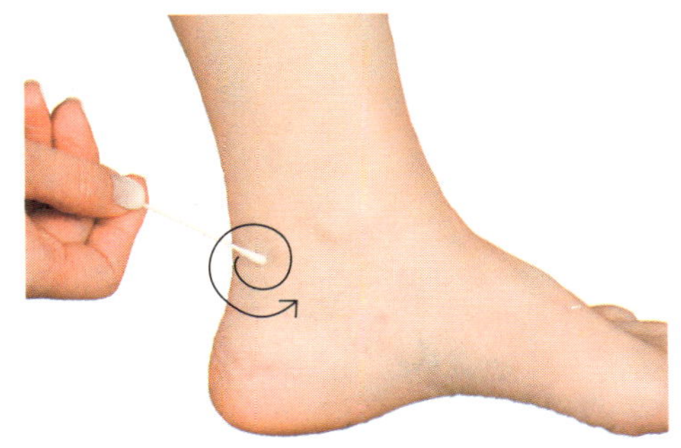

按摩方法：每天早晚用小棉棒按揉太溪穴，每次1~3分钟。

主治功效：太溪穴是肾经的原穴，是肾脏元气所在的地方。太溪穴是一个补益穴，具有滋肾阴、补肾气、壮肾阳的功能。由肾虚引起的耳鸣，按揉太溪穴都能调理。

牙痛
清火就止痛

中医学认为，牙痛是由脾胃有热、虚火上炎等引起的。根据不同的病因和症状，在手、耳、足部的相应反射区和穴位做按摩，能够起到很好的止痛效果。

手部按摩

按压上、下颌反射区

按摩方法：将小棉棒放在上、下颌反射区上，由轻至重按压1~2分钟，以局部酸痛为宜。

主治功效：该方法可以治疗龋齿、牙龈炎、牙周炎、牙周病、上下颚关节炎等引起的牙痛。

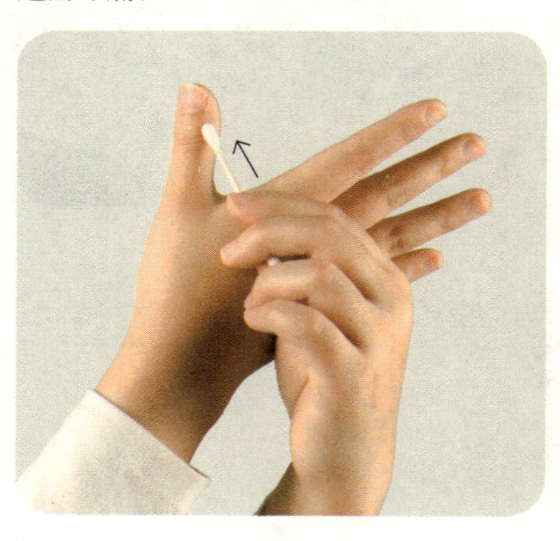

按压合谷穴

按摩方法：用小棉棒在合谷穴上由轻到重按压，每次1~3分钟。

主治功效：合谷穴是止痛特效穴，对于治疗头痛、牙痛等有效。

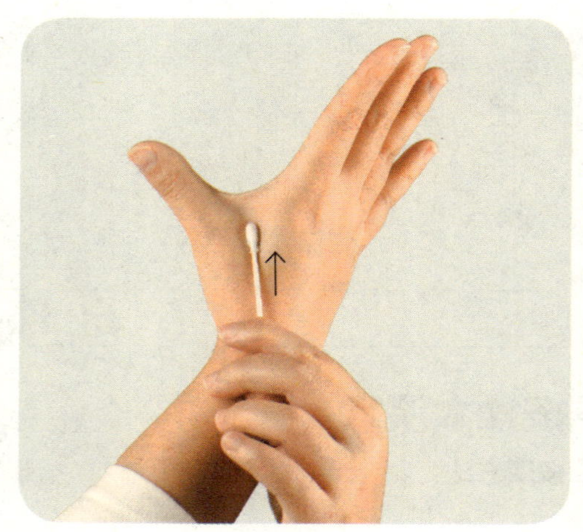

一用就灵的小偏方

穿心莲煮水：调理胃火止牙痛

取穿心莲 10 克放入锅内，加入适量清水，水煎 10~20 分钟，去渣取汁即可。代茶饮用。

耳部按摩

按揉牙反射区

按摩方法：将棉签头放在牙反射区上，缓缓按揉 1~3 分钟。

主治功效：牙反射区有舒筋活络、固齿、消肿止痛的功效，可以调理牙痛、牙周病、牙周脓肿等。

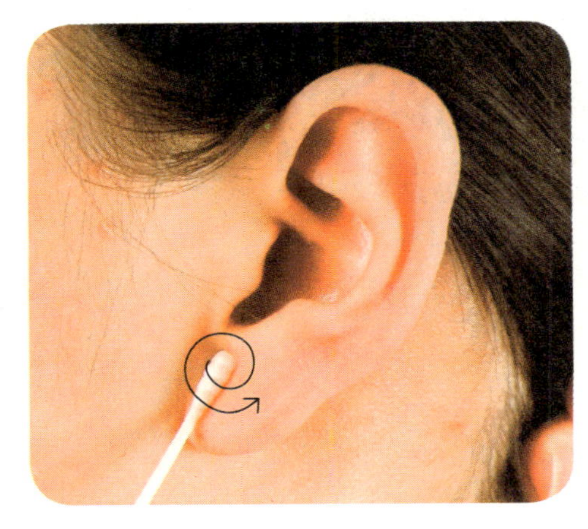

足部按摩

按揉三叉神经反射区

按摩方法：用小棉棒对准三叉神经反射区，以适当力度按揉 1~2 分钟。

主治功效：三叉神经反射区有活血、通络、止痛的功效，可以调理偏头痛、三叉神经痛、牙痛及五官科的病痛。

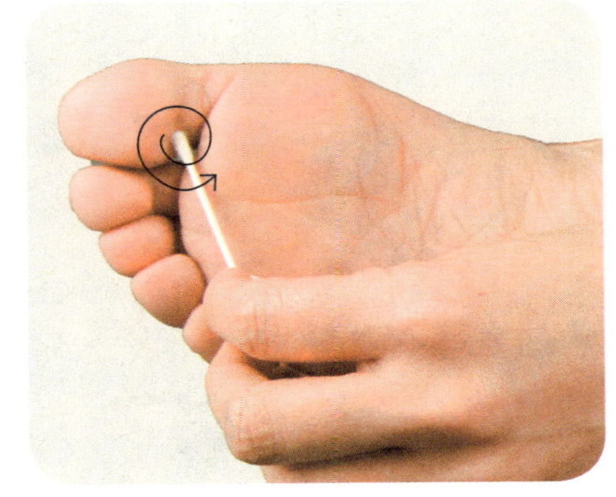

按揉肝反射区

按摩方法：将小棉棒放在肝反射区上，按揉 1~3 分钟。

主治功效：肝反射区可以清肝火，调理肝火旺盛引起的牙痛。

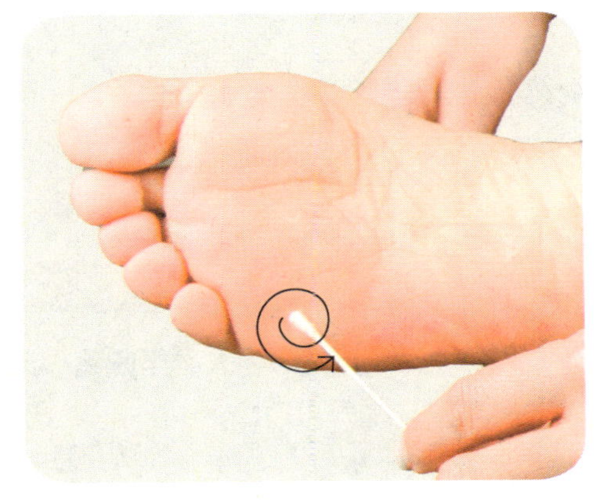

失眠

补心肾 睡觉香

失眠，又称入睡和维持睡眠障碍，为各种原因引起的入睡困难、睡眠深度不足或频度过短（浅睡性失眠）、早醒及睡眠时间不足或质量差等。中医认为，失眠多因心肾不交导致。做按摩可补益心肾，促进睡眠。

手部按摩

推按小脑、脑干反射区

按摩方法：将小棉棒放在小脑、脑干反射区上，由指尖向指根方向推按 2 分钟。

主治功效：小脑、脑干反射区可疏风清热，通络止痛。主治失眠、记忆力减退等病症。

按揉神门穴

按摩方法：用小棉棒对准神门穴，以适当力度按揉 1~2 分钟。

主治功效：神门穴有益心安神、通经活络的作用，主治心悸、失眠、神经衰弱等病症。

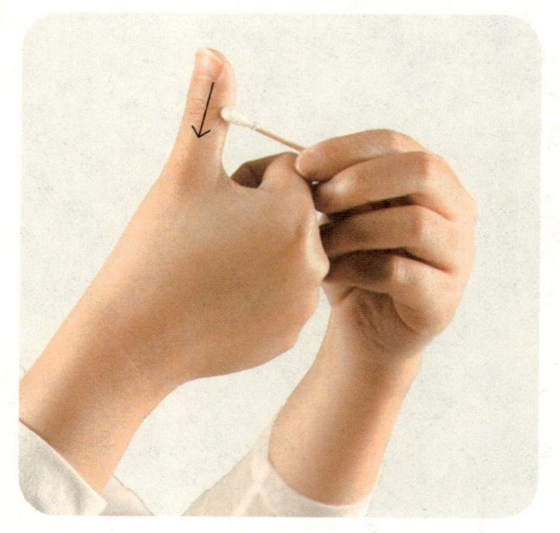

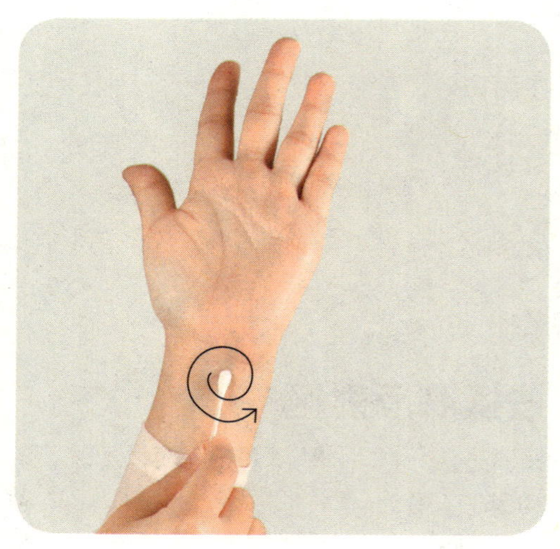

一用就灵的小偏方

人参当归猪心汤：补血养心，调理失眠

人参 10 克、当归 15 克洗净切片，猪心 1 个洗净，一起放入锅内，加水适量，小火炖 3 个小时，加盐即可食用，吃猪心喝汤。

耳部按摩

按压心反射区

按摩方法：用小棉棒在心反射区上由轻到重按压，每次 1~3 分钟。

主治功效：按压心反射区有补益心气的功效，可调理心神不安引起的失眠多梦、五心烦热等病症。

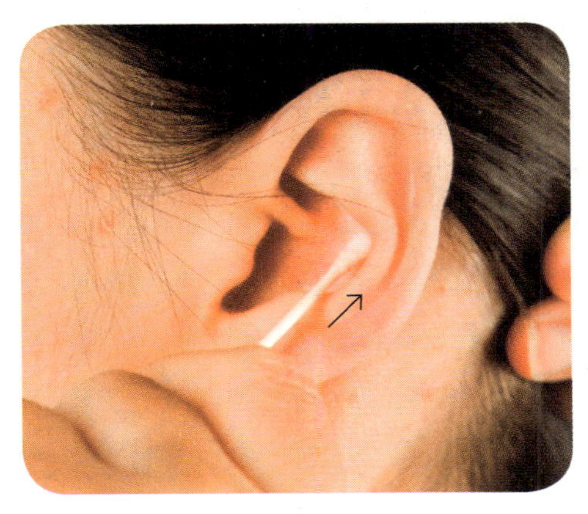

足部按摩

按揉涌泉穴

按摩方法：每天早晚用小棉棒按揉涌泉穴，每次 1~3 分钟。

主治功效：涌泉穴是足少阴肾经的井穴，具有宁神苏厥的作用，又是足少阴肾经经气所出之处，可以交通阴阳。按摩涌泉穴可以生髓健脑，使得心神内守，促进睡眠。

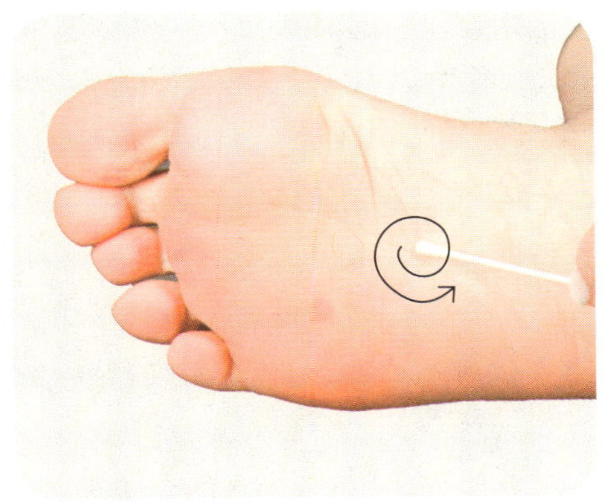

按压失眠点反射区

按摩方法：用小棉棒在失眠点反射区上由轻到重按压，每次 1~3 分钟。

主治功效：失眠点反射区是解决失眠症的特效穴位，具有镇定、安眠的作用。按摩该反射区，可以改善失眠。

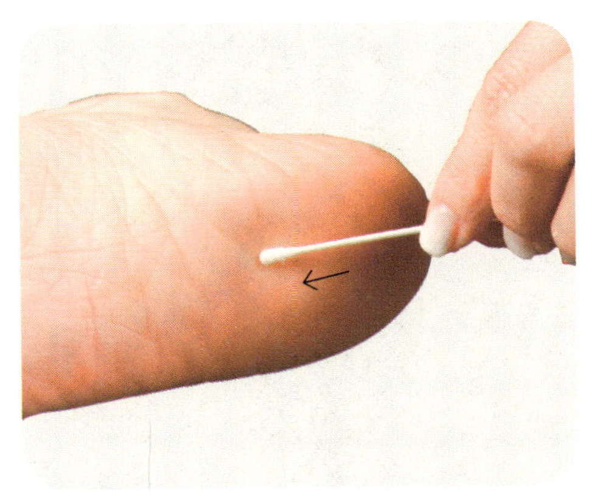

便秘

润肠通便有妙药

便秘，是由身体其他疾病引起的消化系统常见症状。便秘主要表现为自然排便每周少于3次，以及粪便干燥、坚硬、不易排出等，常伴有腹胀、腹痛、反胃、便血等症状。便秘与阴血不足、脾气无力等均有一定关系。脾气虚，则推动能力减弱，由此导致便秘发生。另外，阴虚则肠道干燥，也不利于粪便排出。

手部按摩

按揉胃脾大肠区反射区

按摩方法：将小棉棒放在胃脾大肠区反射区上，轻轻按揉1~3分钟，每日2次，力度要适中。

主治功效：按揉胃脾大肠区反射区可促进胃肠蠕动，加快肠道的废物排出，有效预防并改善便秘。

按压腹腔神经丛反射区

按摩方法：用小棉棒在腹腔神经丛反射区上由轻到重按压，每次1~3分钟。

主治功效：腹腔神经丛又称太阳丛，分布于腹腔器官的周围，是交感神经及副交感神经的分支，是最大的自主神经丛。该反射区能调节胃肠等脏器的功能，调治消化系统的疾病，如便秘、腹胀、呃逆等。

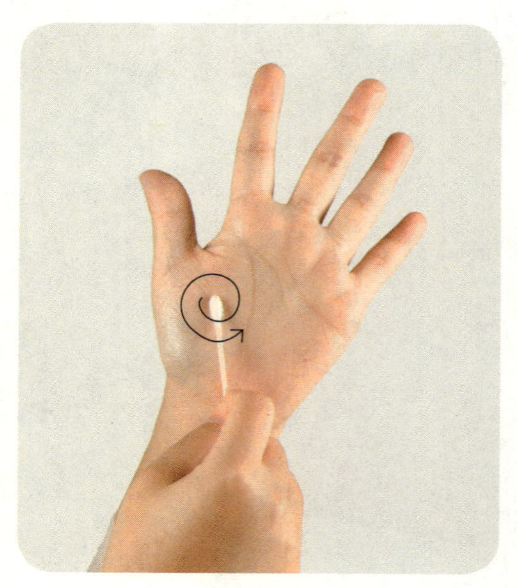

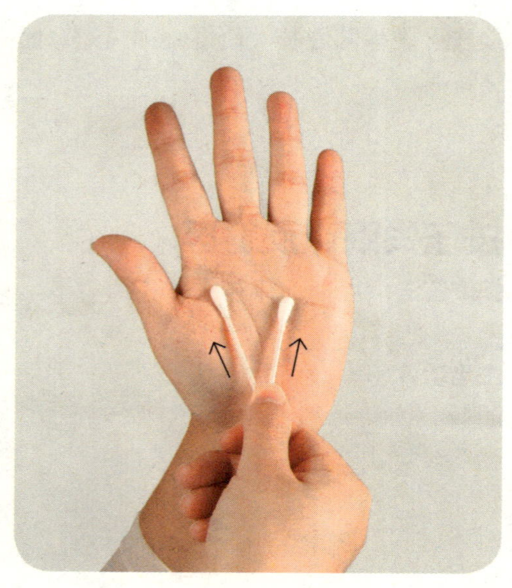

耳部按摩

按揉大肠反射区

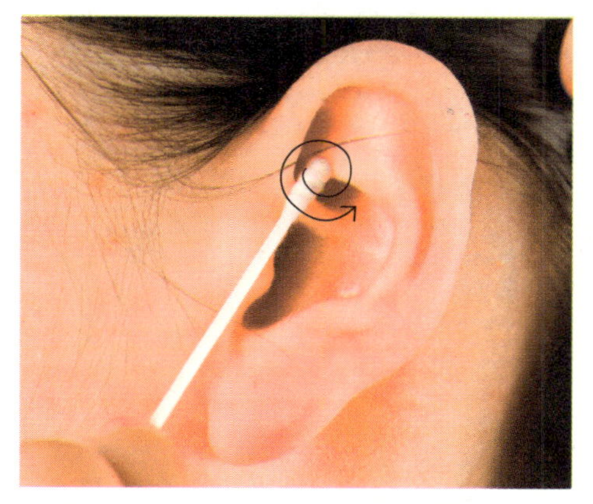

按摩方法： 用小棉棒对准大肠反射区，以适当的力度按揉 1~2 分钟。

主治功效： 按揉大肠反射区可促进肠道的蠕动能力，能很好地改善便秘问题。

按压三焦反射区

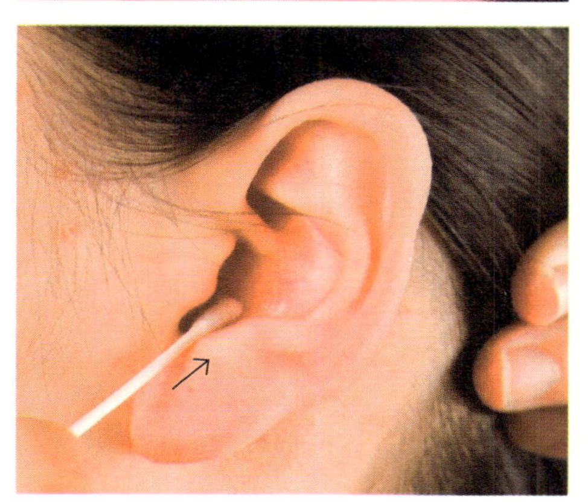

按摩方法： 用小棉棒在三焦反射区上由轻到重按压，每次 1~3 分钟。

主治功效： 三焦反射区可宣通三焦气机、通调腑气，调理脏腑不和引起的便秘。

足部按摩

按揉公孙穴

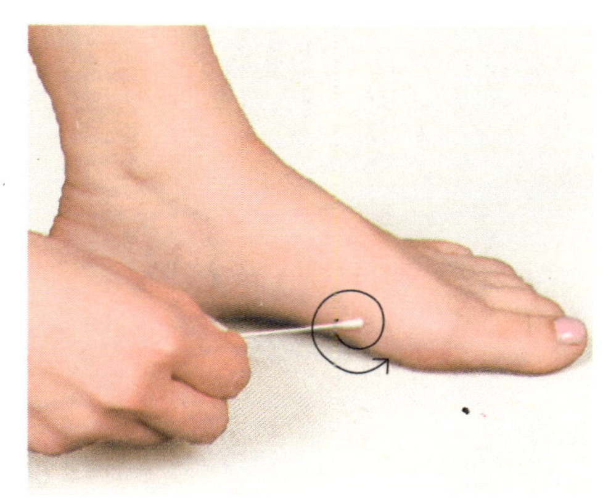

按摩方法： 用小棉棒对准公孙穴，以适当的力度按揉 1~2 分钟。

主治功效： 按揉公孙穴可以促进胃肠蠕动，缓解胃胀问题，对便秘也有很好的调节效果。

腹胀

健胃消气除胀

正常人胃肠道内存在一定量(100 ~ 200 毫升)的气体，气体多位于胃与结肠内，小肠腔内气体较少。当胃肠道内积聚过量的气体时，称为腹部胀气，简称腹胀。由于引起腹胀的病因甚多，故腹胀在临床上是十分常见的症状。中医认为，由脾胃不和引起的腹胀，调理当以健脾益胃、消气为主。

手部按摩

按揉二间穴

按摩方法：用小棉棒对准二间穴，以适当的力度按揉 1~2 分钟。

主治功效：二间穴是大肠经上的重要穴位，具有防治肠道消化功能紊乱的作用。腹胀时，用拇指指端掐揉二间，能够起到立竿见影的效果。

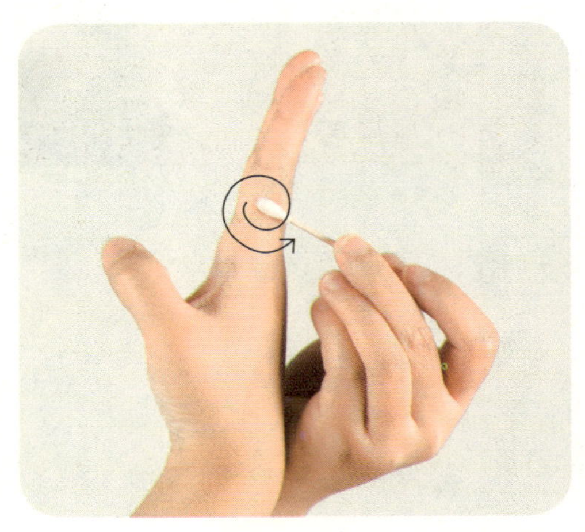

按压内关穴

按摩方法：用小棉棒分别按压左右两侧内关穴，每侧按压 5~10 分钟，每日 2~3 次。

主治功效：按压内关穴，有健胃益气的功效。可调理脾胃不和引起的腹胀。

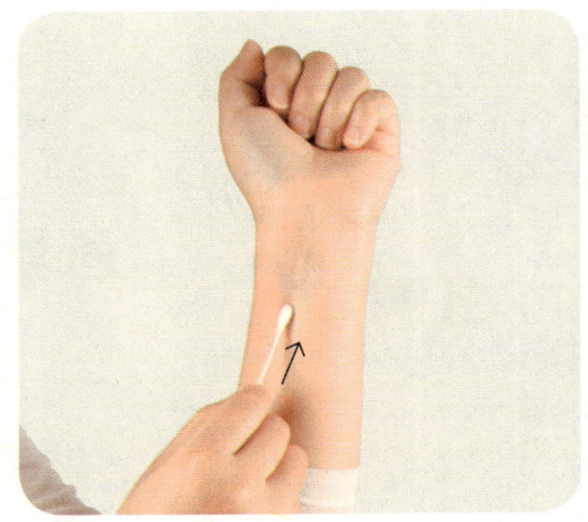

小动作大功效

指推胁肋部：缓解腹胀

取坐位或仰卧位，两手拇指与其余四指分开，拇指贴附在胁肋的前侧，余四指在胁肋的后侧。接着，用指面做自上而下的推动。胁肋部为肝胆经络所布，指推此处，可以疏调肝胆经气，缓解腹胀引起的不适。

耳部按摩

推摩耳轮

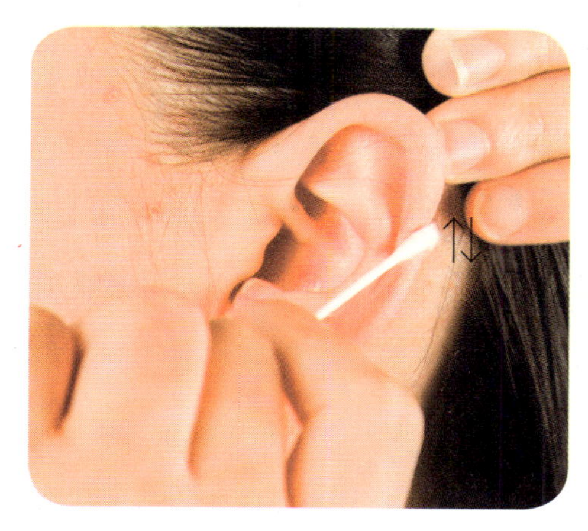

按摩方法： 用小棉棒分别按压在耳轮两侧，沿耳轮上、下来回推摩，直至耳轮充血发热为止。

主治功效： 推摩耳轮，能够起到消胀、美容、健身的作用。

足部按摩

按揉脾反射区

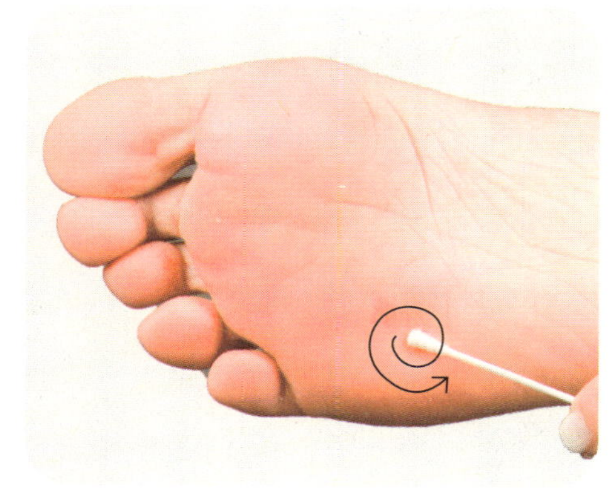

按摩方法： 将小棉棒放在脾反射区上，按揉 1~3 分钟。

主治功效： 脾为后天之本，按摩脾反射区可以增强脾胃的消化功能，治疗腹胀效果显著。

按揉足三里穴

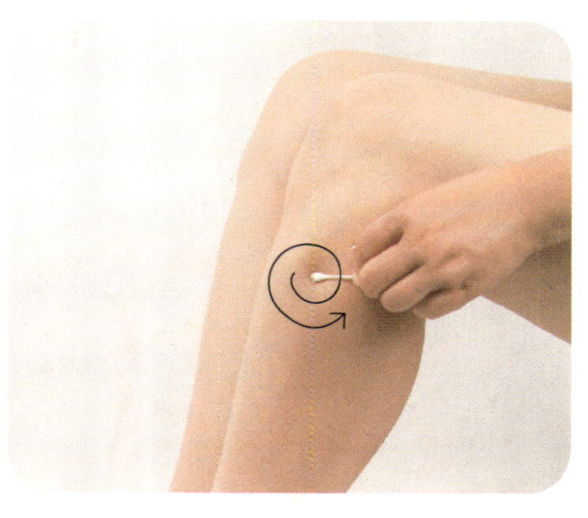

按摩方法： 每天早晚用小棉棒按揉足三里穴，每次 1~3 分钟。

主治功效： 足三里穴是胃经上的重要穴位，对消化系统疾病的疗效最为显著，能够很好地调理腹胀。

腹泻

补脾虚 止泄泻

腹泻是指大便的次数增加、质地变稀，甚至泻下如水。食物中毒或肠道感染、炎症、肿瘤都会引起急性或慢性腹泻。中医将腹泻称为“泄泻”或“下痢”，认为腹泻发生的主要原因是脾虚。脾虚导致食物得不到很好的消化，由此发生腹泻。

手部按摩

按压腹腔神经丛反射区

按摩方法：用小棉棒在腹腔神经丛反射区上由轻到重按压，每次1~3分钟。

主治功效：腹腔神经丛又称太阳丛，分布于腹腔器官的周围，是交感神经及副交感神经的分支，是最大的自主神经丛。该反射区有调节胃肠等脏器的功能，可以调治消化系统的疾病，如腹泻、便秘、腹胀等。

推按小肠反射区

按摩方法：将棉签点在小肠反射区上，并向手腕方向快速、均匀地推按1~2分钟，每日2次。

主治功效：小肠反射区有行气、通便的功效，主治便秘、腹泻、结肠炎等。

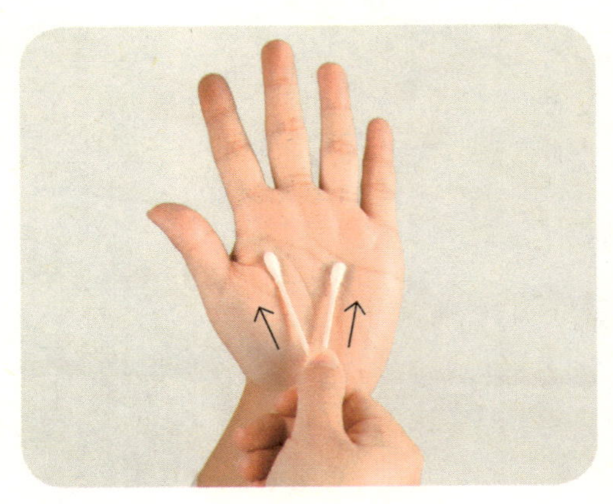

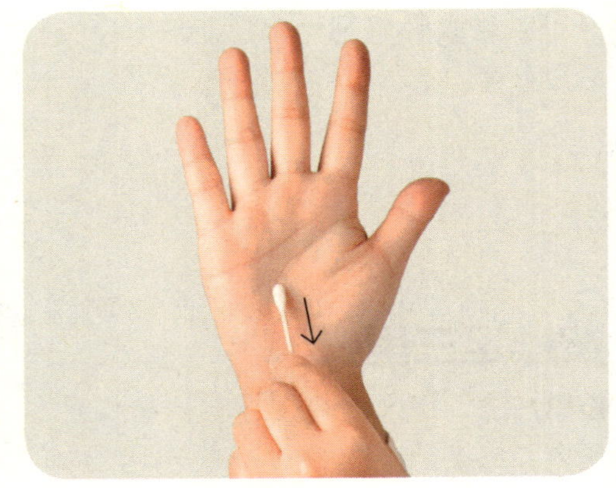

一用就灵的小偏方

猪肚山药粥：健脾胃，止腹泻

取猪肚、大米、山药各适量。将猪肚洗净切片，与大米、山药煮粥，加盐、姜调味服食。猪肚补中益气，山药健脾胃，本方调理慢性腹泻效果较佳。

耳部按摩

按压直肠反射区

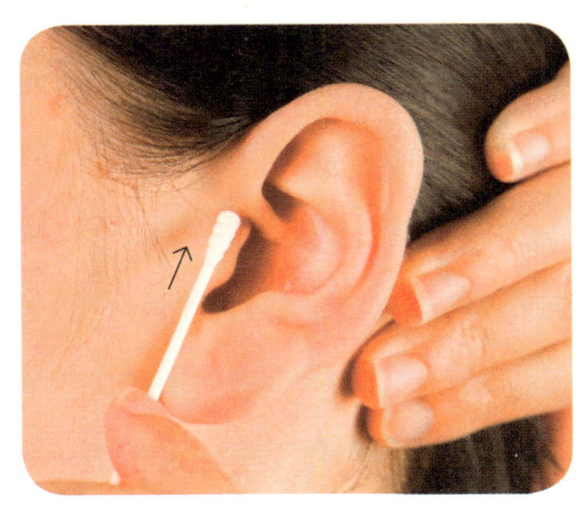

按摩方法： 用小棉棒在直肠反射区上由轻到重按压，每次1~3分钟。

主治功效： 直肠反射区有宽肠、通便、止泻的功效，可以调理肠胃不和引起的腹泻。

足部按摩

按揉小肠反射区

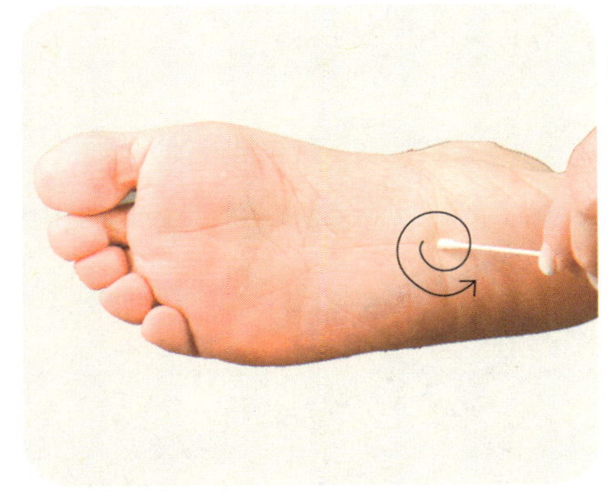

按摩方法： 将小棉棒放在小肠反射区上，按揉1~3分钟。

主治功效： 小肠反射区有行气、通便的功效，主治便秘、腹泻、结肠炎等。

按揉降结肠反射区

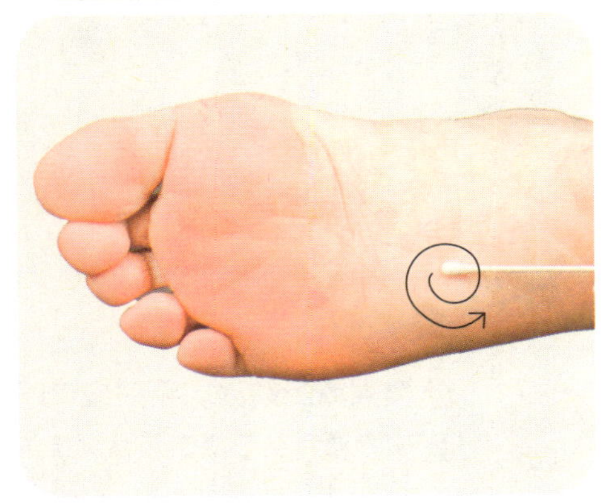

按摩方法： 将小棉棒放在降结肠反射区上，按揉1~3分钟。

主治功效： 降结肠反射区可润肠通便，有调治便秘、腹泻、腹痛的功效。

慢性胃炎

和胃健脾 消除炎症

慢性胃炎是由于长期饮食不规律、情绪不佳等引起的一种胃黏膜炎性病变。该病病程较长，通常表现为食欲减退、上腹部不适或隐痛、嗳气、反酸、恶心、呕吐等。按摩手足耳可强健脾胃，消除炎症。

手部按摩

按压胃反射区

按摩方法： 将棉签头按压在胃反射区上，按压 3~5 分钟，力度要适中。

主治功效： 按压胃反射区能调理中气、和胃降逆，可调理胃痛、腹胀、呕吐、消化不良及急慢性胃炎。

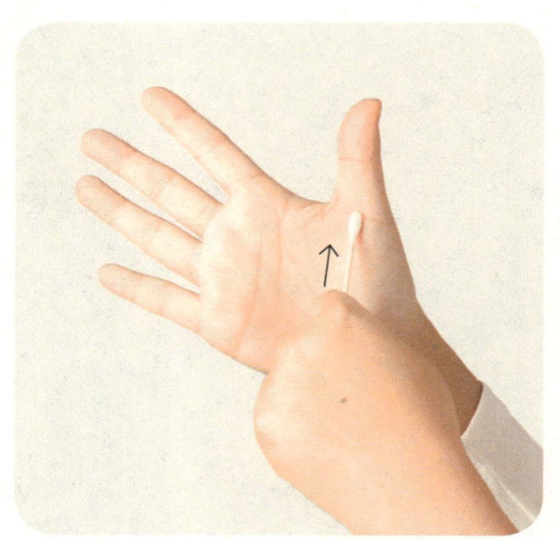

按揉二间穴

按摩方法： 将小棉棒放在二间穴上，按揉 1~3 分钟。

主治功效： 经常按摩二间穴可起到缓解胃平滑肌痉挛的功效，从而有效缓解慢性胃炎症状。

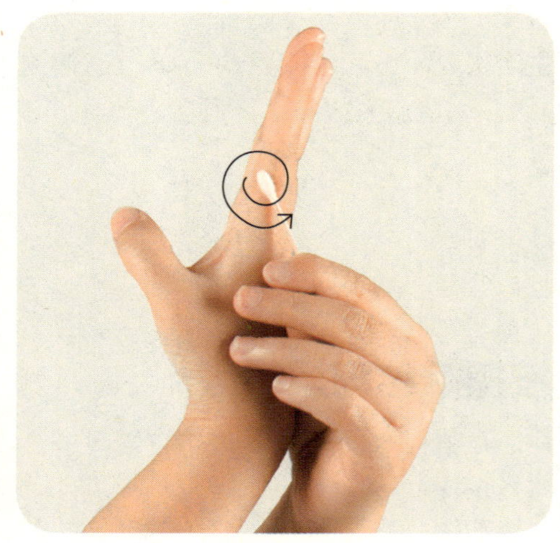

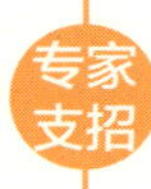

Q 增强胃肠蠕动，平时应该吃哪些食物？

A 平时适当多吃富含膳食纤维的蔬菜、水果，如菠菜、芹菜、香蕉、猕猴桃等，常吃粗粮也可增强胃肠蠕动。

耳部按摩

点压脾反射区

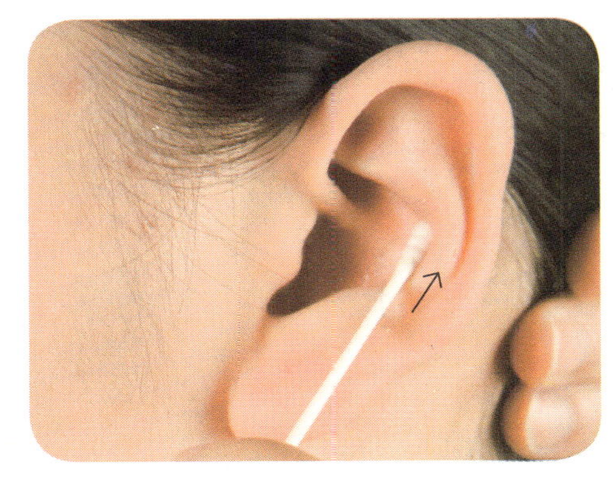

按摩方法：用小棉棒点压脾反射区1~2分钟。

主治功效：脾反射区对应人体脾脏，可用于辅助调理胃痛、反酸、食欲缺乏等慢性胃炎常见症状。

按揉皮质下反射区

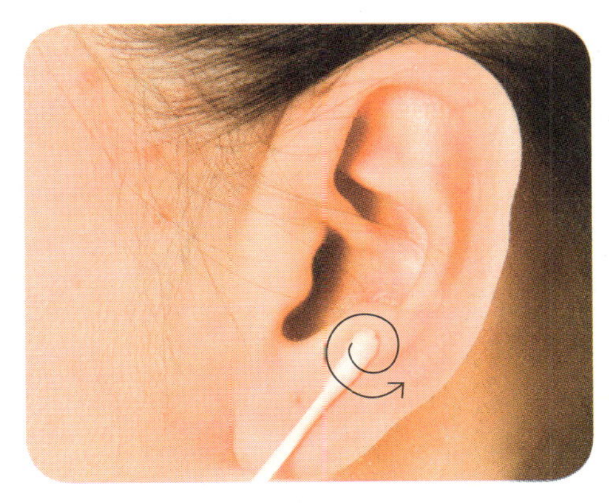

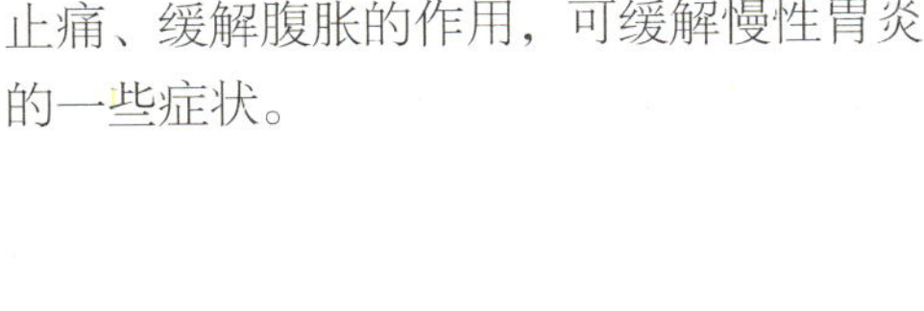

按摩方法：将小棉棒放在皮质下反射区上，按揉1~3分钟，以感觉酸胀为宜。

主治功效：皮质下反射区有消炎、消肿、止痛、缓解腹胀的作用，可缓解慢性胃炎的一些症状。

同效不同方

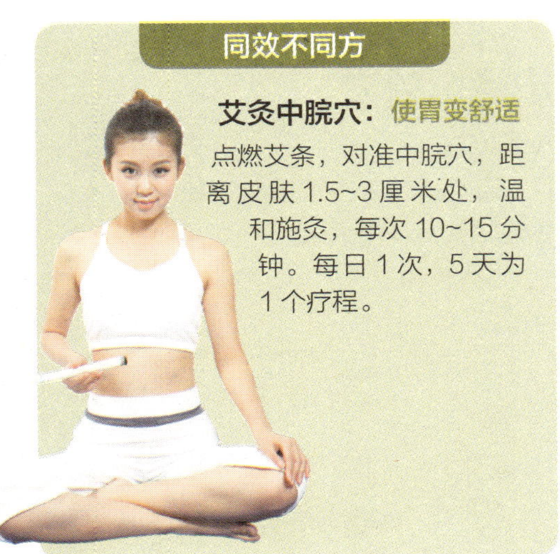

艾灸中脘穴：使胃变舒适

点燃艾条，对准中脘穴，距离皮肤1.5~3厘米处，温和施灸，每次10~15分钟。每日1次，5天为1个疗程。

一用就灵的小偏方

热冲咖啡：调理慢性胃炎引起的胃痛

将咖啡粉5克倒入杯中，然后冲入91~96℃的沸水即可。每天1~2杯。适用于慢性胃炎引起的胃痛、胃胀。

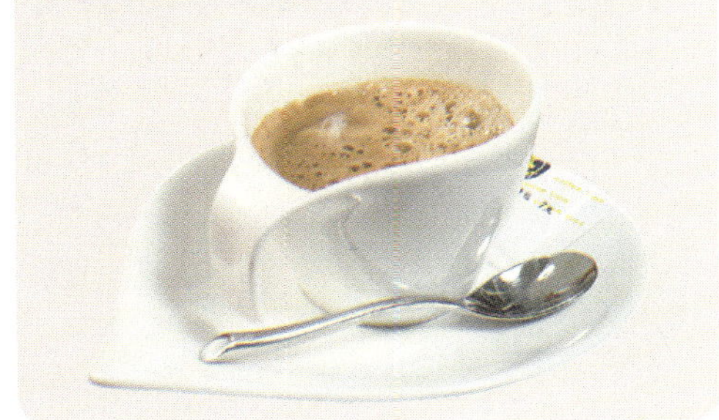

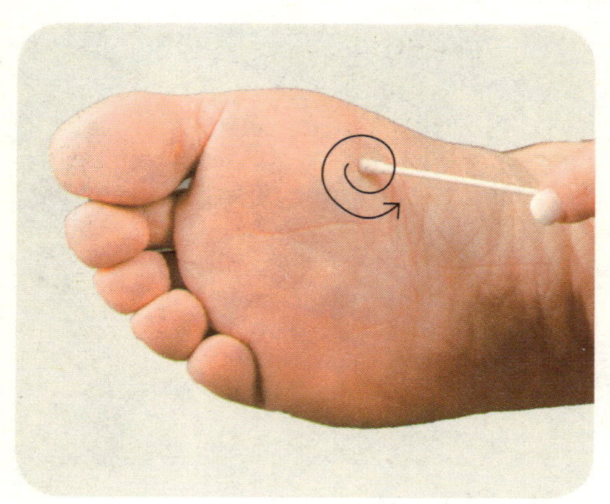

按揉十二指肠反射区

按摩方法：将小棉棒放在十二指肠反射区上，按揉1~3分钟。

主治功效：按揉十二指肠反射区，可降低胃肠部神经的紧张，缓解慢性胃炎引起的不适。

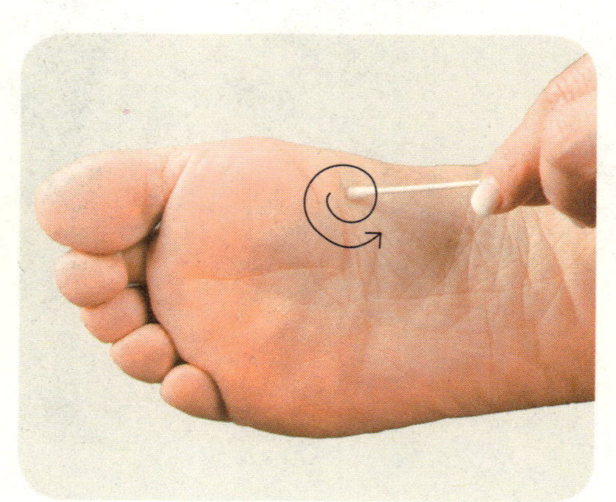

按揉胃反射区

按摩方法：将小棉棒放在胃反射区上，按揉1~3分钟。

主治功效：中医认为，脾与胃相表里；按胃反射区也可以起到加强脾功能的功效。可以健脾益胃，缓解慢性胃炎。

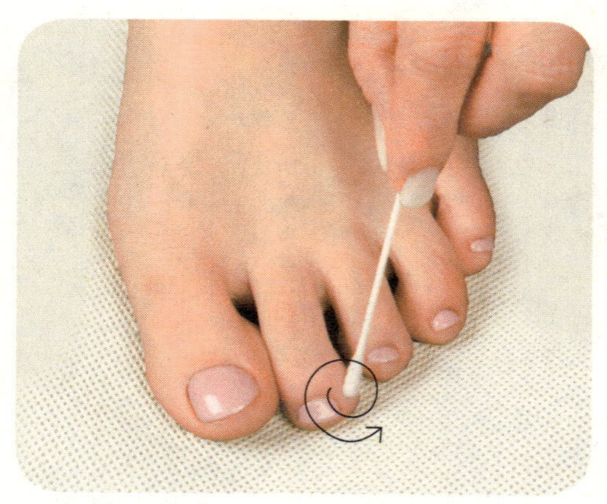

按揉厉兑穴

按摩方法：将小棉棒放在厉兑穴上，按揉1~3分钟，以感觉酸胀为宜。

主治功效：经常按揉厉兑穴可醒脾健胃，有促进脾胃之升清降浊和运化食物的功效。

专题

居家必备的中成药

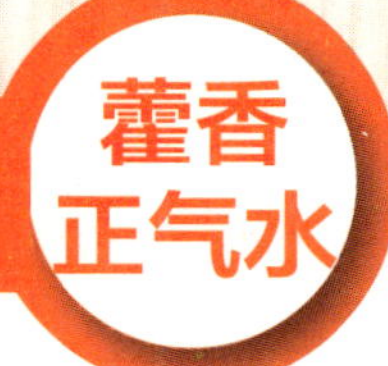

藿香正气水

祛除邪气，给身体正能量

出处： 宋代《太平惠民和剂局方》

主要成分： 苍术、陈皮、厚朴（姜制）、白芷、茯苓、大腹皮、生半夏、甘草浸膏、广藿香油、紫苏叶油

功效： 解表化湿，理气和中

主治： 夏季风寒感冒引起的头痛头晕，脘腹胀痛，呕吐、泄泻

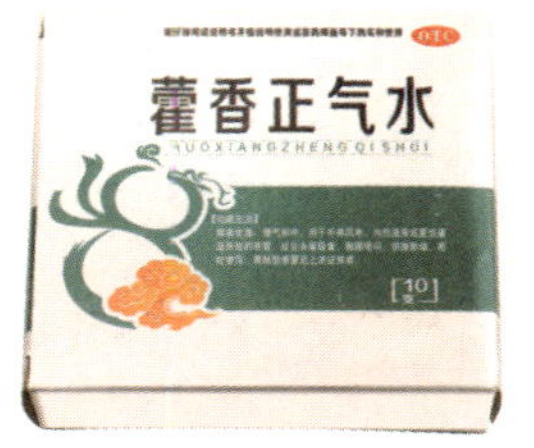

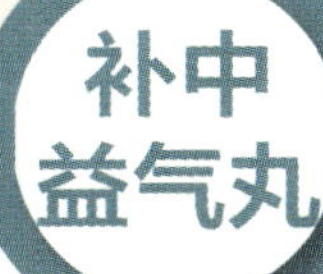

补中益气丸

强健脾胃，帮助消化

出处： 金代《脾胃论》

主要成分： 黄芪、甘草、白术、人参、当归、升麻、柴胡、橘皮

功效： 补中益气，强健脾胃

主治： 用于脾胃虚弱、中气不足导致的体倦乏力、食少腹胀、久泻

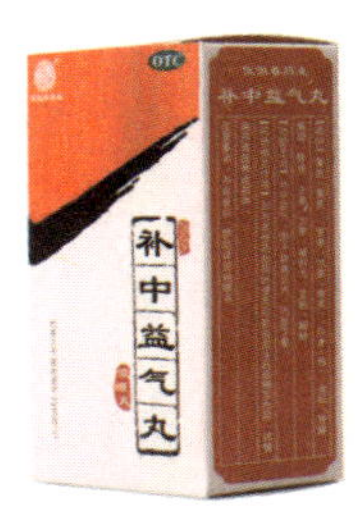

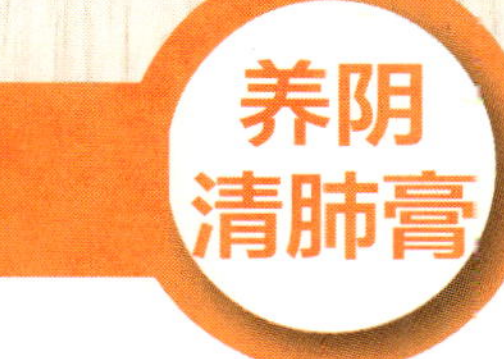

养阴清肺膏

肺气一清，咳喘少

出处： 清代《重楼玉钥》

主要成分： 地黄、玄参、麦冬、白芍、川贝母、牡丹皮、薄荷、甘草

功效： 养阴润燥，清肺利咽

主治： 用于咽喉干燥疼痛、干咳痰少、痰中带血

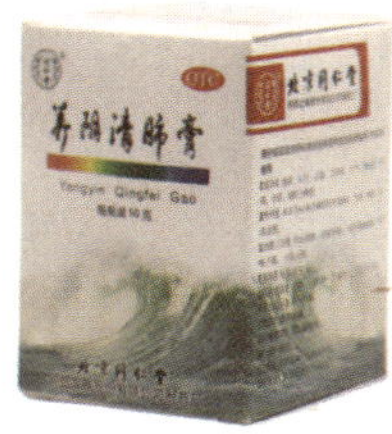

大山楂丸

调和脾胃，消食化滞

出处：《中国药典》

功效： 消食导滞，调理脾胃

适用病症： 用于脾胃失和，饮食不香，停食停水，消化不良

药物性状： 本品为棕红色或褐色大蜜丸

用法用量： 口服。每次 1 ~ 2 丸，每日 1 ~ 3 次，小儿酌减

禁忌人群： 脾胃虚弱，无积滞而食欲缺乏者不适用

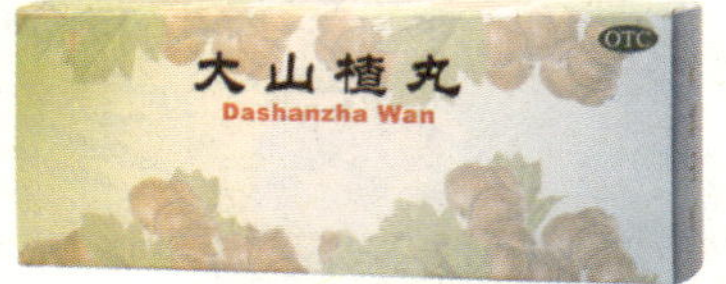

人参归脾丸

补心健脾，调理失眠

出处： 宋代《济生方》

主要成分： 人参、白术、黄芪、龙眼肉、酸枣仁、当归、木香、远志、炙甘草、茯苓

功效： 健脾、益气、养血、养心，适合心慌失眠的人服用

主治： 用于心脾两虚、气短心悸、失眠多梦、头昏头晕、肢倦乏力、食欲缺乏等病症

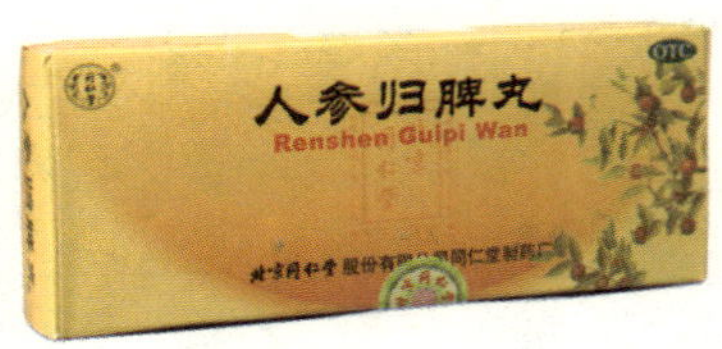

六味地黄丸

男人的“刚强后盾”

出处： 宋代《小儿药证直诀》

主要成分： 熟地黄、山茱萸（制）、牡丹皮、山药、茯苓、泽泻

功效： 滋阴补肾

主治： 用于肾阴亏虚引起的头晕耳鸣、腰膝酸软、盗汗遗精等

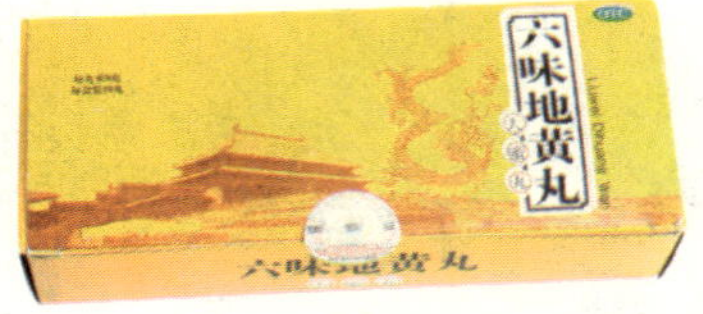

乌鸡白凤丸

女人的“闺中密友”

出处： 明代《济阴纲目》

主要成分： 乌鸡、鳖甲（制）、牡蛎、人参、黄芪、当归、白芍、甘草、川芎、地黄、山药、芡实

功效： 补气养血，调经止带

主治： 用于气血两虚、身体瘦弱、腰膝酸软、月经不调、白带量多

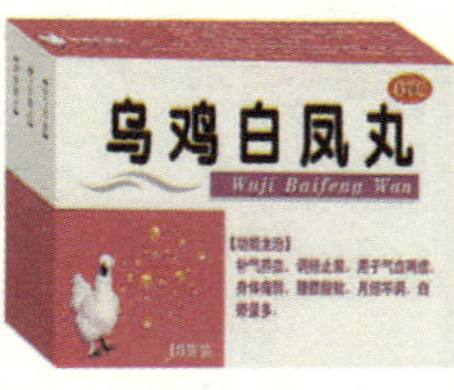

PART

5

小棉棒通经络，赶跑富贵病
慢性病手耳足按摩

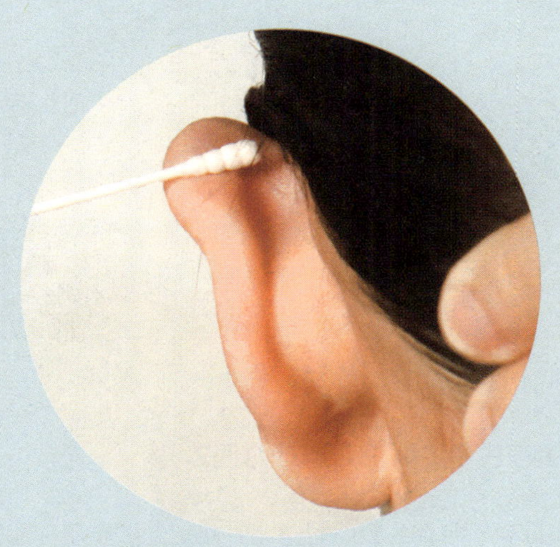

高血压

稳定血压 保护血管

高血压是指动脉血压过高，临床上一般把血压高于140/90毫米汞柱称为高血压。高血压的常见症状有头晕、心悸、眼底改变等，常伴有脂肪和糖代谢紊乱以及心、脑、肾和视网膜等器官功能性或器质性改变。中医认为，此病是由情志抑郁、精神过度紧张或嗜食肥甘厚味等引起的。按摩手耳足相关部位，可以调理全身阳气，从而降低血压。

手部按摩

按揉大脑反射区

按摩方法： 用小棉棒轻轻刺激大脑反射区1分钟，也可用拇指指端在该反射区按揉0.5~1分钟。

主治功效： 大脑反射区可调节神经系统对血压的控制，起到降压的作用。

按揉合谷穴

按摩方法： 用小棉棒在合谷穴上按揉，每次1~3分钟。

主治功效： 血管紧张可造成血压升高，按摩合谷穴，能够缓解脖颈血管的紧张度。

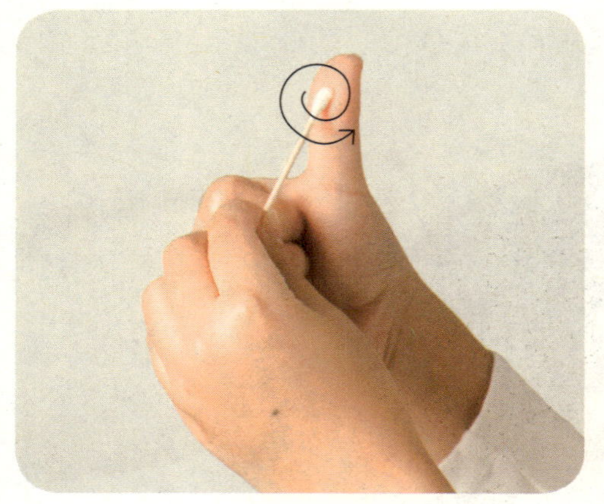

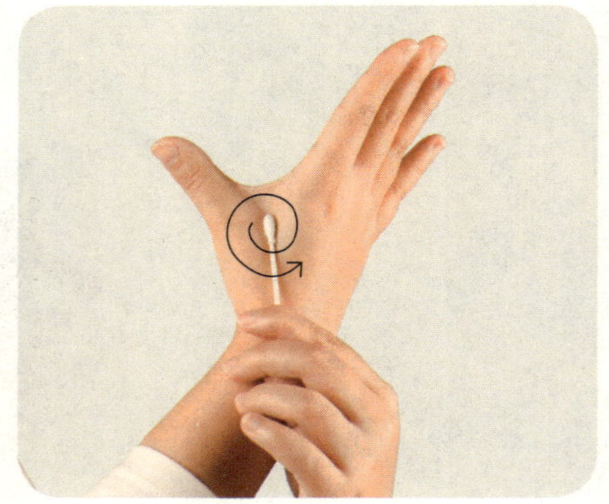

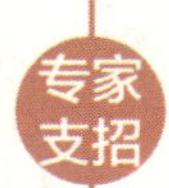

Q 高血压患者在生活中要注意哪些方面？

A 患者要控制能量的摄入，多吃复合糖类，如玉米、淀粉，少吃葡萄糖、果糖及蔗糖，这类糖属于单糖，易引起血糖升高。要控制蛋白质的摄入，多吃含钾、钙丰富而含钠低的食物，如土豆、茄子、海带、莴笋。限制盐的摄入量，每日应逐渐减至5克以下。适量多做有氧运动，有氧运动能够降低血压，如散步、慢跑、太极拳，骑自行车和游泳等。

耳部按摩

点压肝反射区

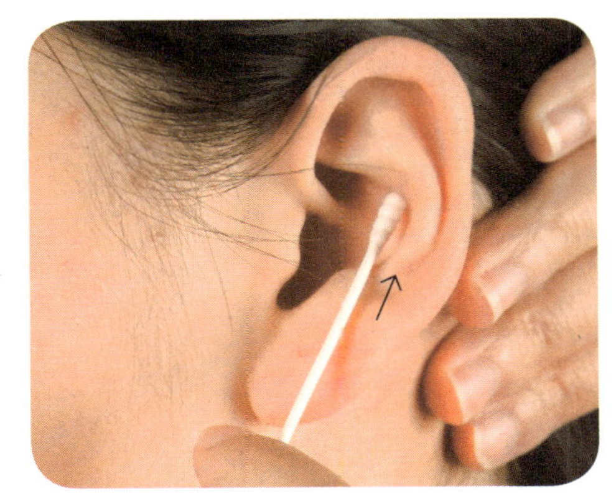

主治功效： 肝反射区有平肝潜阳的作用，是降压的特效部位。经常按摩肝反射区可以有效防止高血压。

点压耳背沟反射区

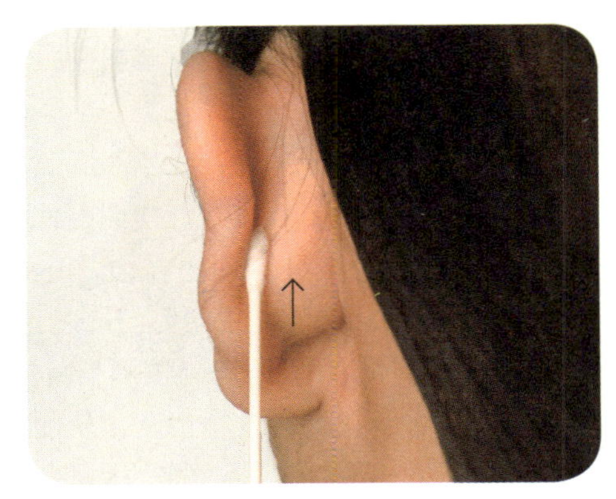

按摩方法： 用小棉棒点压耳背沟反射区1~2分钟。

主治功效： 耳背沟反射区有舒畅血管、稳定血压的功效。

足部按摩

按揉太冲穴

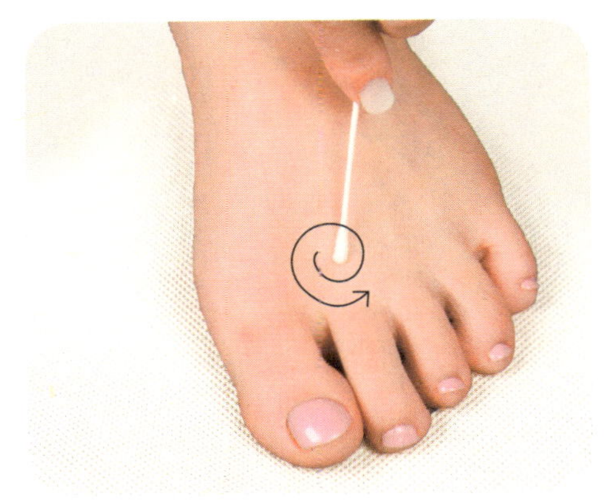

主治功效： 太冲穴为足厥阴经的腧穴，乃肝之原穴，可以调理各种体内气血失衡所致疾病。经常刺激太冲穴，可以疏肝理气、平肝降逆，缓解因肝气升发太过造成的血压升高症状。

糖尿病

调理三焦 力克三消

糖尿病是一组以慢性血糖水平增高为特征的代谢性疾病。其主要症状为“三多一少”，即多饮、多食、多尿、消瘦。在相关穴位和反射区上按摩可以修复受损的胰岛细胞，激活再生，还能调补元阳，促使阴阳平衡，使五脏六腑功能恢复，帮助调理糖尿病。

手部按摩

按揉胃脾大肠区反射区

按摩方法： 将小棉棒放在胃脾大肠区反射区上，轻轻按揉1~3分钟，每日2次，力度要适中。

主治功效： 中医认为，糖尿病的根源是脾虚。脾胃虚弱会影响体内糖代谢，使糖不能正常转化为能量，反而在血液中停留，成为血液的负担，血糖就会升高。按揉胃脾大肠区反射区，能够恢复脾主健运、升清之职，促进体内糖代谢，从而有效调理糖尿病。

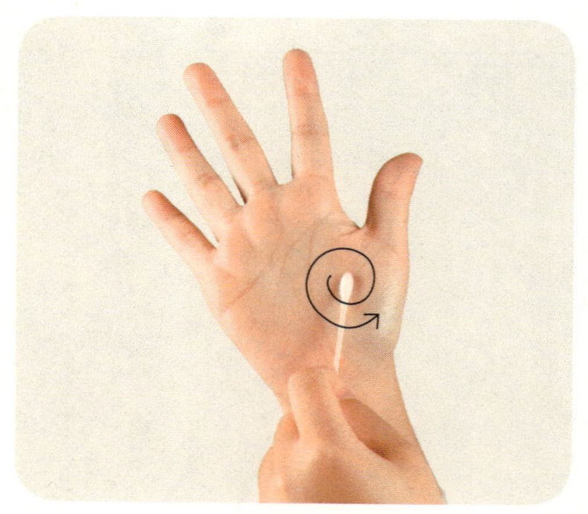

按揉胰反射区

按摩方法： 将小棉棒放在胰反射区上，轻轻按揉1~3分钟，每日2次。

主治功效： 按揉胰反射区可以促进人体胰腺分泌，缓解糖尿病引起的口渴症状。

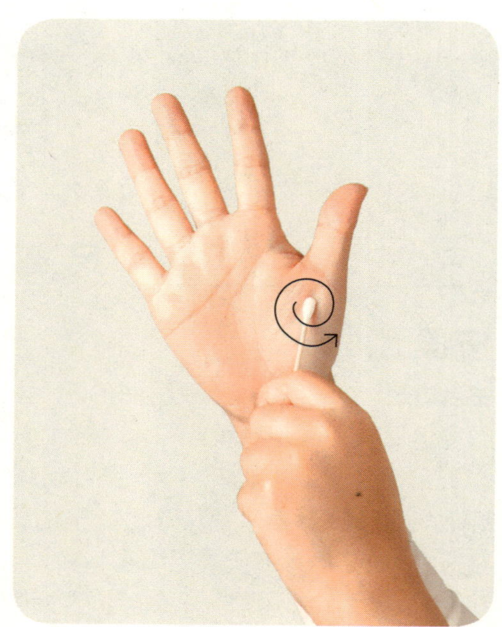

耳部按摩

按压内分泌反射区

按摩方法： 将棉签头按压在内分泌反射区上，按压 3~5 分钟，力度要适中。

主治功效： 糖尿病多因内分泌失常引起。按摩耳部内分泌反射区，可调节全身内分泌系统，改善糖尿病。

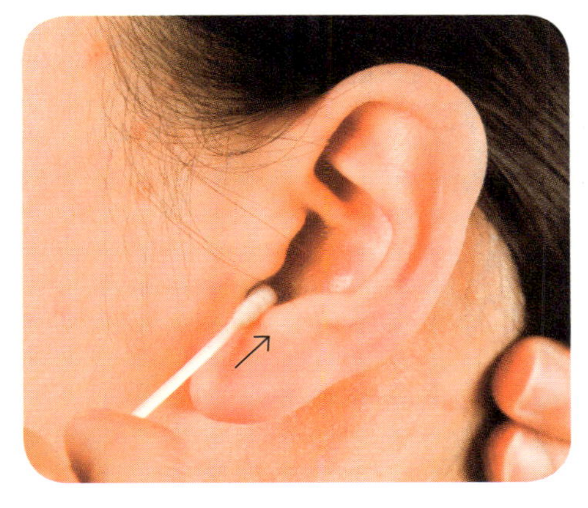

足部按摩

按揉垂体反射区

按摩方法： 用小棉棒对准垂体反射区，以适当力度按揉 1~2 分钟。

主治功效： 按揉垂体反射区，可以增加胰岛素的分泌。通过按摩加快糖的转化、利用，使糖的吸收降低，并调整中枢系统，使糖尿病的代谢正常及改善微循环，从而预防糖尿病并发症的发生。

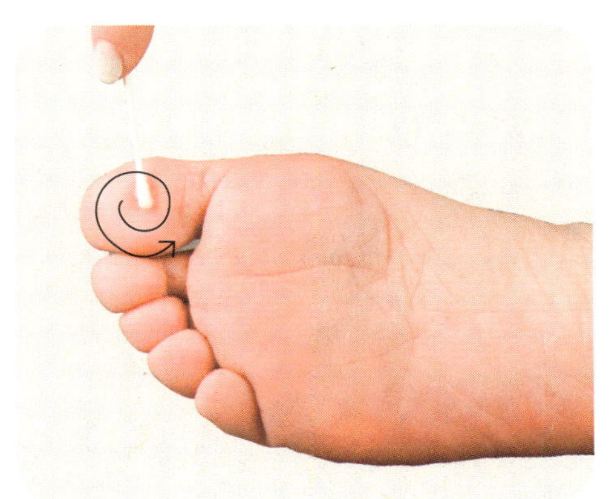

一用就灵的小偏方

红薯叶煮冬瓜： 有效降血糖

将鲜红薯叶洗净，鲜冬瓜去瓤、切小块。锅置火上，倒入适量清水，待水沸腾倒入冬瓜块，煮至冬瓜块软烂放入红薯叶，待汤锅继续沸腾时起锅即可。每日 1 剂 时日不限，可用于调理糖尿病。

高脂血症

化痰湿 降血脂

高脂血症是一种全身性疾病。患者常伴有肥胖、行动迟缓、呼吸短促、易疲劳、多汗等症状。高脂血症是造成动脉硬化症和心脏病的一个重要危险因素。该病是由于体内脂类代谢或运转异常，使血浆一种或多种脂质高于正常范围。血脂过高是体内痰湿蓄积所为，降血脂的关键是化痰祛湿。

手部按摩

点按脾反射区

按摩方法： 用小棉棒点按脾反射区 1~2 分钟，每日 2 次，动作连续均匀，力度适中。

主治功效： 点按脾反射区，可以健脾祛痰湿，调节血脂。

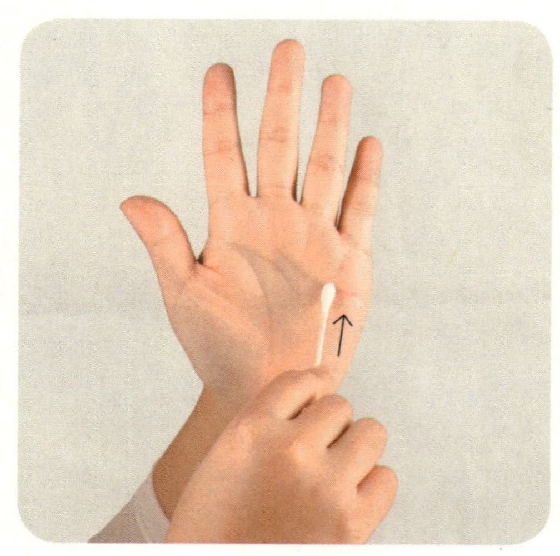

推按胰反射区

按摩方法： 用棉棒向手腕方向推按 1~2 分钟，每日 2 次，动作要连续，力度适中。

主治功效： 推按胰反射区，可促进消化代谢，避免过多的脂肪在血液中滞留。

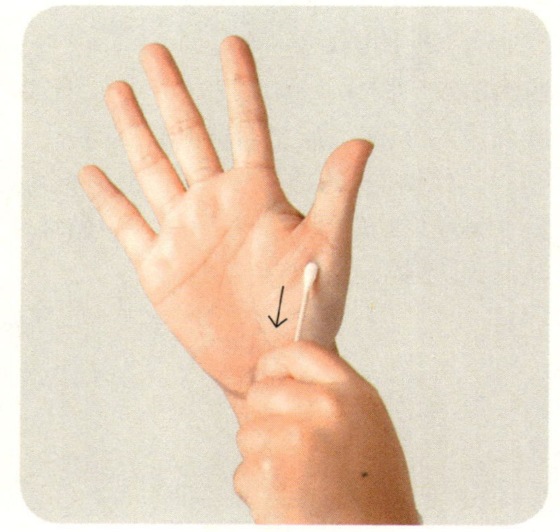

同效不同方

艾灸丰隆穴： 健脾消脂

点燃艾条，对准丰隆穴，距离皮肤 1.5~3 厘米，温和施灸，每次 10~15 分钟。每日 1 次，5 天为一个疗程。

耳部按摩

点压脾反射区

按摩方法： 用小棉棒点压脾反射区 1~2 分钟。

主治功效： 点压脾反射区，可以健脾祛痰湿，调节血脂。

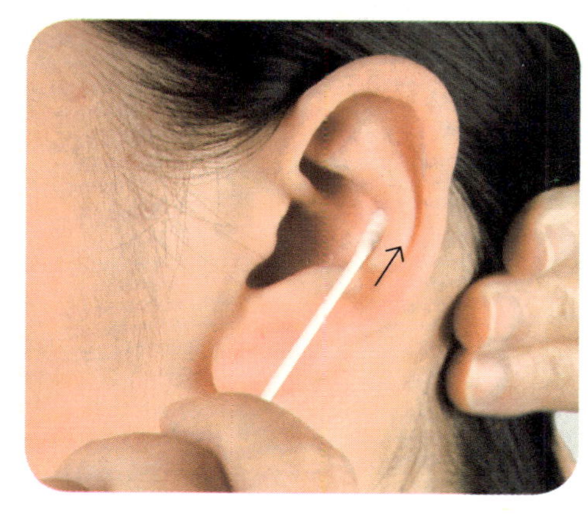

足部按摩

按揉甲状腺反射区

按摩方法： 将小棉棒放在甲状腺反射区上，按揉 1~3 分钟。

主治功效： 甲状腺是重要的内分泌腺，主要作用是促进机体的新陈代谢，维持机体的正常生长发育。按揉甲状腺反射区，可以调节血脂平衡，防止血脂异常。

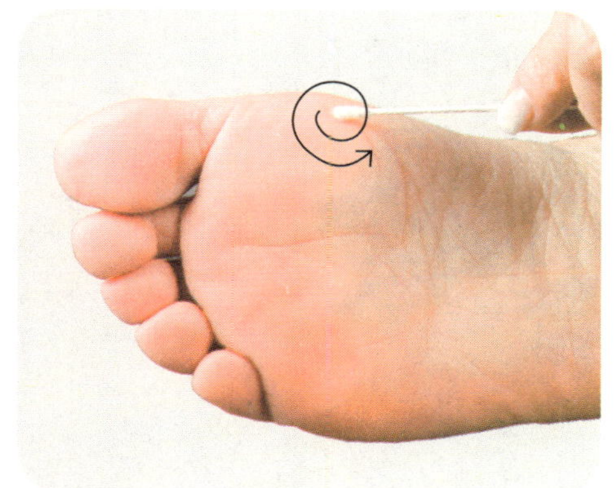

按揉丰隆穴

按摩方法： 将小棉棒放在丰隆穴上，由轻及重按揉 1~3 分钟，每天 2 次。

主治功效： 按揉丰隆能增强脾的功能，调理人体的津液输布，很好地化痰祛湿，从而达到降脂作用。

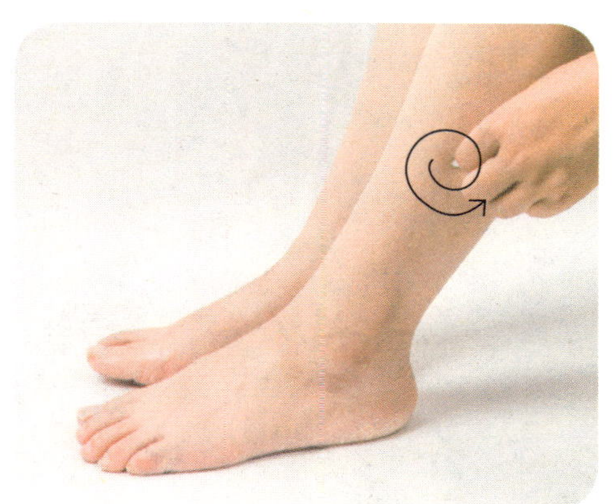

冠心病
使心血管保持通畅

冠心病是冠状动脉血管粥样硬化而引起血管狭窄或阻塞，造成心肌缺血、缺氧或坏死而导致的心脏病。其常见临床表现是心绞痛、心肌梗死。手耳足按摩，有利于血液回流，使血管保持通畅。

手部按摩

按揉心反射区

按摩方法： 用小棉棒按揉心反射区 2~3 分钟，每日 2 次。

主治功效： 按揉心反射区可以促进心脏有节律地搏动，推进血液循环的正常运行。可以调理心绞痛、心律不齐、心脏缺损及循环系统疾病等心脏疾患。

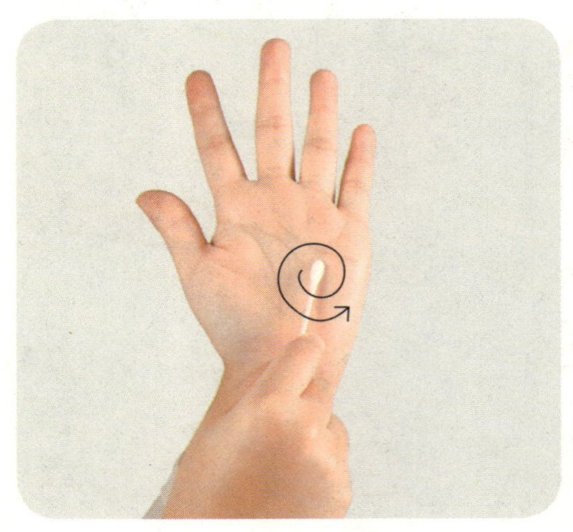

按压内关穴

按摩方法： 用小棉棒分别按压左右两侧内关穴，每侧按压 5~10 分钟，每日 2~3 次。

主治功效： 内关穴有宁心安神、疏导水湿、理气镇痛的功效，对心肌供血不足导致的心悸、心慌、胸闷等有调节功效。

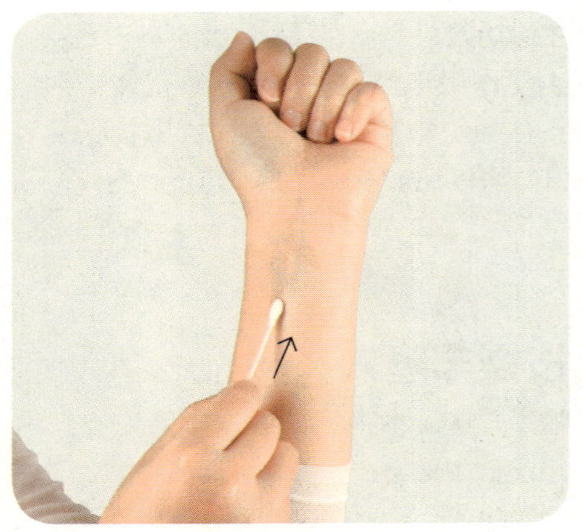

小动作大功效

按压小指： **增强心脏功能**

将小指放在桌子上，用力下压，使小指与手背成直角，持续 5 秒后恢复原状，反复刺激 7~10 次，能够增强心脏功能。

耳部按摩

按揉耳背心反射区

按摩方法：用小棉棒对准耳背心反射区，以适当力度按揉 1~2 分钟。

主治功效：按揉耳背心反射区可清心安神，缓解心悸。

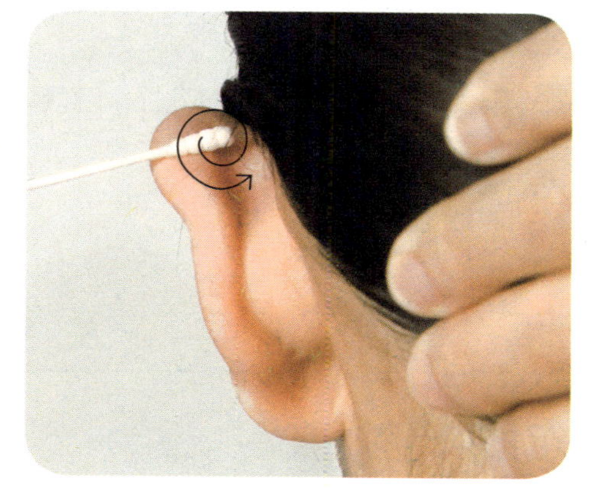

足部按摩

按揉大脑反射区

按摩方法：用小棉棒对准大脑反射区，以适当力度按揉 1~2 分钟。

主治功效：大脑反射区可促进心脑血管血液供应，能调节大脑神经，缓解心脑血管供血不足引起的头痛、神经衰弱，延缓心脏衰老。

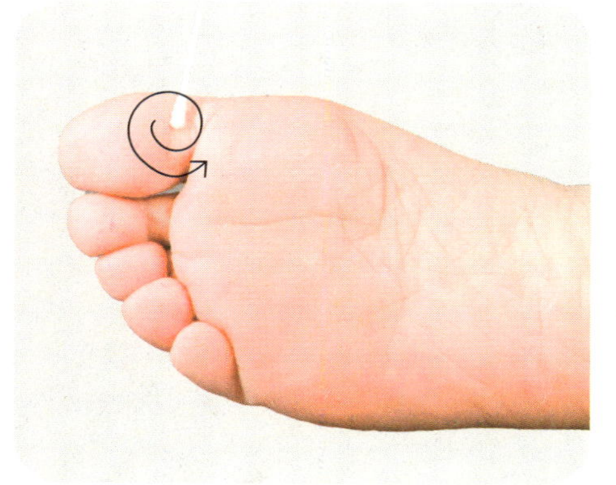

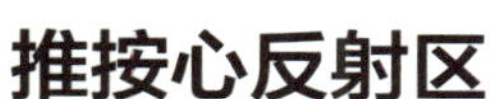

推按心反射区

按摩方法：将小棉棒放在心反射区上，来回推按 1~3 分钟。

主治功效：推按心反射区可以促进心脏有节律地搏动，推进血液循环的正常运行。可以调理心绞痛、心律不齐、心脏受损及循环系统疾病等心脏疾患。

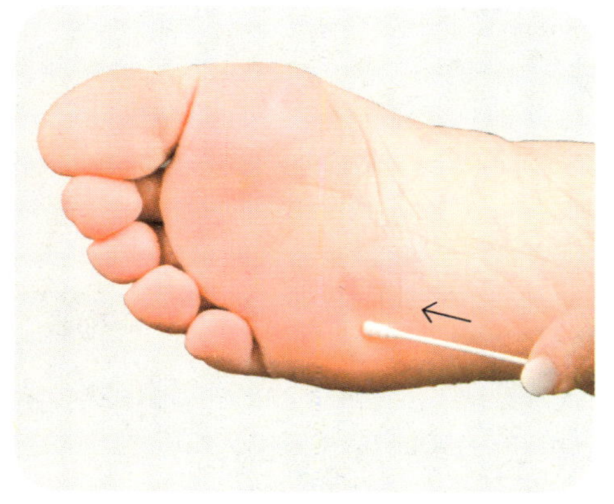

脂肪肝

健脾消脂护肝脏

脂肪肝，指由多种原因引起的肝细胞内脂肪堆积而导致的肝脏病变，多见于肥胖者、过量饮酒者、高脂饮食者及糖尿病患者。轻度患者症状包括食欲减退、疲倦乏力、恶心、呕吐、肝区胀满等感觉。按摩调理以消脂健脾护肝为主。

手部按摩

点按肝反射区

按摩方法： 用小棉棒点按1~2分钟，每日2次，力度宜轻柔。

主治功效： 点按肝反射区，可以祛除湿浊、疏通肝络，消除脂肪肝。

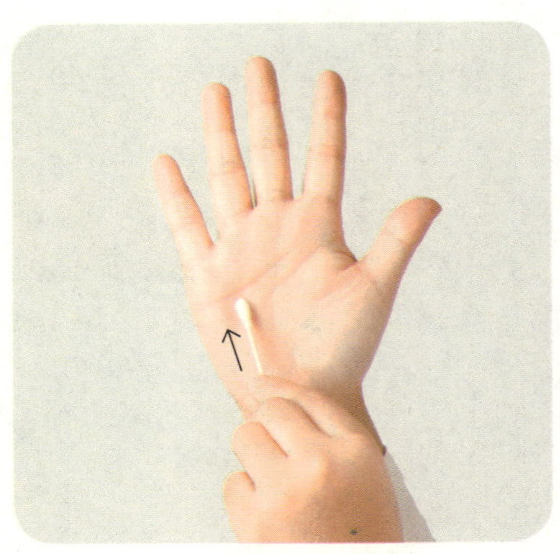

点按脾反射区

按摩方法： 用小棉棒点按1~2分钟，每日2次，动作连续均匀，力度适中。

主治功效： 中医认为，脂肪之所以堆积在肝脏，是因为机体虚弱，导致消化功能不好，消化不了过多的脂肪。调理以健脾为主。点按脾反射区，可以健脾疏肝，缓解脂肪肝。

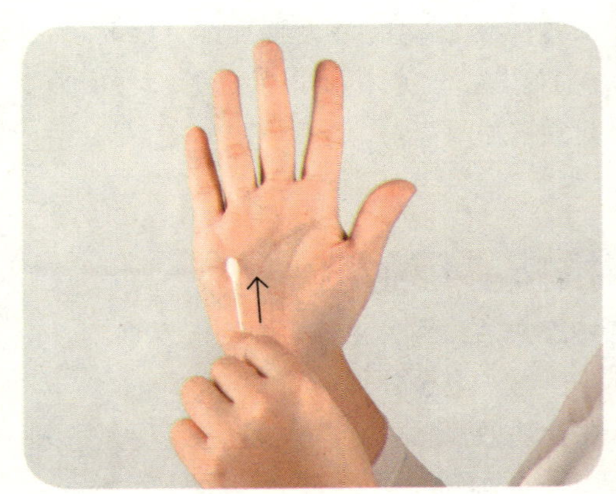

一用就灵的小偏方

海带水： 消脂护肝，祛除脂肪肝

将100克海带泡洗干净，切成小片。将切好的海带片放入300毫升矿泉水中，浸泡一晚，每日清晨饮用海带水。

点压神门穴

按摩方法：用小棉棒点压神门穴，由轻到重，每次 1~3 分钟。

主治功效：点压神门穴有疏肝理气、行气活血的功效，可以对症调理肝气不舒、腹胀、胁肋疼痛、脂肪肝等疾病。

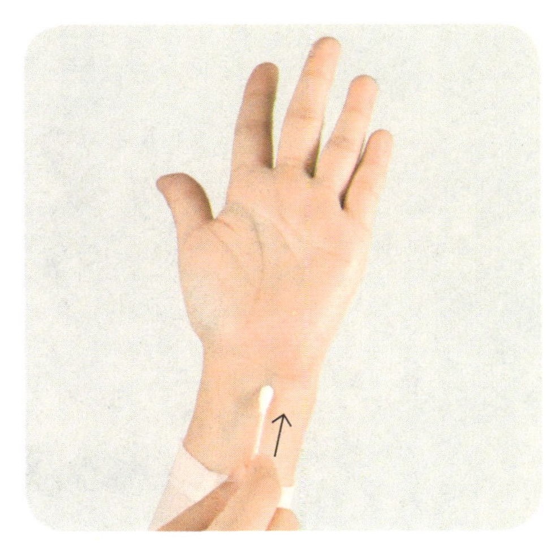

耳部按摩

点压肝反射区

按摩方法：用小棉棒点压肝反射区 1~2 分钟。

主治功效：点压肝反射区，可以缓解脂肪肝引起的肝部隐痛。

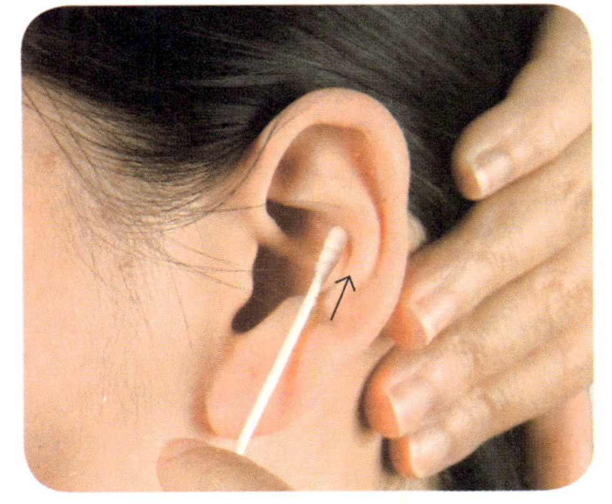

按揉胃反射区

按摩方法：用小棉棒对准胃反射区，以适当的力度按揉 1~2 分钟。

主治功效：按揉胃反射区，可以健脾胃疏肝气，防止过多的脂肪在肝中滞留形成脂肪肝。

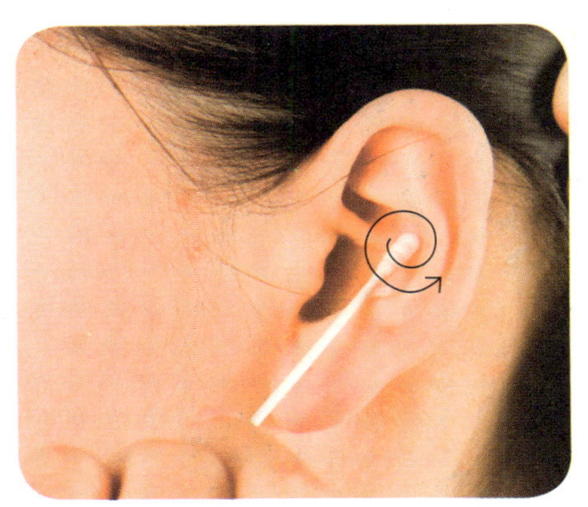

足部按摩

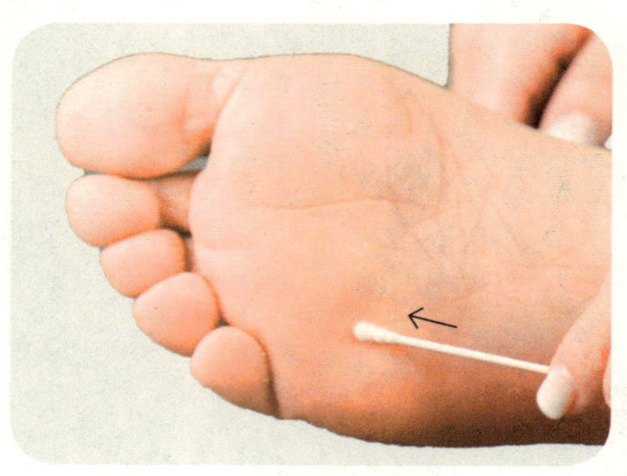

按压胆囊反射区

按摩方法： 将小棉棒放在胆囊反射区上，按压 1~2 分钟。

主治功效： 中医认为，肝和胆互为表里。按揉胆囊反射区，可以护胆养肝，调理脂肪肝引起的各种症状。

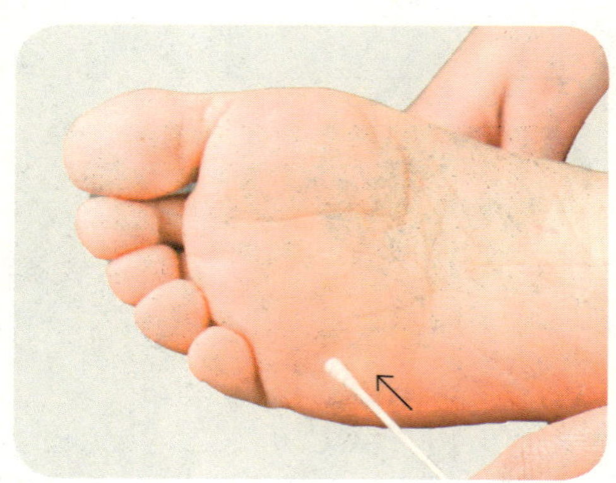

按压肝反射区

按摩方法： 将小棉棒放在肝反射区上，按揉 1~3 分钟。

主治功效： 按压肝反射区，可以疏通肝络，减少脂肪堆积，缓解脂肪肝。

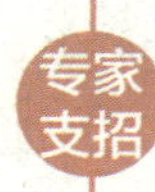

Q 脂肪肝患者，做哪些运动可以养肝护肝？

A 脂肪肝患者应选择一些有益的运动项目，主要原则应以低强度、长时间的有氧代谢运动为主，如中快速步行、上下楼梯、慢跑、骑自行车、打羽毛球、跳绳和游泳等，但运动量不宜过大、过猛，要保持适度。

专题 慢性病调理汤品

高血压

四红汤

材料： 红枣 20 克，红豆 30 克，龙眼干 20 克，红糖 5 克。

做法：

1. 龙眼去皮，红豆和红枣清洗干净。
2. 砂锅内放适量水，放入红豆、红枣和龙眼干，炖至红豆熟烂，加入红糖，小火再炖一会儿即可。

功效： 红枣中富含维生素 C，能够促进人体合成氮氧化物，而氮氧化物具有扩张血管的作用，从而有助于降低血压。

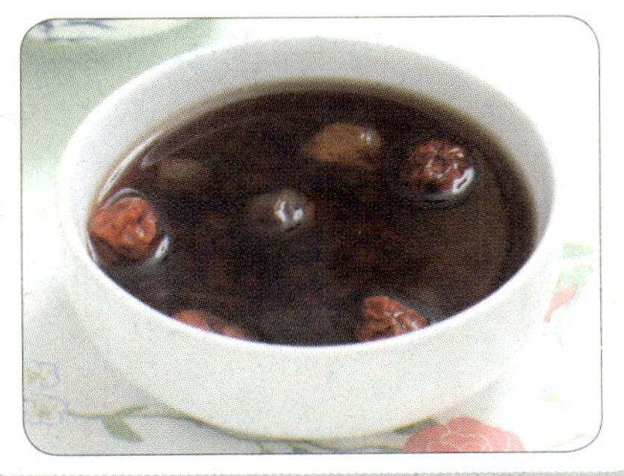

糖尿病

苦瓜番茄玉米汤

材料： 苦瓜 100 克，番茄 50 克，玉米半根，盐 3 克，鸡精适量。

做法：

1. 苦瓜洗净，去瓤，切段；番茄洗净，切大片；玉米洗净，切小段。
2. 将玉米段、苦瓜段放入锅中，加适量水没过材料，大火煮沸后改小火炖 10 分钟后，加入番茄片继续炖，待玉米完全煮软后，加盐和鸡精调味即可。

功效： 苦瓜中的苦瓜皂苷被称为“植物胰岛素”，有明显的降血糖作用，不仅可以减轻人体胰腺的负担，还有利于胰岛 β 细胞功能的恢复。

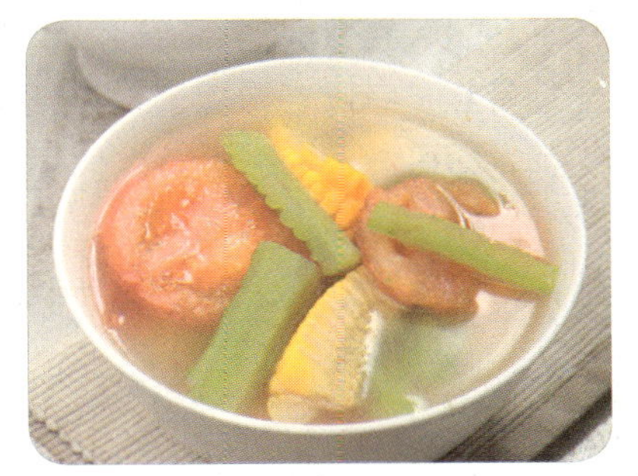

高脂血症

蘑菇冬瓜汤

材料：冬瓜片200克，鲜蘑菇50克，葱花、姜片各5克，盐3克，鸡精、香油各适量。

做法：

1.将鲜蘑菇洗净、去蒂后切片备用。

2.在煮锅中放入适量清水，大火煮沸后，放入冬瓜片及葱花、姜片，继续煮沸后，放入鲜蘑菇片。

3.待蘑菇煮熟，香味四溢之时，放入盐、鸡精、香油调味即可。

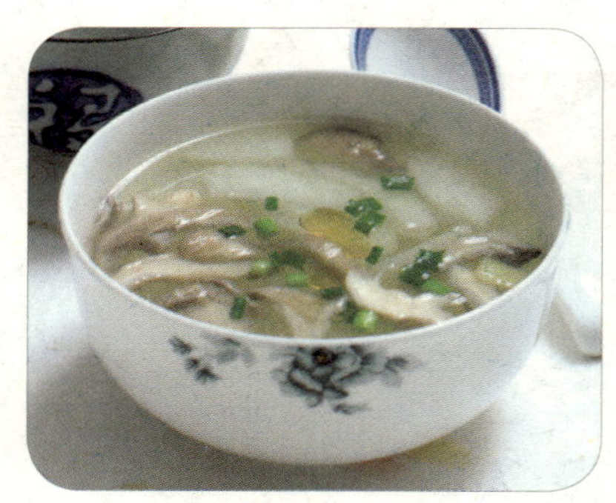

功效：蘑菇和冬瓜中富含膳食纤维，能促进肠胃蠕动，降低体内胆固醇的含量。

脂肪肝

肉丝豆腐羹

材料：豆腐300克，猪瘦肉150克，冬笋50克，干木耳5克，盐4克，鸡精1克，料酒5克，水淀粉15克，油、猪骨高汤各适量。

做法：

1.把豆腐冲洗干净，切成条；猪瘦肉洗净，切成丝；冬笋切成丝；干木耳泡发，洗净，切丝。

2.锅置火上，放油烧热，将肉丝放入，煸炒几下，加入猪骨高汤，加料酒、豆腐条、木耳丝及冬笋丝，烧沸，最后加入鸡精、盐，用水淀粉勾芡，即可食用。

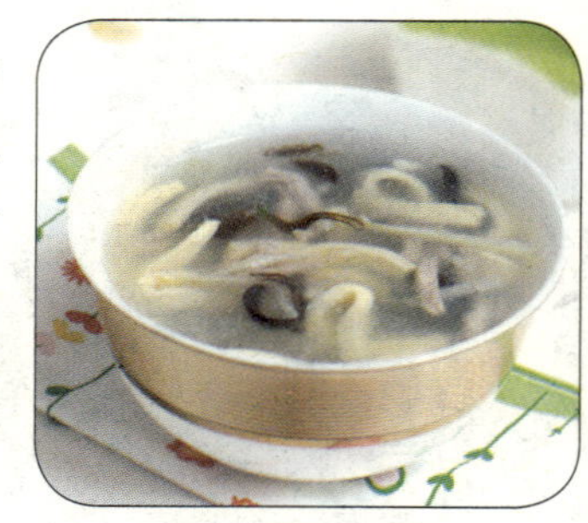

功效：瘦肉中富含优质蛋白质，可保护肝细胞，并能促进肝细胞的修复与再生。

PART
6

关节疼痛不用怕，一根棉棒除病根
关节疾病手耳足按摩

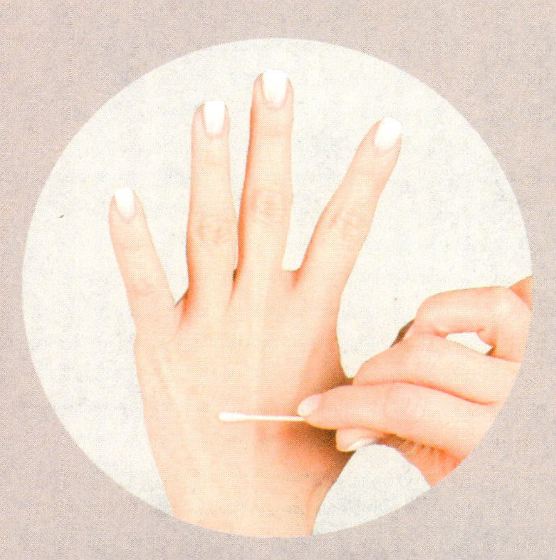

颈椎病

活血化瘀 保护颈椎

颈椎病又称颈椎综合征，是一种以退行性病理改变为基础的疾患。由于颈椎长期劳损、骨质增生，或椎间盘脱出、韧带增厚，致使颈椎脊髓、神经根或椎动脉受压，导致一系列功能障碍。颈椎病的主要症状表现为头、颈、肩、背、手臂酸痛，脖子僵硬，活动受限等。

手部按摩

揉按颈椎反射区

按摩方法： 用小棉棒放在颈椎反射区上，由轻及重揉按 1~2 分钟。

主治功效： 揉按颈椎反射区，可以促进颈椎部位血液循环，改善颈椎不适和疼痛。

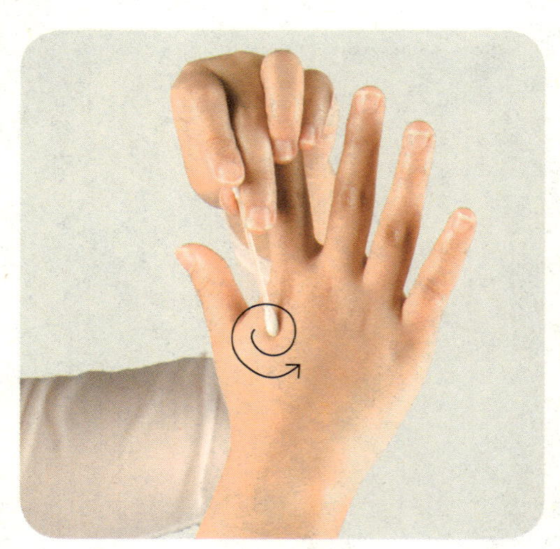

横擦斜方肌反射区

按摩方法： 用棉棒沿着斜方肌反射区横向画线 3~5 次。

主治功效： 按摩斜方肌反射区有舒筋活络、祛风除湿的功效，可以调理颈背酸痛、手臂无力酸麻等。

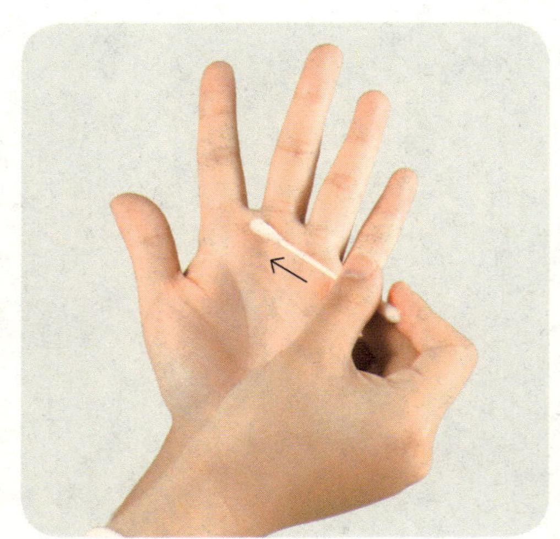

一用就灵的小偏方

敷热盐包或姜丝： 缓解颈部疼痛

在小口袋里放点炒热的盐，稍微凉一下，放在颈椎上，等全凉了再拿下来，反复操作 30 分钟；或者将切成丝的生姜放进口袋，系在颈部。

耳部按摩

按揉颈椎反射区

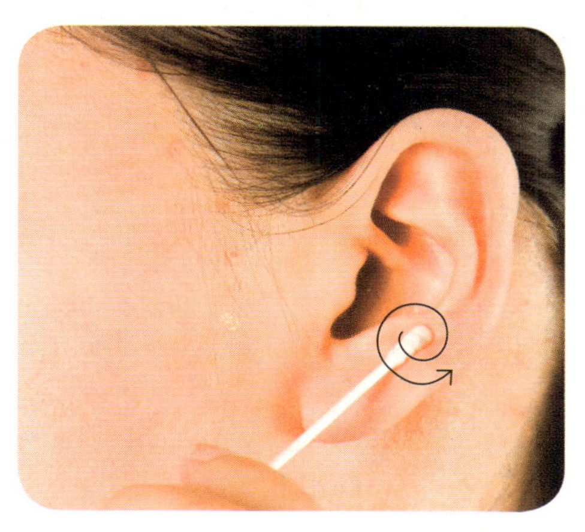

按摩方法：将小棉棒放在颈椎反射区上，由轻及重按揉1~2分钟，以按摩部位发红或有酸胀感为宜。

主治功效：按揉耳朵上的颈椎反射区对调理颈椎病引起的脖子酸痛、僵硬、发麻等，有很好的功效。

足部按摩

点按颈项部反射区

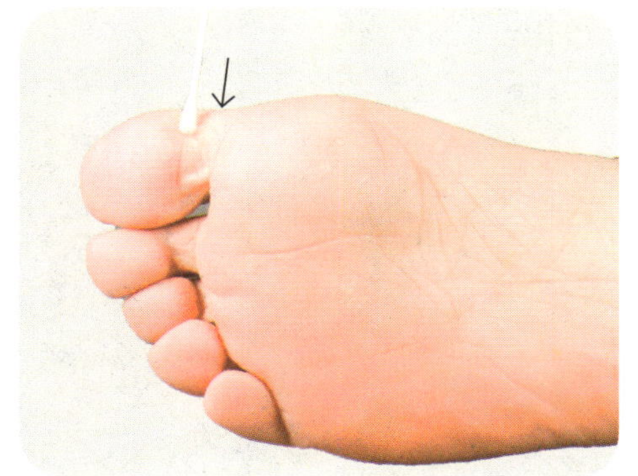

按摩方法：将小棉棒放在颈项反射区上，点按1~2分钟。

主治功效：按摩颈项部反射区，可以促进颈部气血流通，避免引起颈椎疼痛、颈部扭伤，可以调理落枕、肩部僵硬等。

按揉肩关节反射区

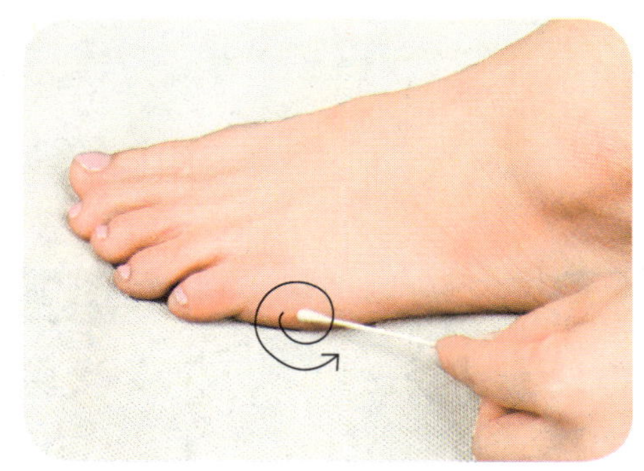

按摩方法：将小棉棒放在肩关节反射区上，按揉1~3分钟。

主治功效：按揉肩关节反射区可活血通络、止痛利关节，缓解颈椎病引起的颈肩疼痛。

肩周炎

舒筋活络
缓解疼痛

肩周炎是一种慢性退行性病变引起的关节腔及周围组织的慢性炎症反应，常见于老年人。既可单肩发病，也可双肩发病，主要表现为肩关节疼痛以及活动受阻。按摩手耳足可疏通肩周经络，缓解肩周炎引起的疼痛。

手部按摩

按压颈肩区反射区

按摩方法： 将棉签头按压在颈肩区反射区上，由缓入深按压 3~5 分钟。

主治功效： 按压颈肩区反射区可促进肩部血液循环，调理肩周炎、颈椎病等肩部疾病。

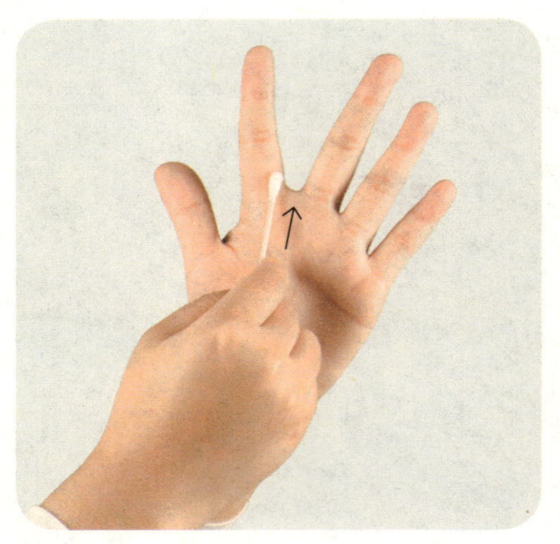

按压三间穴

按摩方法： 将棉签头按压在三间穴上，由缓入深按压 3 分钟。

主治功效： 按压三间穴有泄热止痛的作用，适用于肩关节周围炎等病症。

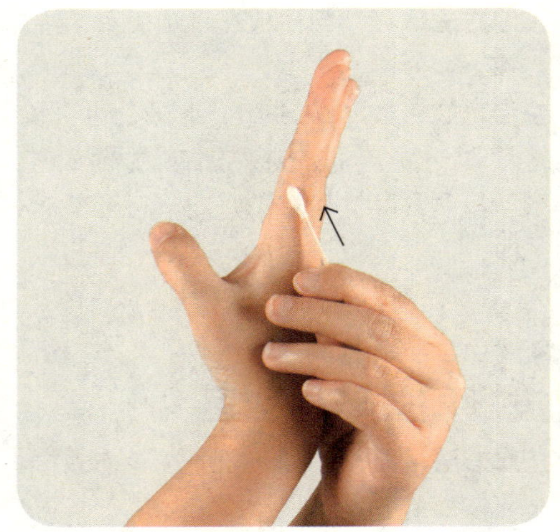

一用就灵的小偏方

热敷姜葱泥： 化瘀止痛

取老生姜、葱头各 250~400 克，捣烂如泥，用小火炒热后加高度白酒再炒片刻。睡前趁热敷在疼痛处，再用毛巾或布条包紧。第二天早上取下，到晚上再炒热继续敷。

耳部按摩

按揉神门反射区

按摩方法：用小棉棒按揉神门反射区 1~2 分钟。

主治功效：按揉神门反射区有镇静、镇痛的作用，可用于缓解各种原因导致的肩周疼痛。

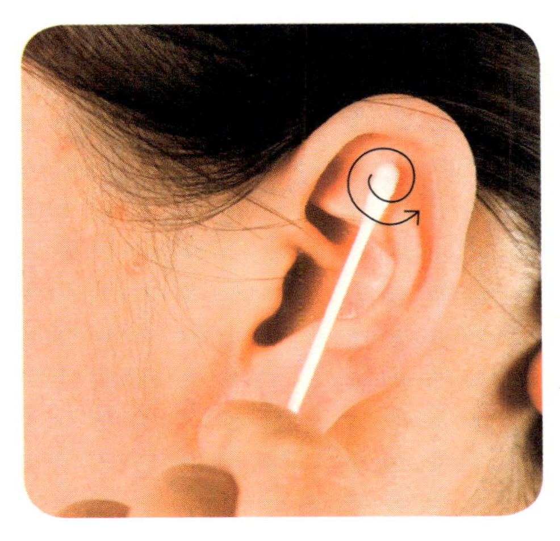

足部按摩

按揉肩关节反射区

按摩方法：将小棉棒放在肩关节反射区上，按揉 1~3 分钟。

主治功效：按揉肩关节反射区有温通经络、行气活血、消肿散结的作用，可调理肩周疼痛、颈项酸痛，以及各种颈椎疼痛。

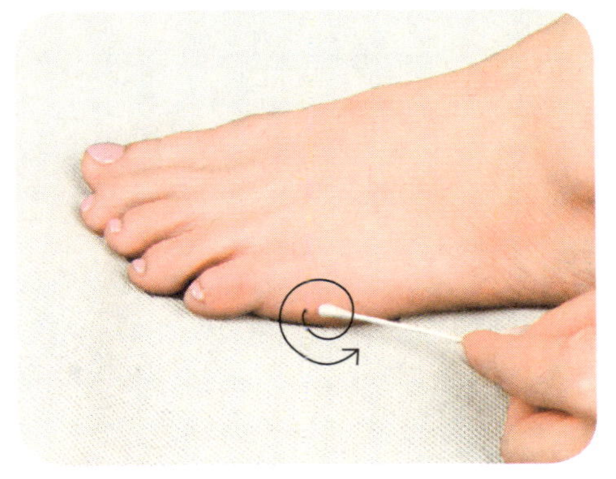

点按阳陵泉穴

按摩方法：以左手拇指指尖点按左侧的阳陵泉穴 20 次，再以右手拇指指尖点按右侧的阳陵泉穴 20 次。

主治功效：有活血化瘀的作用，可促进肩部的血液循环。

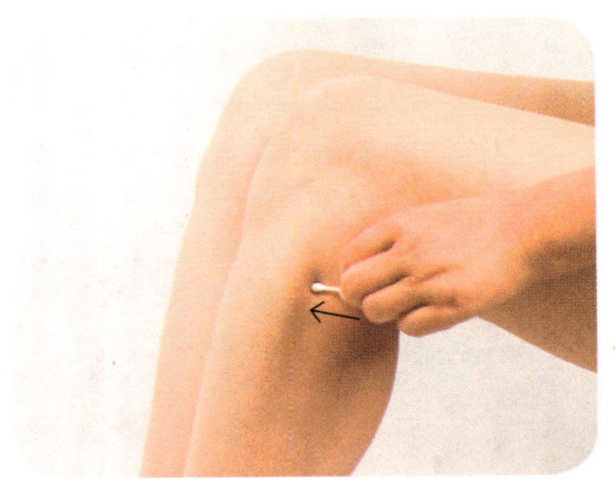

腰痛

温阳补肾 清除疼痛

腰痛，是指以腰部一侧或两侧出现疼痛为主要症状的一种疾病。引起腰痛的原因包括肾虚、腰椎间盘突出、腰部骨折、腰肌劳损、风湿及类风湿关节炎以及一些妇科疾病等。中医认为，腰痛属“痹痛”“肾亏”范畴，多由外感风寒、湿热之邪，阻滞经络；或跌倒扭伤，气血阻滞；或肾亏体虚，经脉失养所致。

手部按摩

点按腰椎反射区

按摩方法： 用小棉棒点按腰椎反射区 1~2 分钟，每日 2 次。

主治功效： 点按腰椎反射区，可保护腰椎不受风寒、湿热困扰，能够有效预防腰痛。

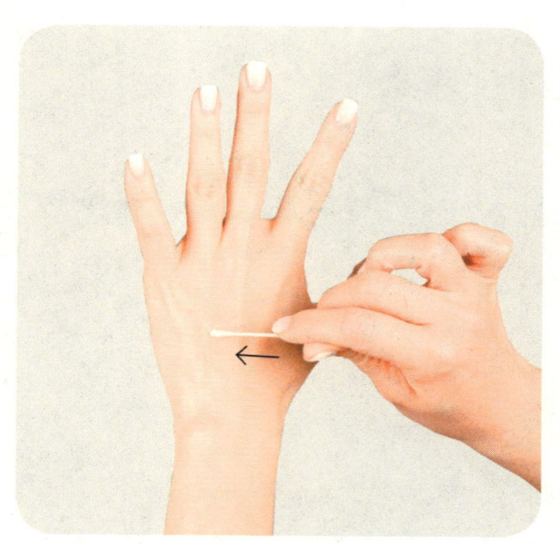

按压肾反射区

按摩方法： 将棉签头按压在肾反射区上，按压 3~5 分钟，力度要适中。

主治功效： 按压肾反射区，可补肾虚，缓解肾亏体虚导致的腰痛。

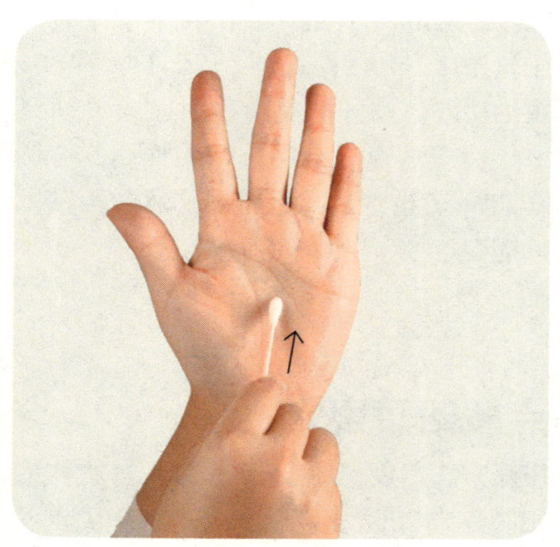

同效不同方

艾灸涌泉穴： **温阳，止腰痛**

点燃艾条，对准足部涌泉穴，距离皮肤 1.5~3 厘米，温和施灸 5~10 分钟。

耳部按摩

按压腰骶椎反射区

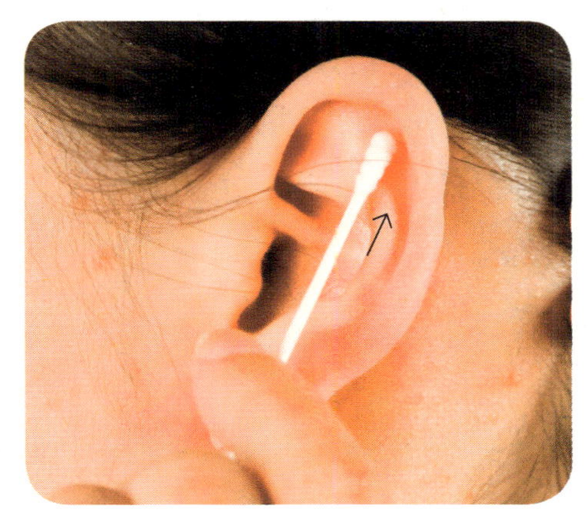

按摩方法： 将棉签头按压在腰骶椎反射区上，按压 3~5 分钟，力度要适中。

主治功效： 按压腰骶椎反射区，有补肾强腰、理气止痛的功效，可以调理肾亏体虚引起的腰痛。

足部按摩

推按腰椎反射区

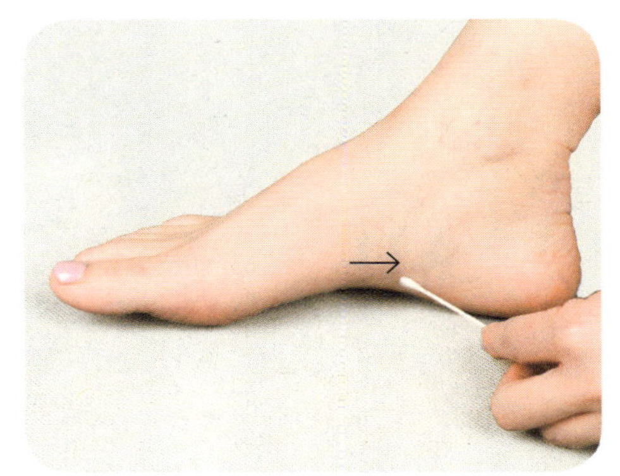

按摩方法： 将小棉棒放在腰椎反射区上，沿足趾向踝关节方向推按 1~3 分钟。

主治功效： 推按腰椎反射区，有活血、通络、止痛的功效。可调理各种原因引起的腰痛。

按揉涌泉穴

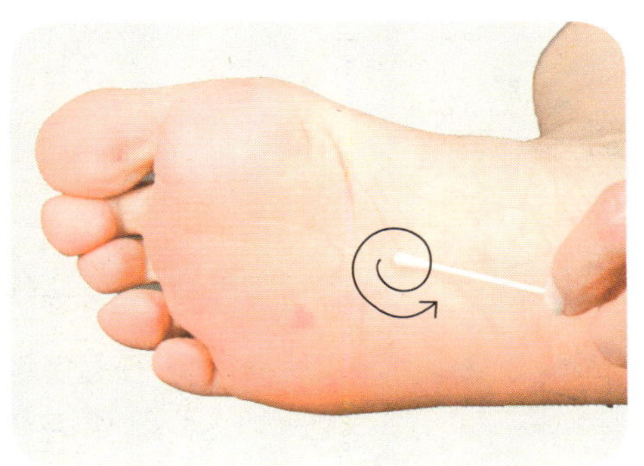

按摩方法： 每天早晚用小棉棒按揉涌泉穴，每次 1~3 分钟。

主治功效： 涌泉穴可温肾补阳，强健腰膝。可调理肾阳虚寒引起的腰痛。

坐骨神经痛

疏通气血
消除疼痛

坐骨神经痛，是指坐骨神经分布的区域疼痛难忍，在臀部、大腿后侧、小腿踝关节后外侧有烧灼样或针刺样疼痛。严重者疼痛如刀割，活动时疼痛加剧。该病多由腰椎间盘突出、受寒或外伤诱发。

手部按摩

点按腰椎反射区

按摩方法：用小棉棒点按腰椎反射区 1~2 分钟，每日 2 次。

主治功效：点按腰椎反射区有活血、通络、止痛的功效，可以缓解坐骨神经疼痛。

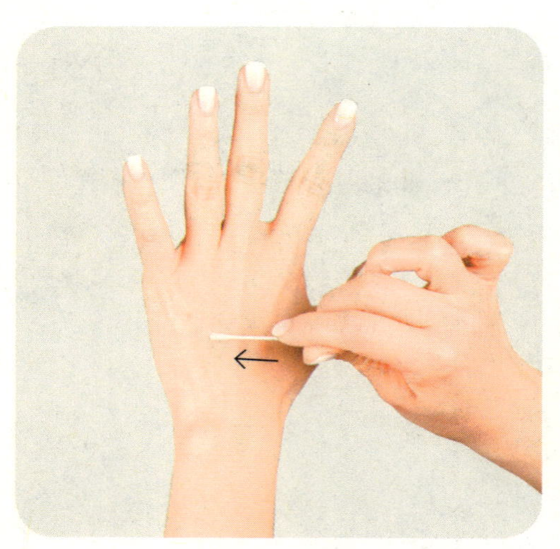

按揉下身淋巴结反射区

按摩方法：用小棉棒按揉下身淋巴结反射区 1~2 分钟，每日 2 次。

主治功效：按揉下身淋巴结反射区，可以呵护坐骨神经，缓解坐骨神经痛。

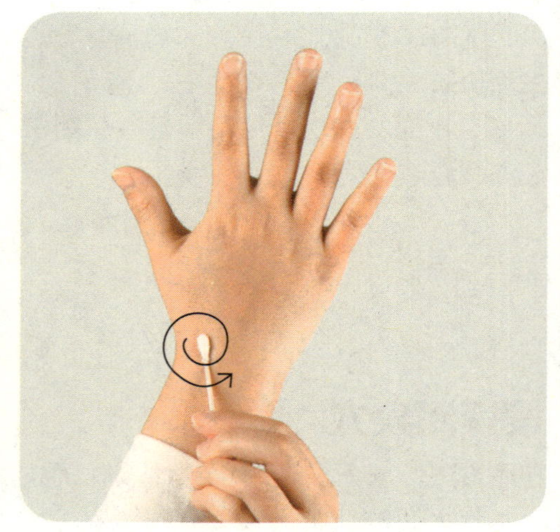

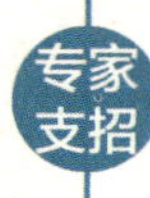

Q 坐骨神经痛患者，在急性疼痛期如何保养？

A 在急性疼痛期，不要抬起或拉取过重的物体，不要用腿、臂和背部用力上举重物。

耳部按摩

按揉坐骨神经反射区

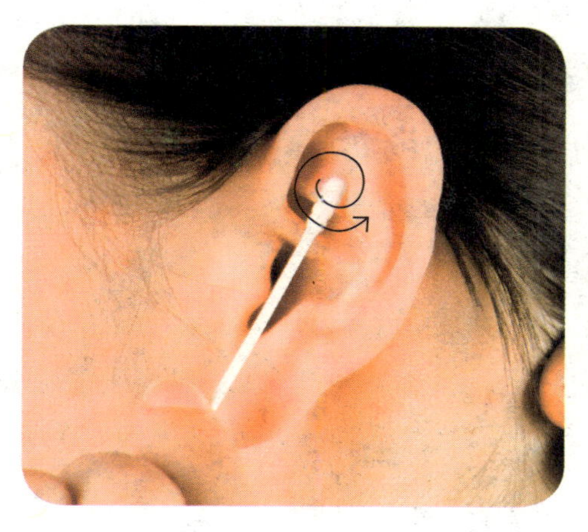

按摩方法：将小棉棒放在坐骨神经反射区上按揉，直至有发热感为止。

主治功效：按揉坐骨神经反射区，有保护坐骨神经，缓解坐骨神经疼痛的功效。

足部按摩

推按髋关节反射区

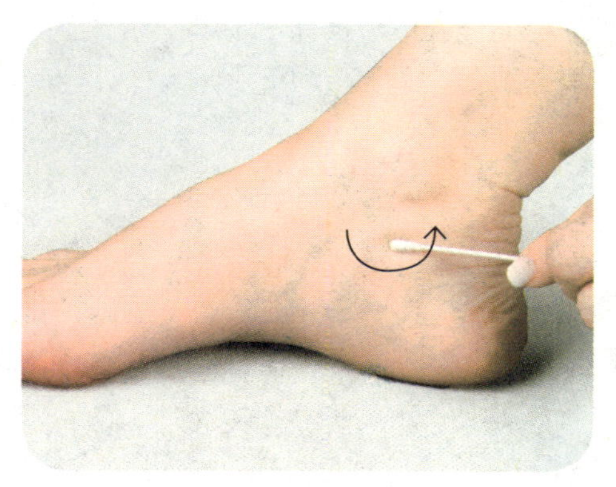

按摩方法：将小棉棒放在足内侧髋关节反射区，从前下方向后上方，沿弧度推按1~2分钟。

主治功效：中医认为，坐骨神经痛是由于外感风寒湿邪、脉络受损、血瘀气滞而产生的，按揉髋关节反射区可以祛湿邪、通脉络、运化气血，缓解坐骨神经痛。

点按阳陵泉穴

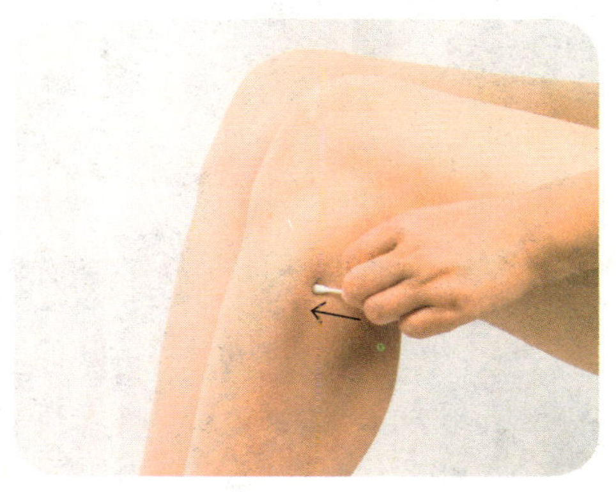

按摩方法：将小棉棒放在阳陵泉穴上，由轻到重点按1~2分钟。

主治功效：点按阳陵泉穴有舒筋通络的作用，可以缓解坐骨神经痛。

网球肘

疏经通络 滑利关节

网球肘，中医称之为“肘劳”，大多是因为长期反复地屈伸肘关节或腕关节和前臂旋前、旋后活动过于频繁导致。临床上表现为肘关节外侧肿胀疼痛，手臂无力，前臂与腕关节做屈伸或旋转动作时疼痛明显加剧。这是经络瘀阻所致，按摩手耳足可以疏经通络。

手部按摩

按揉肘关节反射区

按摩方法： 用小棉棒按揉肘关节反射区1~2分钟，每日2次。

主治功效： 肘关节反射区可祛风除湿、活血通络，经常按揉可缓解网球肘造成的肘关节疼痛。

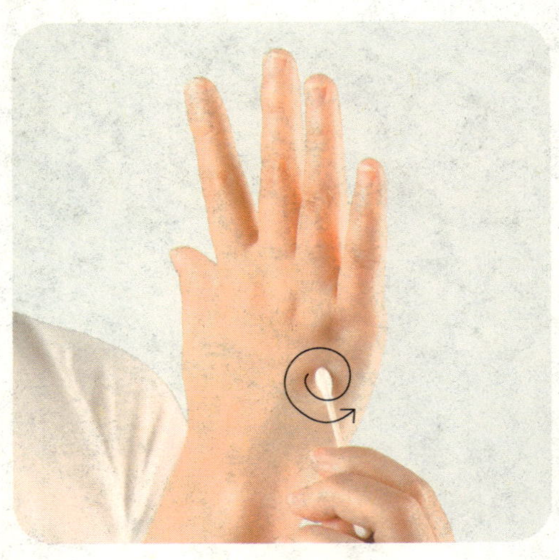

按揉曲池穴

按摩方法： 用小棉棒按揉曲池穴1~2分钟，每日2次。

主治功效： 曲池穴有疏经通络、活血化瘀的功效，对于肘关节疼痛、肩膀疼痛等有很好的调理功效。

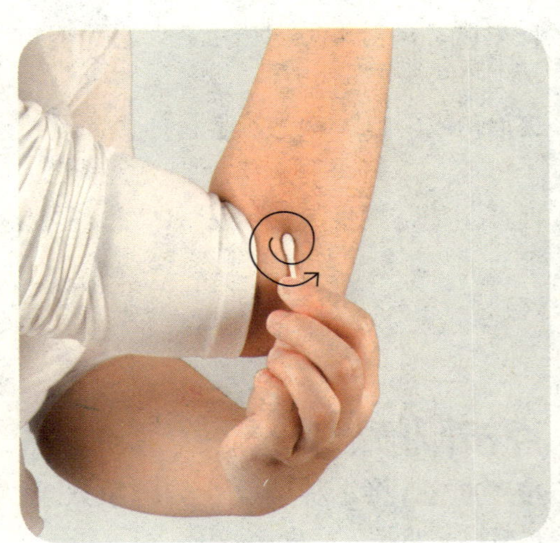

小动作大功效

立卧撑： **提高肘部运动能力**

两只胳膊扶住固定的物体（桌椅、栏杆或窗台），模拟俯卧撑胳膊的动作，一屈一伸地进行练习。

耳部按摩

点压交感反射区

按摩方法： 将小棉棒放在交感反射区上，由轻到重点压 1~2 分钟。

主治功效： 按摩交感反射区可加速血液循环，改善肘部关节活动。

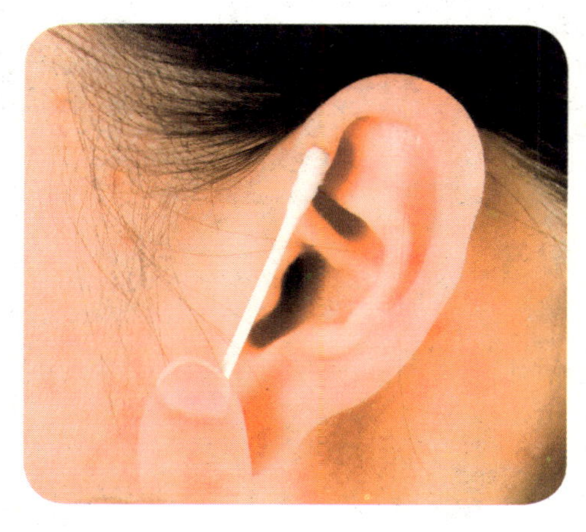

足部按摩

按揉肘关节反射区

按摩方法： 将小棉棒放在肘关节反射区上，按揉 1~2 分钟。

主治功效： 肘关节反射区可祛风除湿、活血通络，经常按揉可缓解网球肘造成的肘关节疼痛。

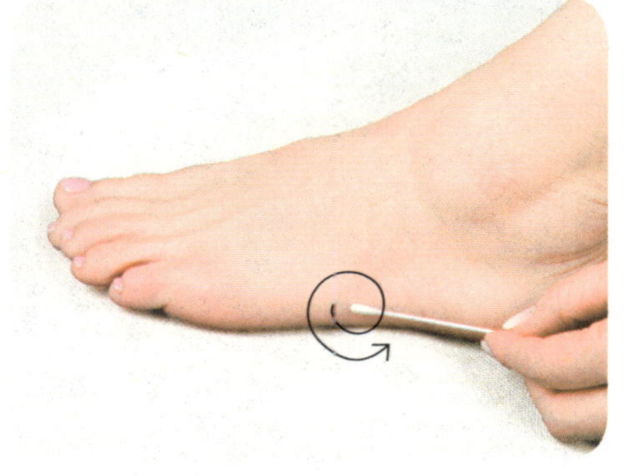

按揉肩反射区

按摩方法： 将小棉棒放在肩反射区上，按揉 1~2 分钟。

主治功效： 按揉肩反射区，可促进肩部血液循环，呵护肩肘部位健康。

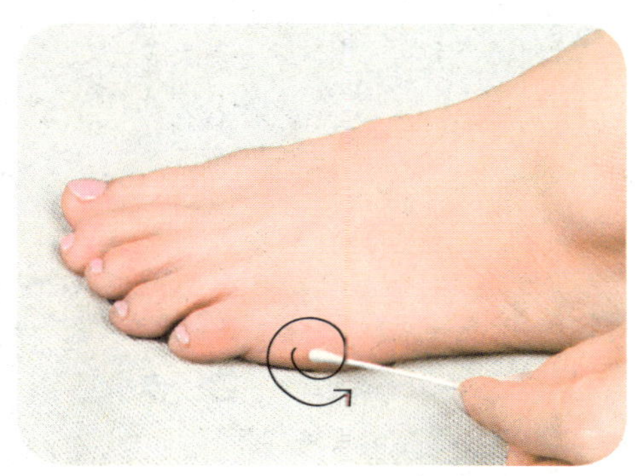

膝关节痛

消瘀护膝 止疼痛

膝关节疼痛指的是由各种原因引起的膝关节部位疼痛的一种疾病。膝关节发生病变，膝关节受寒冷刺激，运动不当造成扭伤，走路习惯不良等，都会引起膝关节疼痛。按摩手耳足，可以活血化瘀，呵护膝关节。

手部按摩

按揉膝关节反射区

按摩方法： 用小棉棒点按膝关节反射区1~2分钟，每日2次。

主治功效： 按揉膝关节反射区可以活血通络、祛风除湿，缓解膝关节痛。

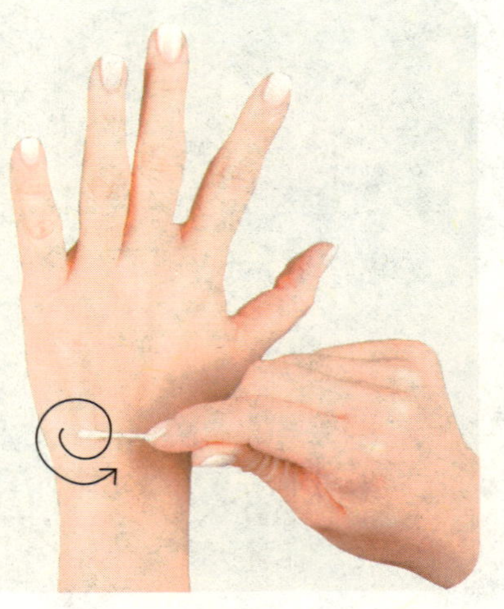

按压肾反射区

按摩方法： 将棉签头按压在肾反射区上，按压3~5分钟，力度要适中。

主治功效： 中医认为，肝主筋，肾主骨。肝肾同补，就能养护膝关节。按摩肾反射区，可以强肾补肾，防治膝关节疼痛。

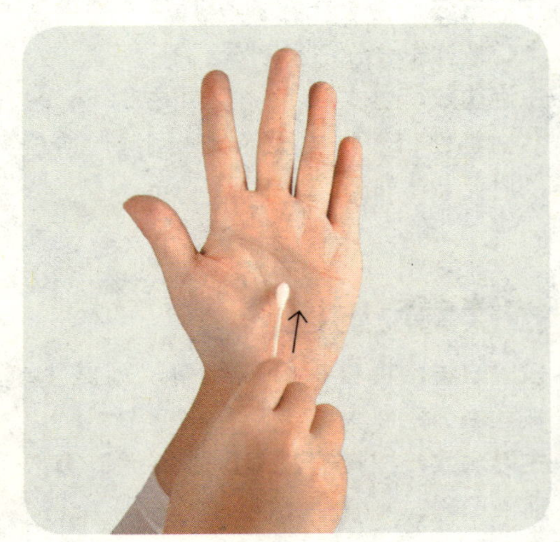

一用就灵的小偏方

葛根赤小豆粥： 通络，缓解膝关节疼痛

取葛根10克，水煎去渣取汁，赤小豆20克，粳米20克共煮粥服食，可缓解骨性关节炎引起的疼痛。

耳部按摩

按压腰骶椎反射区

按摩方法： 将棉签头按压在腰骶椎反射区上，按压 3~5 分钟，力度要适中。

主治功效： 按压腰骶椎反射区，有补肾强腰、理气止痛的功效，可以调理肾亏体虚引起的膝关节痛。

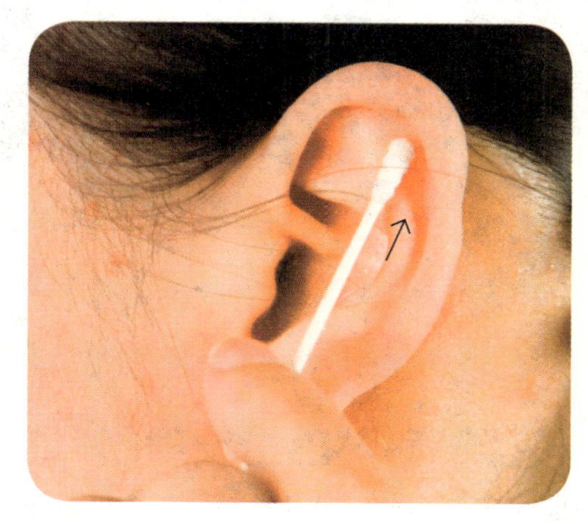

足部按摩

按压膝关节反射区

按摩方法： 将棉签头按压在膝关节反射区上，按压 3~5 分钟，力度要适中。

主治功效： 按压膝关节反射区，有活血通络、祛风除湿、止痛的功效，可调理膝关节疼痛。

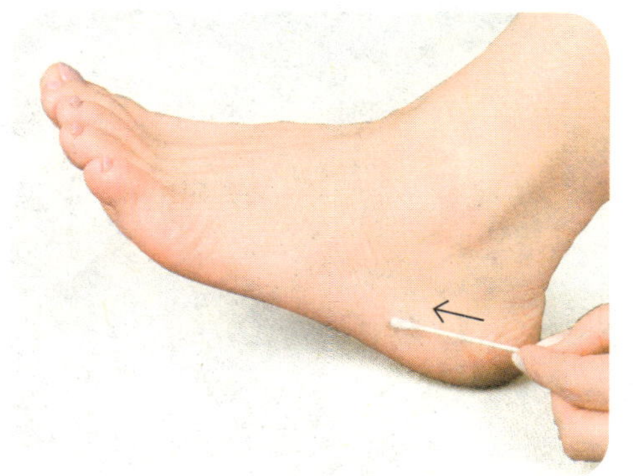

按压坐骨神经反射区

按摩方法： 将棉签头按压在坐骨神经反射区上，按压 3~5 分钟，力度要适中。

主治功效： 按揉坐骨神经反射区，有保护膝盖关节，缓解膝盖疼痛的功效。

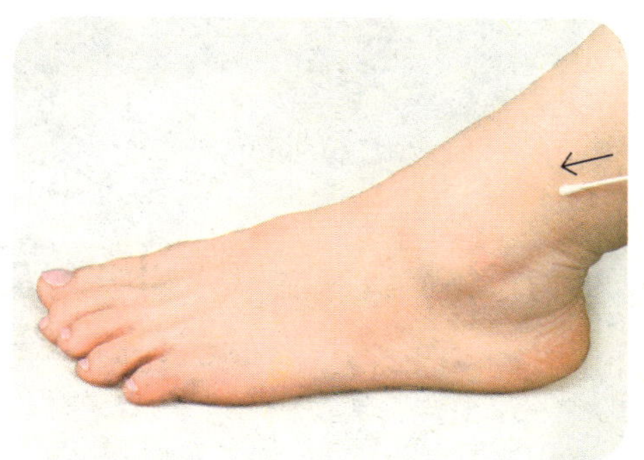

类风湿关节炎

活血化瘀 消肿止痛

类风湿关节炎是一种以慢性侵蚀性关节炎为特征的全身性自身免疫病。该病好发于手、腕、足等小关节，呈对称分布。早期有关节红肿热痛和功能障碍，晚期关节可出现不同程度的僵硬畸形，并伴有骨和骨骼肌的萎缩，严重者可导致残疾。

手 部 按 摩

按揉下身淋巴结反射区

按摩方法： 将棉签头放在下身淋巴结反射区上，按揉 3~5 分钟，力度要适中。

主治功效： 按揉下身淋巴结反射区能疏通经络、激发经气，改善下身血液循环。可改善因寒湿引起的类风湿关节炎。

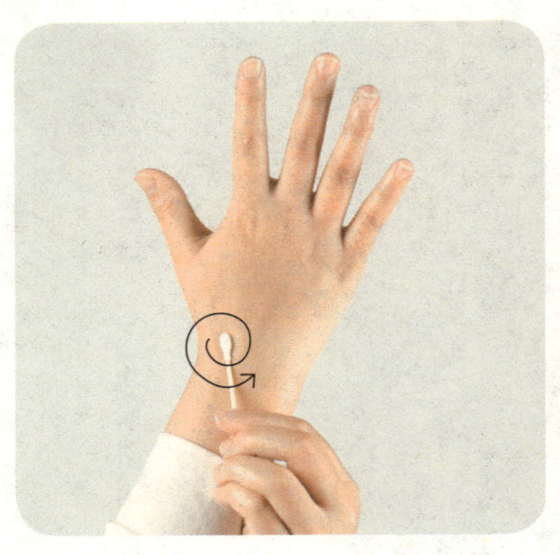

按压八邪穴

按摩方法： 将棉签头按压在八邪穴上，按压 3~5 分钟，力度要适中。

主治功效： 八邪穴有祛风通络、清热解毒的功效，主治烦热、目痛、头痛、风湿、手指麻木、手臂红肿等。

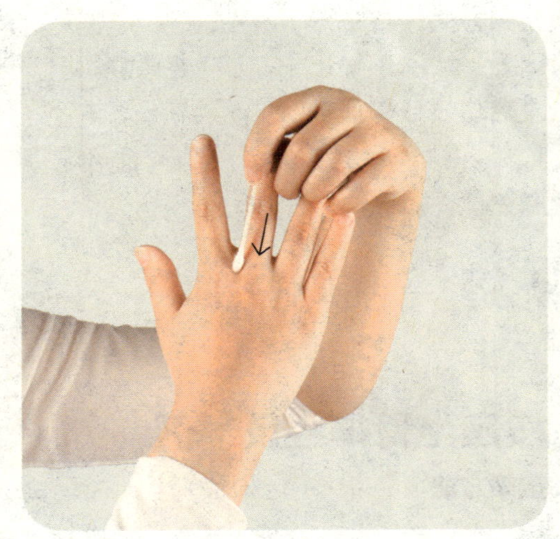

一用就灵的小偏方

防风粳米粥： 缓解类风湿关节炎肢体关节疼痛

将防风 10 克、葱白 2 根用水煎煮，取药汁备用，然后用粳米煮粥，待粥将熟时加入药汁，煮开即可。每日 2 次，趁热服食。

耳部按摩

按揉耳尖

按摩方法：将小棉棒放在耳尖上，按揉2~3分钟，使局部发红发热。

主治功效：经常按揉耳尖能疏通经络，运行气血，调理脏腑，祛除风湿护关节。

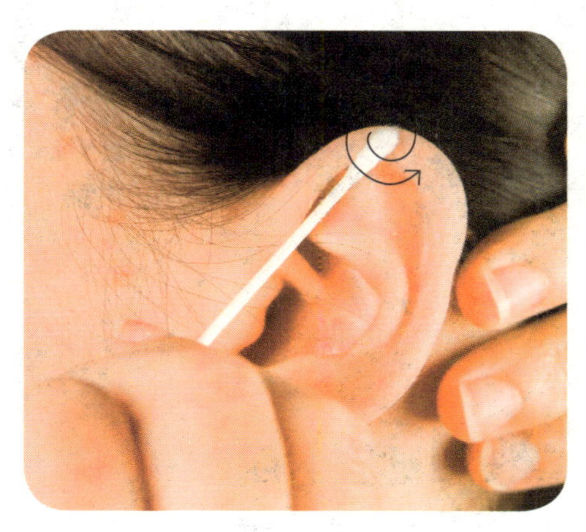

足部按摩

按揉肘关节反射区

按摩方法：将小棉棒放在肘关节反射区上，按揉2~3分钟。

主治功效：按揉肘关节反射区可调理类风湿引起的肘关节疼痛或活动不利。

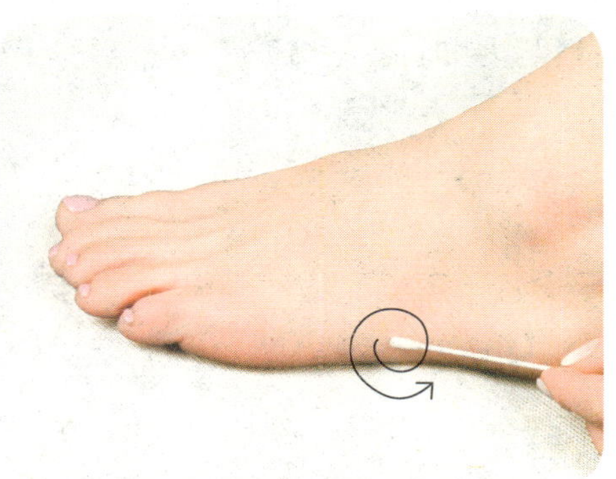

按揉八风穴

按摩方法：用小棉棒按压八风穴，并按顺时针方向按揉2~3分钟。

主治功效：八风穴有祛风通络、清热解毒的功效，主治牙痛、胃痛、关节疼痛等。

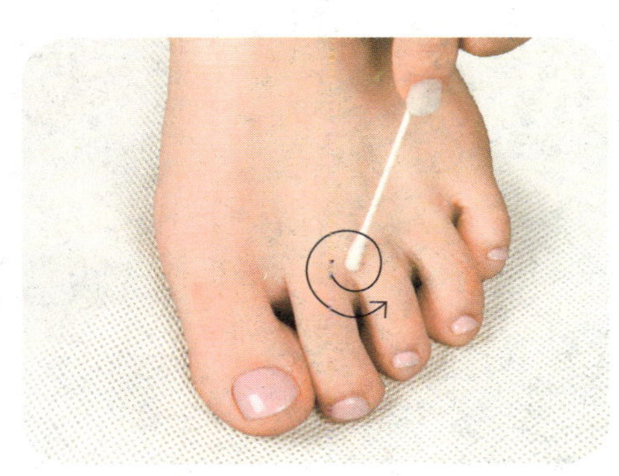

腰肌劳损

补肾养筋 强壮腰肌

腰肌劳损又称腰背肌筋膜炎或功能性腰痛，主要是指腰骶部肌肉、筋膜、韧带等软组织的损伤，导致局部无菌性炎症，从而引起腰骶部一侧或两侧的弥漫性疼痛，多见于体力劳动者和固定姿势的工作者。中医认为，引起腰肌劳损的原因是外感风寒湿邪，肾气虚弱，影响局部气血运行，血行不畅引起。

手部按摩

点按腰椎反射区

按摩方法：用小棉棒点按腰椎反射区 1~2 分钟，每日 2 次。

主治功效：点按腰椎反射区有活血、通络、止痛的功效，可调理腰背酸痛、腰肌劳损、腰椎间盘突出等症。

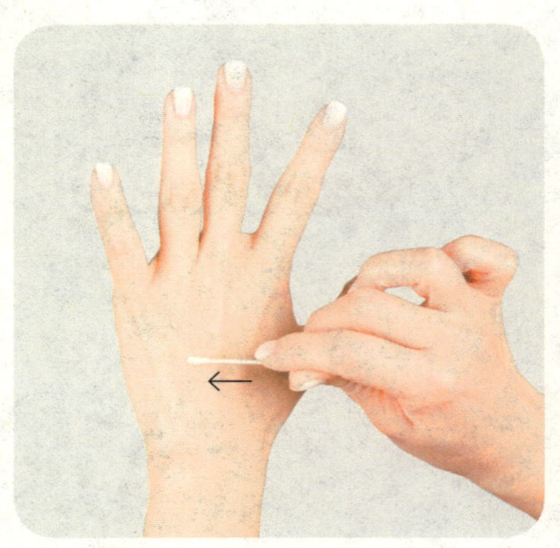

推按胸椎反射区

按摩方法：用小棉棒来回推按胸椎反射区 1~2 分钟，每日 2 次。

主治功效：推按胸椎反射区有活血、通脉的功效，可调理背痛及背部各种病症，胸椎间盘突出及胸椎各种病变。

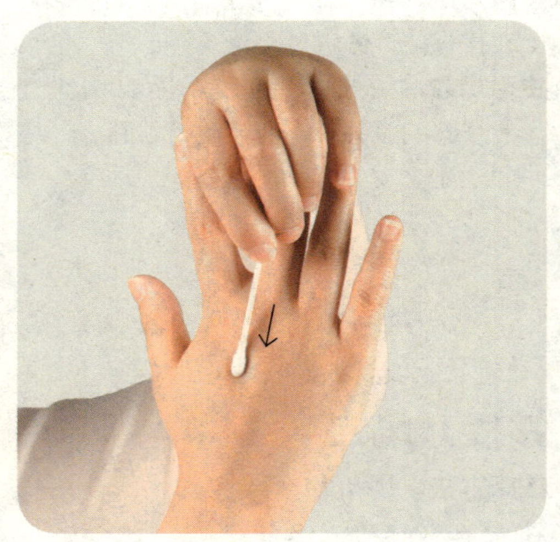

同效不同方

艾灸合谷穴：活血通络，养护腰肌

点燃艾条，对准合谷穴，距离皮肤 1.5~3 厘米处，温和施灸，每次灸 5~10 分钟。每日 1 次，5~7 天为一个疗程。

按揉合谷穴

按摩方法：将小棉棒放在合谷穴上，由轻到重按揉 2~3 分钟。

主治功效：合谷穴有镇静安神、通络活血的功效，可辅助调理腰肌劳损引起的腰痛等病症。

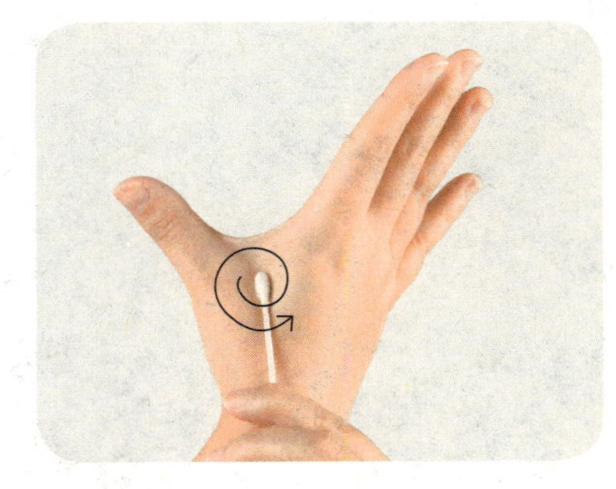

耳 部 按 摩

按压腰骶椎反射区

按摩方法：将棉签头按压在腰骶椎反射区上，按压 3~5 分钟，力度要适中。

主治功效：按压腰骶椎反射区，有补肾强腰、理气止痛的功效，可以调理肾亏体虚引起的腰肌劳损。

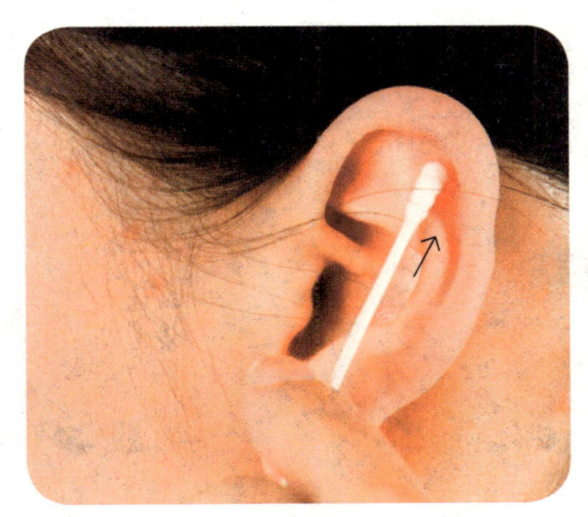

足 部 按 摩

按揉足内侧坐骨神经反射区

按摩方法：将小棉棒放在足内侧坐骨神经反射区上，按揉 1~3 分钟。

主治功效：按压足内侧坐骨神经反射区，可以保护腰肌，防止腰肌劳损。

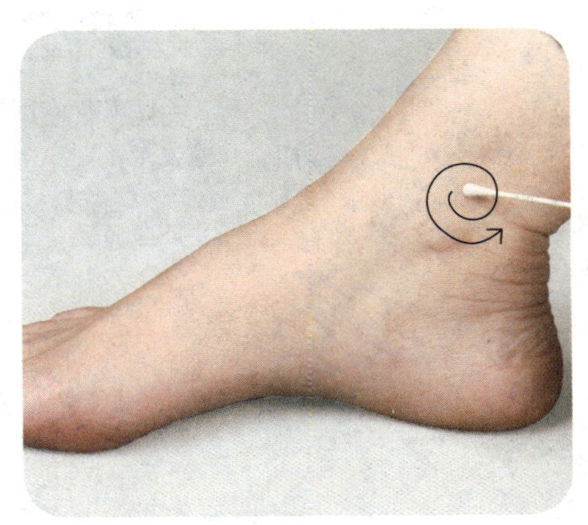

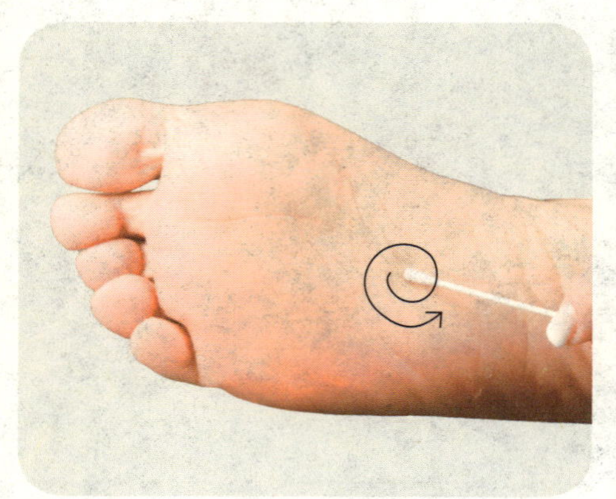

按揉肾反射区

精准定位：双足足掌第二跖骨下端与第三跖骨下端关节处。

按摩方法：将小棉棒放在肾反射区上，按揉1~3分钟。

主治功效：中医认为，腰肌劳损往往和肾脏亏损有关。肾脏反射区是人体重要的基础反射区，经常按揉可强肾精、补肾气，强健腰膝，调理腰肌劳损。

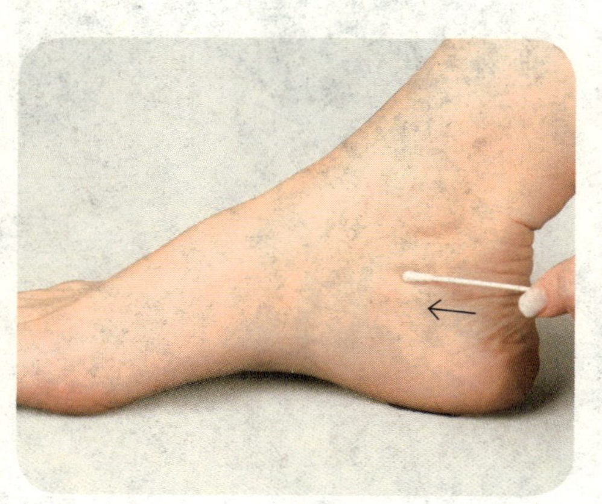

按压髋关节反射区

精准定位：位于双足内踝下缘及外踝下缘，呈弧形区域。

按摩方法：将棉签头按压在腰骶椎反射区上，按压3~5分钟，力度要适中。

主治功效：按揉髋关节反射区可以祛湿邪、通脉络、运化气血，缓解腰肌劳损引起的疼痛。

一用就灵的小偏方

椒茴煮猪尾：益骨髓，补腰力

胡椒12克，茴香10克，猪尾1条，盐适量。将猪尾去毛洗净，切段，放入砂锅中，加清水、胡椒、茴香一起用小火煮约1小时，加盐调味。可以补腰力、益骨髓，适用于腰肌劳损。

专题

特效古方 关节痛药酒

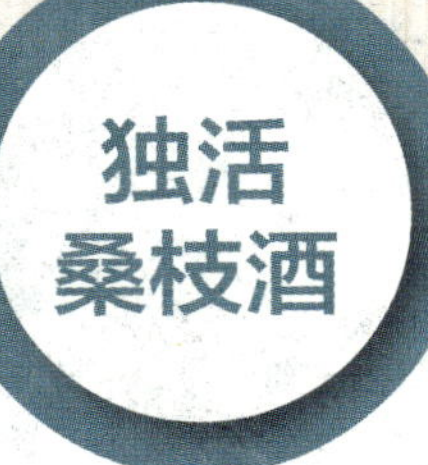

独活桑枝酒

祛风通络，止关节痛

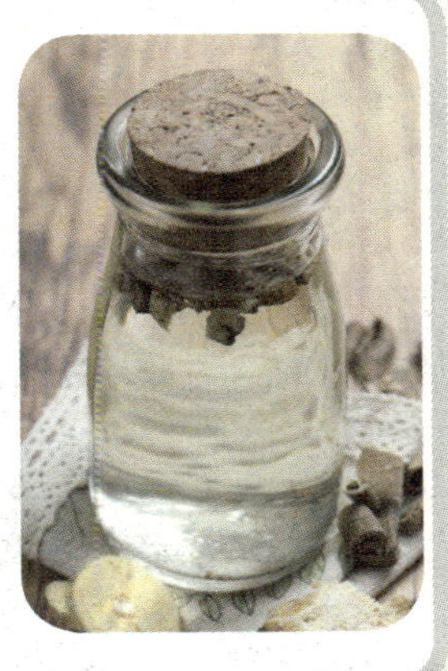

配方：独活、桑枝、五加皮各 20 克，白酒 500 毫升。

制法：将上述药材切碎，浸入白酒内，密封浸泡，7 天后即成。

用法：外用。取适量药酒，在患处涂擦，每日 2~3 次。

功效：祛湿通络，散寒止痛。适用于肩周炎、风湿痛、冻疮等病症。

禁忌：皮肤破损部位勿用。

鸡血藤酒

舒筋活络，缓解疼痛

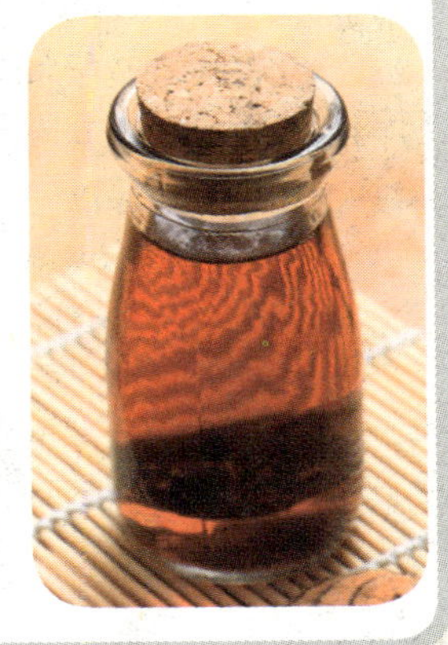

配方：鸡血藤 250 克，白酒 1 000 毫升。

制法：将鸡血藤放置于净器中，用白酒浸泡，封口，7 天后即可饮用。

用法：口服。每日 2 次，每次空腹温服 10~30 毫升。

功效：补血活血，舒筋通络。主治筋骨不舒疼痛、腰膝冷痛、肩膀麻木、肩肘疼痛等。

禁忌：阴虚火旺者慎用。

虎杖酒

活血化瘀，止疼痛

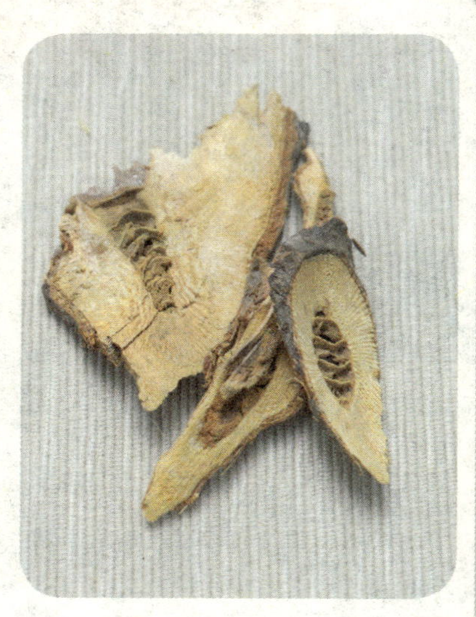

配方：虎杖 250 克，白酒 750 毫升，赤砂糖适量。

制法：

1. 将虎杖切片，放置在干净的容器中，放入白酒浸泡，封口。
2. 4 日后开封，过滤后加赤砂糖少量调味，即可饮用。

用法：口服。每日 2 次，每次 15 毫升。

功效：清热利湿，活血化瘀。可以调理关节炎、肩周炎等关节问题。

威灵仙酒

改善风湿引起的筋骨疼痛

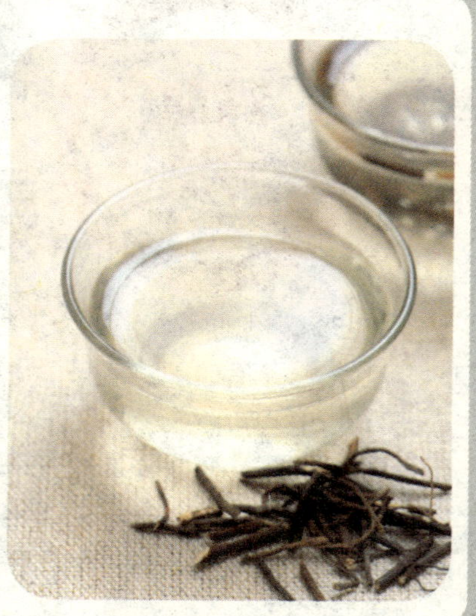

配方：威灵仙 50 克，白酒 1500 毫升。

制法：将威灵仙切碎，与白酒共同放置在干净带盖的容器中，密封；隔水小火蒸 30 分钟，取出过滤后即可饮用。

用法：口服。每日 1~2 次，每次 10~20 毫升。

功效：通经络，祛风湿。主治肌肉、筋骨、关节等处疼痛、酸楚、麻木、肿胀、屈伸不利等。

禁忌：气血虚弱者及孕妇忌服。

PART
7

解决面子问题，小棉棒胜过化妆品
美容美体手耳足按摩

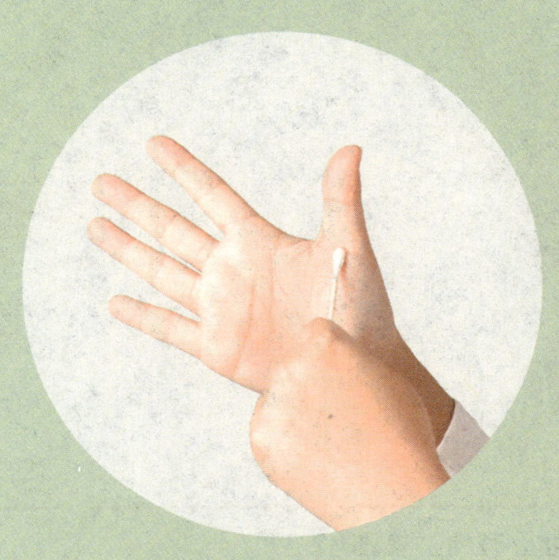

肥胖

消脂减肥 防慢性病

人体吸收过多的热量、脂肪，并储存到一定量值时就会引发肥胖。生活和工作压力大，在饮食上不注意，常食用热量、脂肪含量过高的食物，加上缺乏锻炼就很容易产生肥胖，而肥胖能引起高血压、高脂血症、冠心病、糖尿病等疾病，严重影响患者的生活。按摩手耳足可以消脂减肥、预防“三高”等慢性病。

手部按摩

按揉胃脾大肠区反射区

按摩方法：将小棉棒放在胃脾大肠区反射区上，按揉1~3分钟，每日2次，力度尽量大些。

主治功效：按揉胃脾大肠区反射区可以降低食欲，抑制肠胃功能。一定要强力刺激反射区，否则会起到相反的效果。

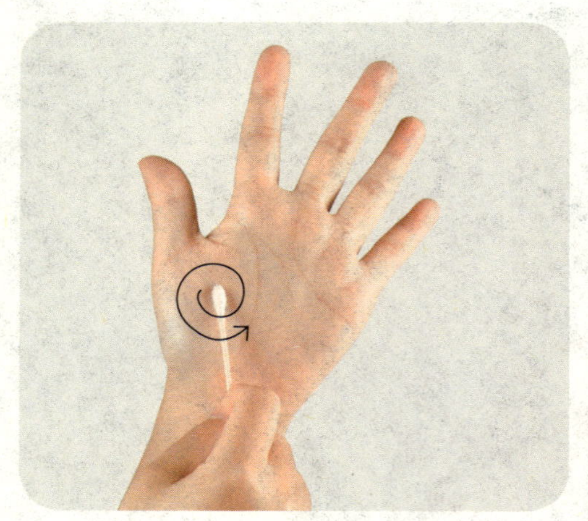

按压胃反射区

按摩方法：将棉签头按压在胃反射区上，按压3~5分钟，力度要适中。

主治功效：中医认为脾胃由经络相连，能影响人体消化和吸收作用。按摩胃反射区能够促进身体的消化作用及新陈代谢速率，有助减肥。

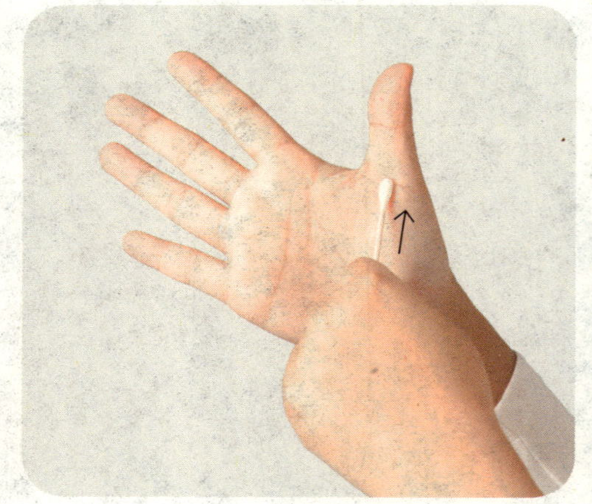

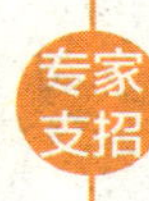

专家支招

Q 经常喝茶水，有助于减肥吗？

A 常喝茶水可以减肥轻身。茶中含有的茶多酚、维生素 B_1、维生素C等具有提高新陈代谢、溶解脂肪、抗氧化、消除自由基、化浊祛腻的作用，常喝茶可以减少脂肪堆积。

耳部按摩

按压三焦反射区

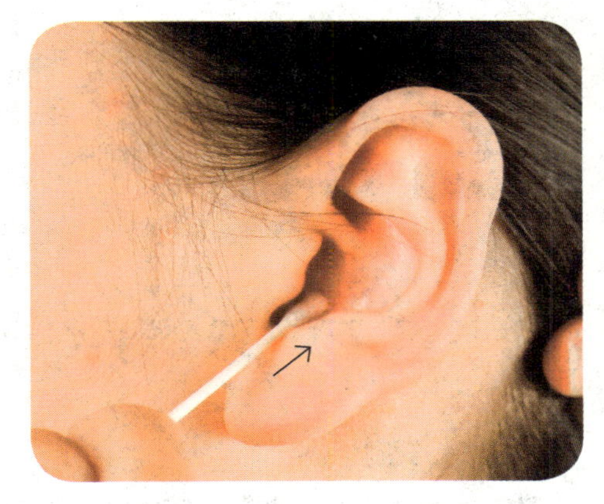

按摩方法： 将棉签头按压在三焦反射区上，按压3~5分钟，力度要适中。

主治功效： 按压三焦反射区，能促进血液循环，增强新陈代谢，减少脂肪过多堆积，达到健美、减肥的目的。

点压脾反射区

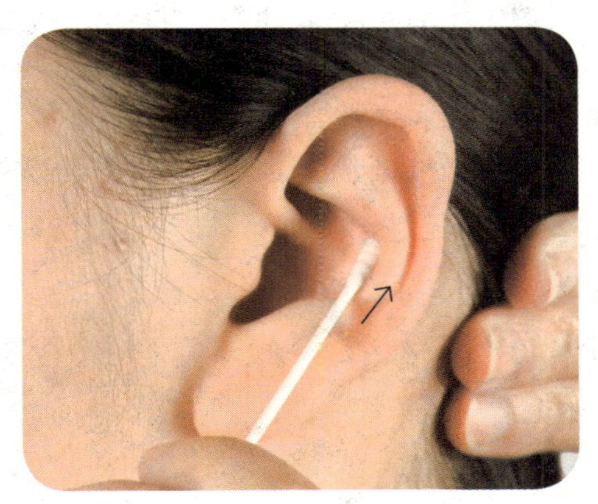

按摩方法： 用小棉棒点压脾反射区1~2分钟。

主治功效： 点压脾反射区，可以疏通脾脏，促进脾胃消化，防止食积引起的肥胖。

足部按摩

按揉足三里穴

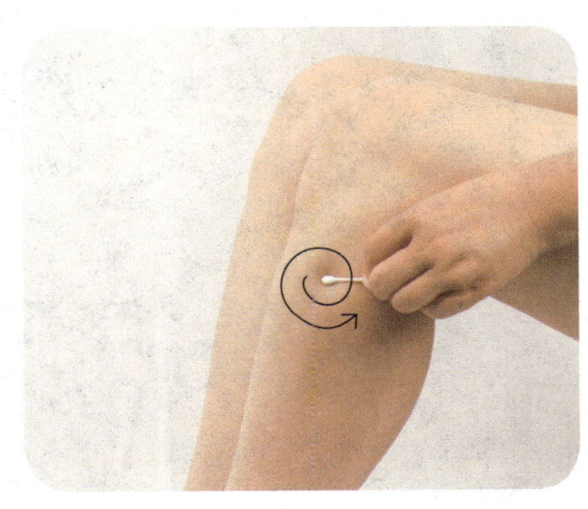

按摩方法： 将小棉棒放在足三里穴上，由轻到重按揉1~3分钟。

主治功效： 中医认为身体不需要的脂肪多属痰湿（不仅指赘肉，还包括血液中异常增高的血脂）。按摩足三里穴可调动脾胃功能，祛除痰湿，调理肥胖。

面部水肿

健脾利湿 消除肿胀

面部水肿主要是由于脏腑疾病、营养不良等原因造成的，如缺乏蛋白质和 B 族维生素、贫血等。面部水肿患者还常伴有尿量减少、体重增加、腹胀、乳房胀痛、头痛等症状。按摩手耳足可健脾利水，消除肿胀。

手部按摩

按压肾反射区

按摩方法： 将棉签头按压在肾反射区上，按压 3~5 分钟，力度要适中。

主治功效： 按压肾反射区，可补肾利水、畅通气机，从而通利小便、缓解面部水肿。

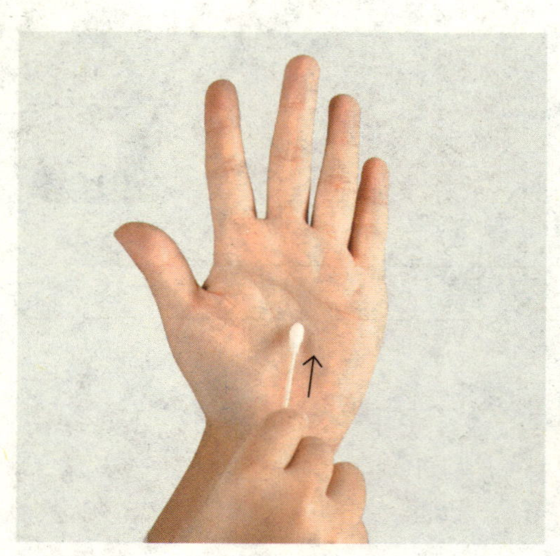

点按头颈淋巴结反射区

按摩方法： 将小棉棒放在头颈淋巴结反射区上，点按 1~2 分钟，每日 2 次。

主治功效： 点按头颈淋巴结反射区，可使头颈淋巴循环顺畅，提高身体免疫力，消除面部水肿。

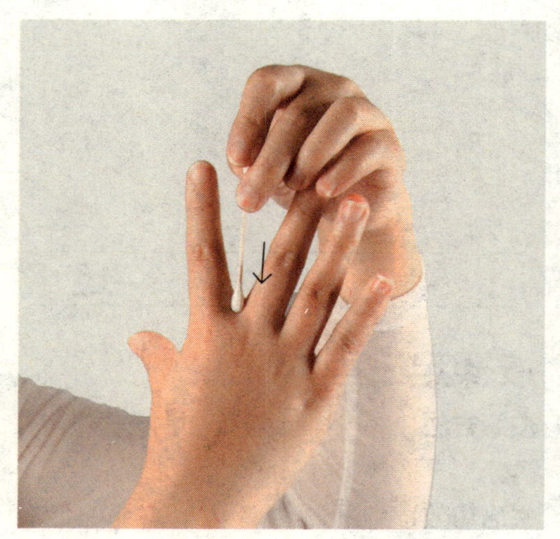

一用就灵的小偏方

冬瓜汤： 利尿消肿

将冬瓜 250 克去皮和瓤，切成片。锅内加水 500 毫升，将切好的冬瓜片放入水中煎煮半小时，起锅即可食用。可利尿消肿，生津止渴。

耳部按摩

按压内分泌反射区

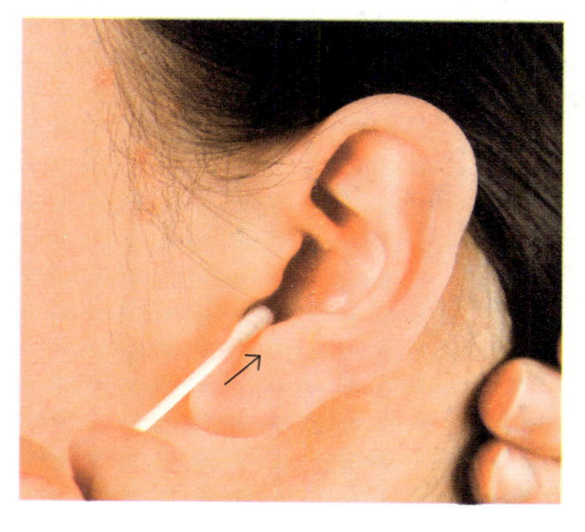

按摩方法： 将棉签头按压在内分泌反射区上，按压 3~5 分钟，力度要适中。

主治功效： 内分泌失调往往会引起面部水肿、长痘等情况，按压内分泌反射区可调节内分泌，改善面部水肿。

足部按摩

按揉甲状腺反射区

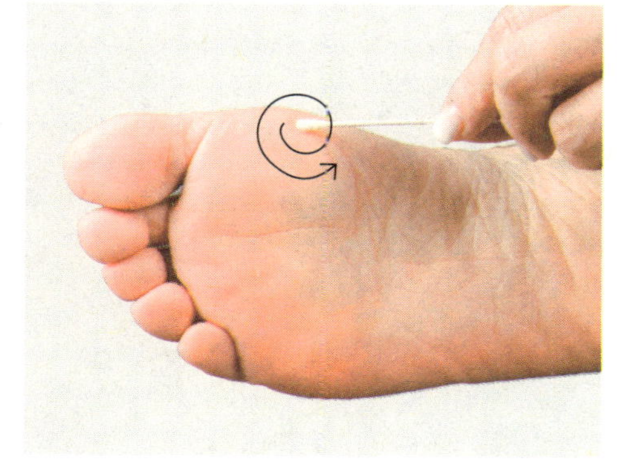

按摩方法： 将小棉棒放在甲状腺反射区上，按揉 1~3 分钟。

主治功效： 甲状腺功能减退，会表现轻重不等的皮肤和皮下组织水肿，面部尤其严重。按揉甲状腺反射区，可以呵护甲状腺功能，改善面部水肿。

按揉肾反射区

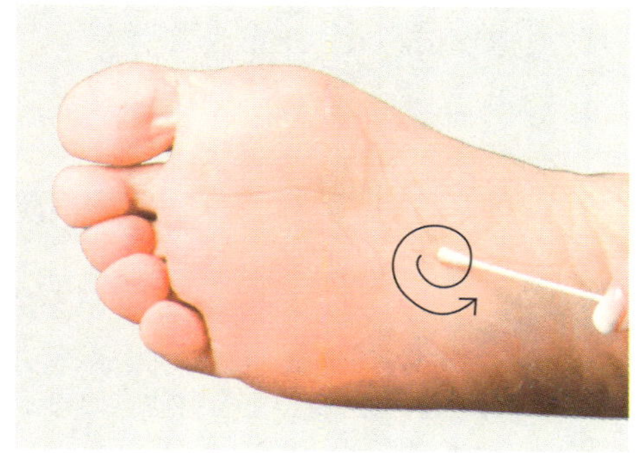

按摩方法： 将小棉棒放在肾反射区上，按揉 1~3 分钟。

主治功效： 肾反射区是补肾虚的妙药，按揉该反射区可调理肾虚引起的水肿。

胸部扁平

促进胸部血液循环

乳房很多时候都代表着一个女性的魅力，因此女性对自己乳房的健康漂亮问题给予了很大的关注。按摩可以促进胸部血液以及淋巴循环，刺激激素的分泌，舒缓乳房的紧绷感，增强胸部弹性，从而使乳房更加丰满，并且有效避免肌肤松弛。

手部按摩

推按胸、乳房反射区

按摩方法：将小棉棒放在胸、乳房反射区上，向腕背方向推按1~2分钟，每日2次，力度要适中。

主治功效：推按胸、乳房反射区可加强胸部气血循环，促进乳腺畅通。

按揉肝反射区

按摩方法：用小棉棒按揉肝反射区1~2分钟，每日2次，力度宜轻柔。

主治功效：按揉肝反射区可通肝络、理肝气，调理肝气不舒引起的胸部扁平。

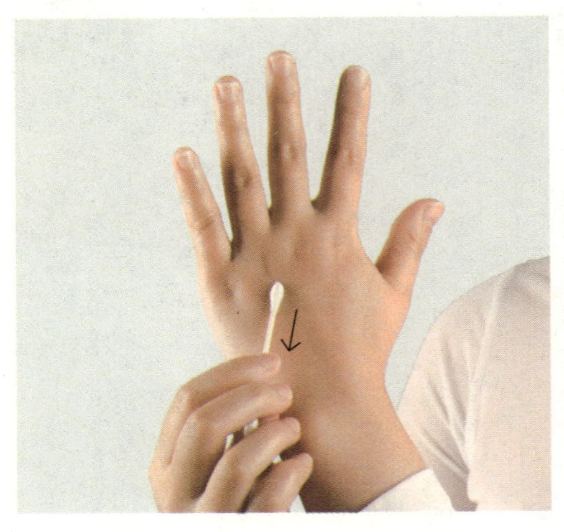

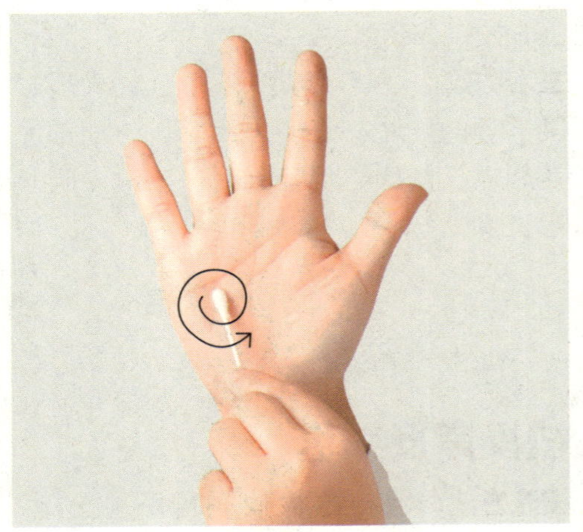

小动作大功效

俯卧撑：丰胸效果好

常做俯卧撑也有很好的丰胸效果。双膝并拢跪于地上，双脚向后抬起，俯身向前，双手着地与肩同宽。保持背部挺直并收紧臀部，慢慢屈臂至胸部接触地面，再慢慢以手肘的力量将身体向上抬，回到原位。

耳部按摩

点压胸反射区

按摩方法： 用小棉棒点压胸反射区 1~2 分钟。

主治功效： 点压胸反射区对于女性的乳房疾病有较好的调理效果，可调理乳房平小、乳腺炎、乳腺增生等病症。

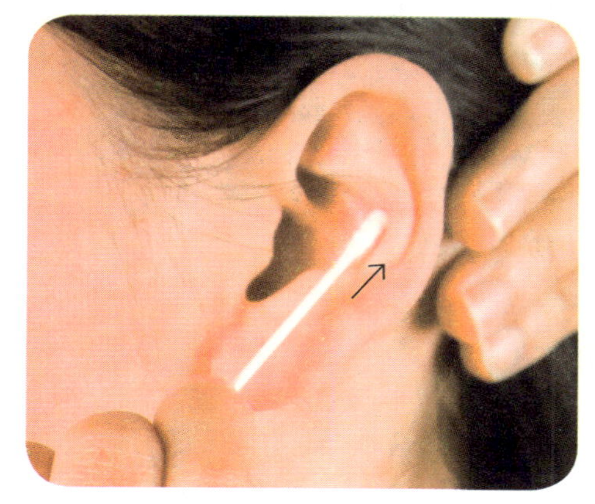

按压内分泌反射区

按摩方法： 将棉签头按压在内分泌反射区上，按压 3~5 分钟，力度要适中。

主治功效： 按压内分泌反射区能刺激腺体和内分泌，增加脑垂体的激素释放，作用于卵巢，激乳腺细胞，促进乳房发育。

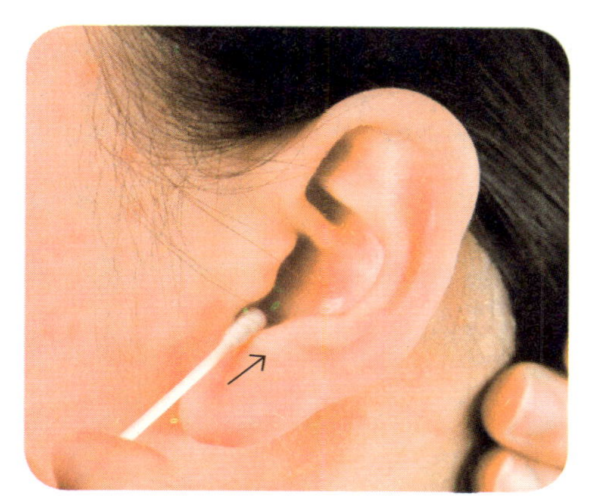

足部按摩

推按胸、乳房反射区

按摩方法： 将小棉棒放在胸、乳房反射区上，推按 1~2 分钟，每日 2 次，力度要适中。

主治功效： 推按胸、乳房反射区可加强胸部气血循环，促进乳腺畅通。

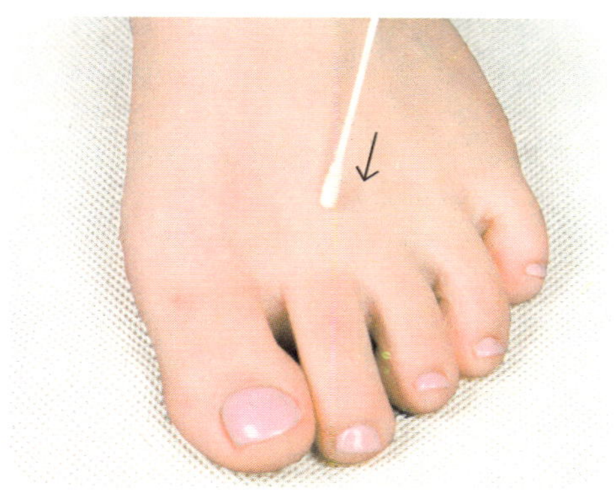

皮肤粗糙

补肺益肾 润泽肌肤

如果皮肤缺乏水分，就会导致发紧、干燥、脱皮等不适，甚至出现皮肤瘙痒等症状。中医认为“肺主皮毛”，要从根本上解决皮肤干燥的问题，就要滋阴润肺，使肺脏有更充足的体液滋润。当肺脏得到充分滋养，肺泡黏膜不再缺水，我们的皮肤就会滋润起来，毛孔粗大、干燥脱皮等问题就会从根本上改善。

手部按摩

点按肺和支气管反射区

按摩方法： 用小棉棒点按肺和支气管反射区 2~3 分钟，每日 2 次。

主治功效： 点按肺和支气管反射区有补肺益气的功效，对于肺气不足引起的皮肤干燥、痘痘、痤疮等有很好的调理功效。

按揉阳池穴

按摩方法： 用小棉棒按揉阳池穴 1~2 分钟，每日 2 次，力度宜轻柔。

主治功效： 阳池穴是支配全身血液循环及激素分泌的重要穴位。只要刺激这个穴位，便可迅速畅通血液循环，改善皮肤粗糙。

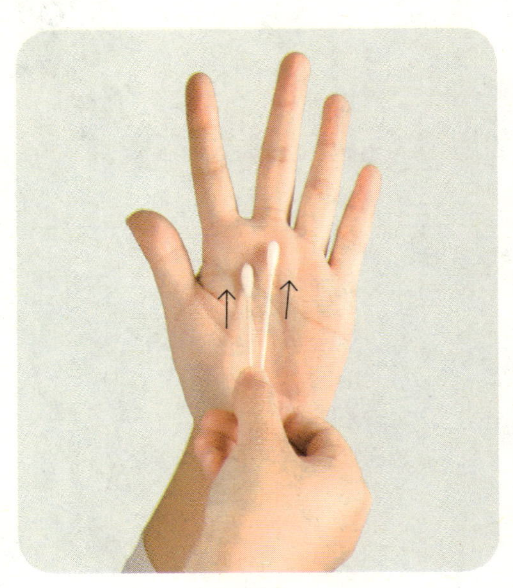

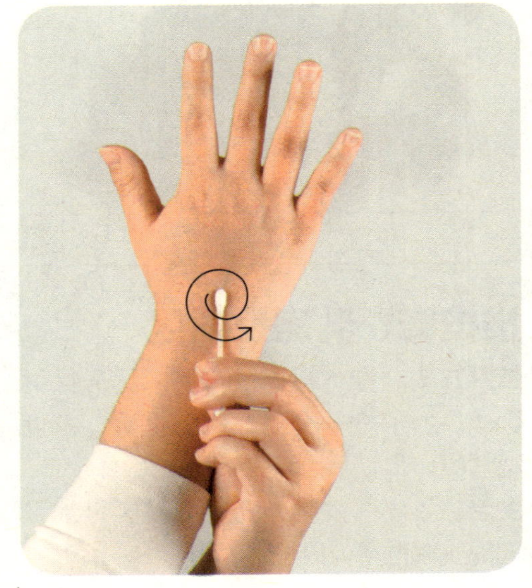

耳部按摩

按揉肺反射区

按摩方法： 用小棉棒对准肺反射区，以适当力度按揉 1~2 分钟。

主治功效： 按揉肺反射区，可滋阴润肺，养颜护肤，改善皮肤干燥的症状。

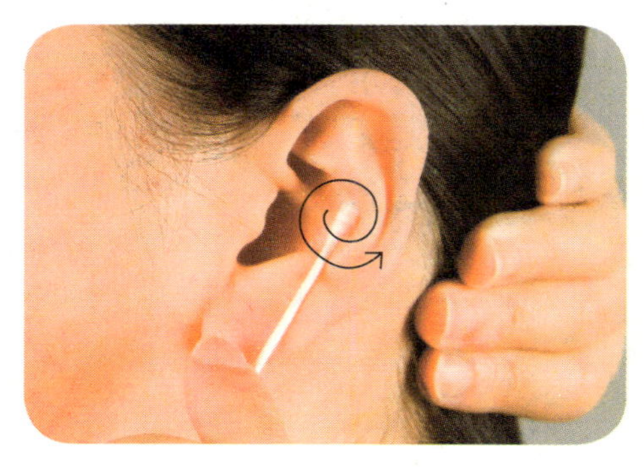

足部按摩

摩擦肾上腺反射区

按摩方法： 将小棉棒放在肾上腺反射区上，以适当力度来回摩擦 1~2 分钟。

主治功效： 摩擦肾上腺反射区，可以加强肾脏排毒功效，改善面部肤色，缓解皮肤干燥症状。

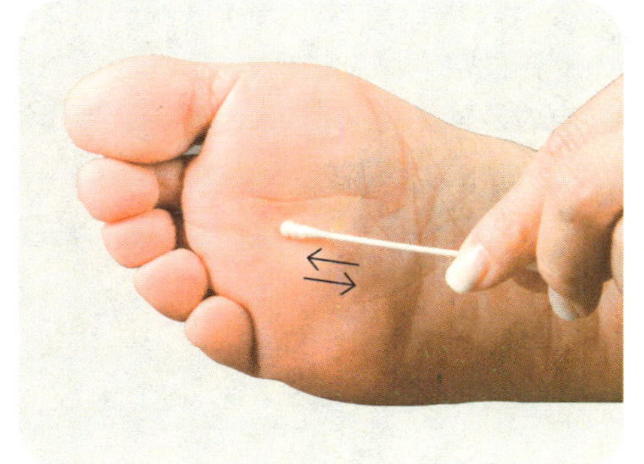

按揉足临泣穴

按摩方法： 用小棉棒轻轻按揉足临泣穴，直至穴位四周变暖。

主治功效： 按揉足临泣穴，可增强肝胆功能，排毒养颜。

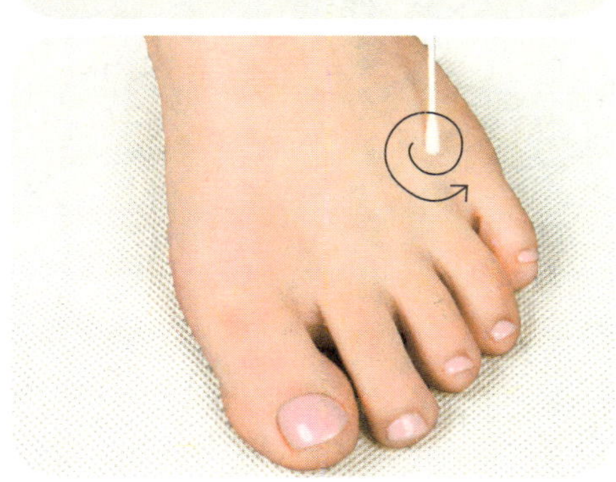

一用就灵的小偏方

木瓜红枣莲子蜜： 补血养颜，滋润皮肤

将 100 克红枣、50 克莲子加 10 克冰糖煮熟备用。然后将木瓜一个剖开去瓜子，将煮好的红枣、莲子、蜂蜜汁放在木瓜里边，上笼蒸透后即可食用。每周食用 3~5 次。

大象腿

除脂美腿 苗条身材

大象腿是对腿粗的人的一种叫法，形容腿跟大象的一样。造成大象腿的一个原因是，无论脂肪或热量有多高都吃，造成脂肪不断在身上生长，致使腿越来越粗。所以要美腿，就要合理规划饮食，另外再进行手耳足按摩帮助消脂减肥。

手部按摩

按揉胃脾大肠区反射区

按摩方法： 将小棉棒放在胃脾大肠区反射区上，轻轻按揉 1~3 分钟，每日 2 次，力度要适中。

主治功效： 腿部脂肪多，通常是因脾虚湿困引起的。按揉胃脾大肠区反射区有健脾祛湿的功效，可以消脂减肥，美腿。

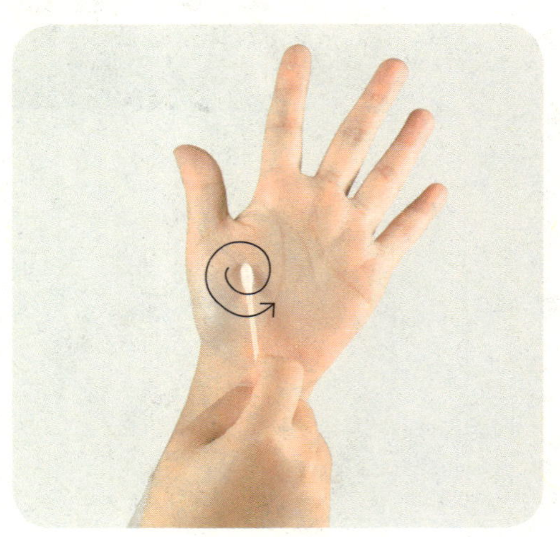

摩擦甲状腺反射区

按摩方法： 用棉棒沿着甲状腺反射区横向画线 3~5 次。

主治功效： 摩擦甲状腺反射区，可调整人体代谢机能，抑制食欲亢进，促进分解代谢，促进排泄，从而减少腿部的脂肪堆积。

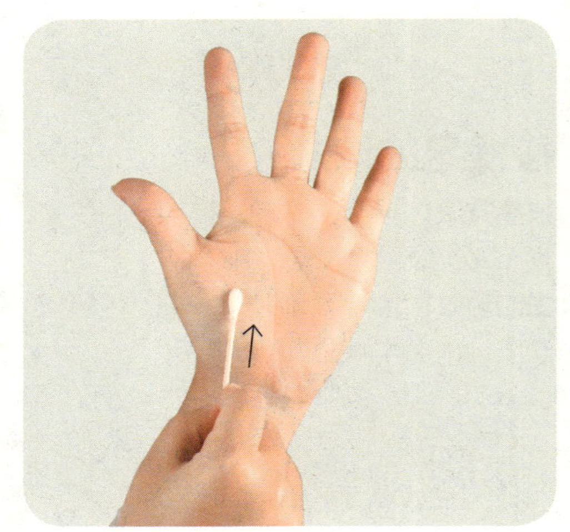

一用就灵的小偏方

拌黄瓜： 减肥瘦身功效好

取嫩黄瓜 300 克，洗净后切成薄片放入碗中，然后往里面加入适量的醋、香精、白糖，搅拌均匀后浇上麻油即可食用。

耳部按摩

按压内分泌反射区

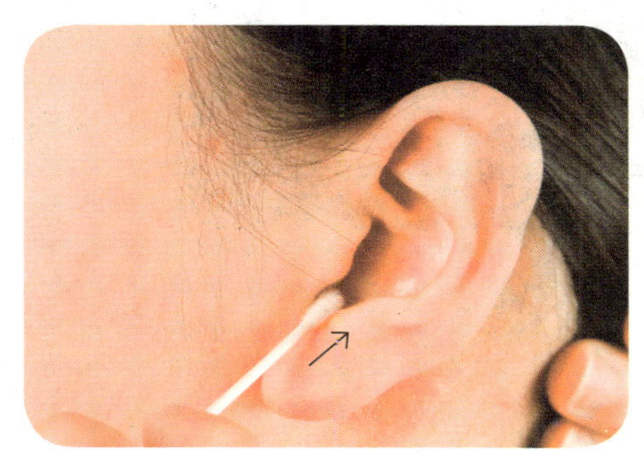

按摩方法：将棉签头按压在内分泌反射区上，按压3~5分钟，力度要适中。

主治功效：按压内分泌反射区可调理内分泌失调引起的腿部肌肉过多。

足部按摩

按揉胃反射区

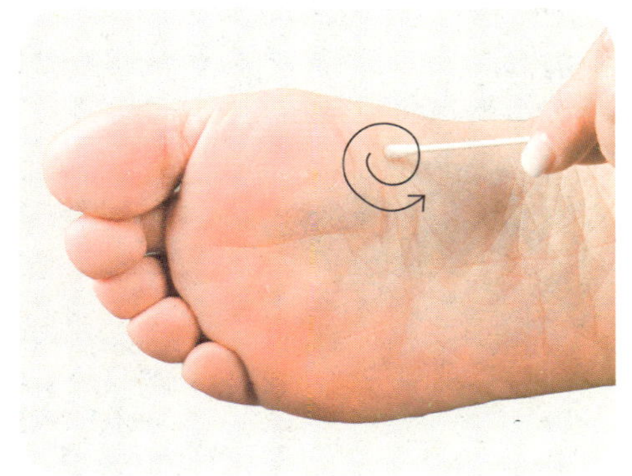

按摩方法：将小棉棒放在胃反射区上，按揉1~3分钟。

主治功效：按揉胃反射区有健脾益胃的功效，可以消除脾胃运化不畅引起的腿部肌肉过多。

按揉足三里穴

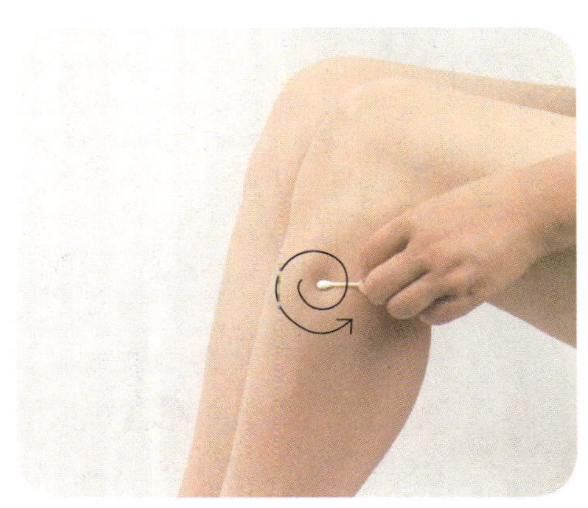

按摩方法：用小棉棒按揉足三里穴1~3分钟。

主治功效：中医认为腿部多余的脂肪多属痰湿。想减少腿部脂肪，按揉足三里，可调动脾胃功能，祛除痰湿。

黄褐斑
调节脏腑 告别“黄脸婆”

黄褐斑又称肝斑、蝴蝶斑，属于色素障碍性皮肤病。女性有黄褐斑者多伴有月经紊乱、经前乳胀或慢性病症；男性黄褐斑患者多伴有阳痿、早泄、胃肠功能紊乱等。中医认为，黄褐斑调理应从调补肝肾入手。

手部按摩

点按肝反射区

按摩方法： 用小棉棒点按肝反射区1~2分钟，每日2次，力度宜轻柔。

主治功效： 中医认为，黄褐斑多为肝气淤滞所致。肝的疏泄功能失调，就会使气血发生淤滞，表现在面部就会呈现黄褐斑。点按肝反射区，可以疏肝理气、活血化瘀，有很好的祛斑功效。

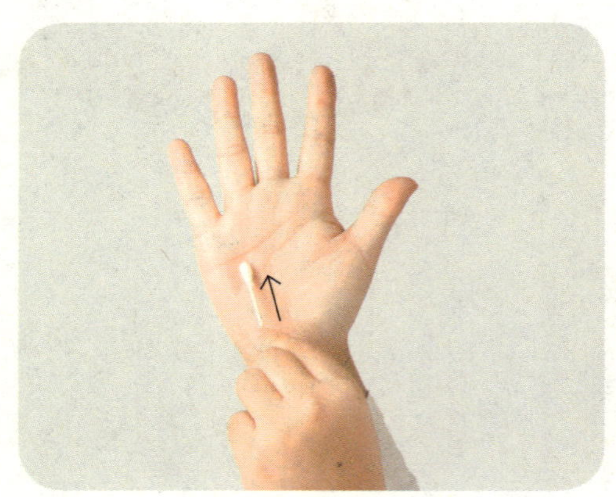

按揉曲池穴

按摩方法： 用小棉棒按揉曲池穴1~2分钟，每日2次，力度宜轻柔。

主治功效： 曲池穴有很好的解毒排泄功能。按揉曲池穴，可以加强机体对黑色素的排解，能够有效祛除色斑。

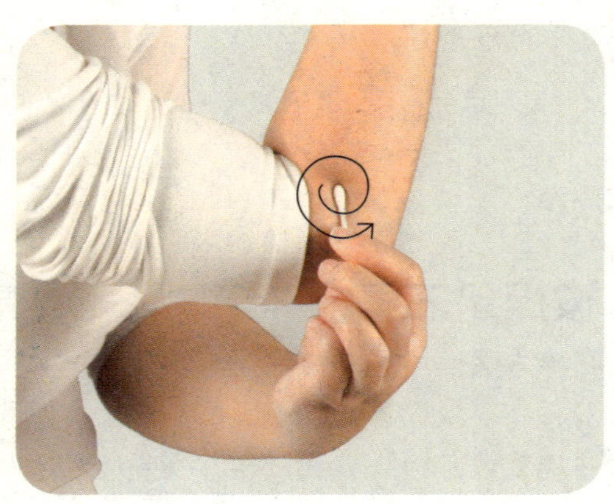

专家支招

Q 脸上色斑挺重的，有时吃蜜橘会更明显。是不是要忌食蜜橘呢？

A 橘子虽含大量维生素C，但也含有很多的叶红素，可使皮肤色素加重。胡萝卜、可可粉、海带等也可使色素加重，应少吃。

耳部按摩

点压脾反射区

按摩方法： 用小棉棒点压脾反射区 1~2 分钟，每日 2 次，力度宜轻柔。

主治功效： 中医认为，脾主血脉，是生血、运化血的大本营。脾运化血液失常，就会形成黄褐斑。点压脾反射区，可以促进血液运化，调节脏腑，调理黄褐斑。

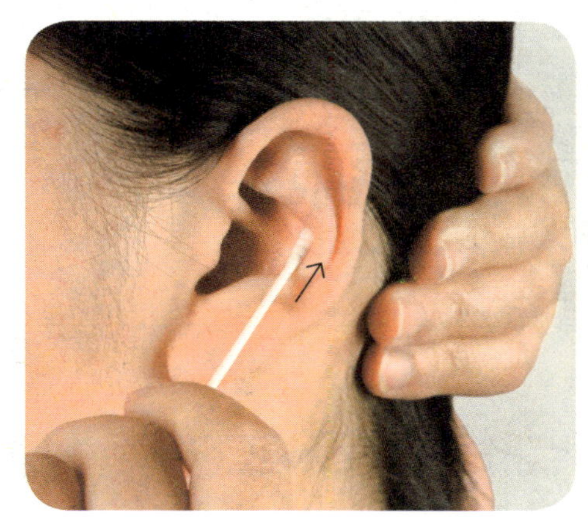

足部按摩

摩擦肾上腺反射区

按摩方法： 用小棉棒放在肾上腺反射区上，以适当力度来回摩擦 1~2 分钟。

主治功效： 摩擦肾上腺反射区，可以加强肾脏排毒功效。改善面部肤色，缓解黄褐斑。

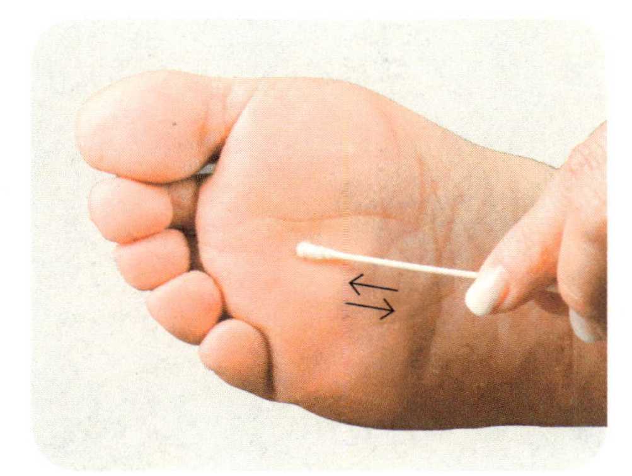

按揉肝反射区

按摩方法： 将小棉棒放在肝反射区上，按揉 1~3 分钟。

主治功效： 点按肝反射区，可以疏肝理气、活血化瘀，有很好的祛斑功效。

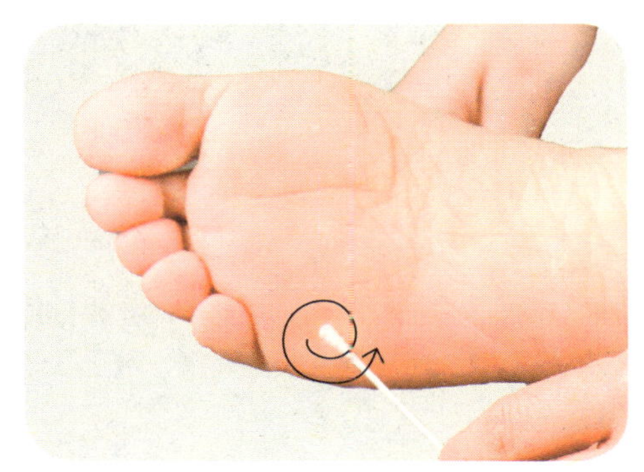

皱纹

补足气血 祛皱抗衰

人到 25 岁以后，皮肤的弹力纤维和胶原纤维逐渐发生变化，随着时间的流逝、年龄的增长，面部出现皱纹是不可避免的。中医认为，这是因为阴血不足，肤失濡养，瘀血阻滞导致的肌肤失容。

手部按摩

点按垂体反射区

按摩方法： 用小棉棒点按垂体反射区 1~2 分钟。

主治功效： 点按垂体反射区有紧致肌肤的效果，可有效改善面部皱纹。

按揉肾反射区

按摩方法： 将棉签头按压在肾反射区上，按压 3~5 分钟，力度要适中。

主治功效： 按揉肾反射区，可以改善体内环境，加快肌肤代谢黑色素，修复肌肤受损组织，消除皱纹。

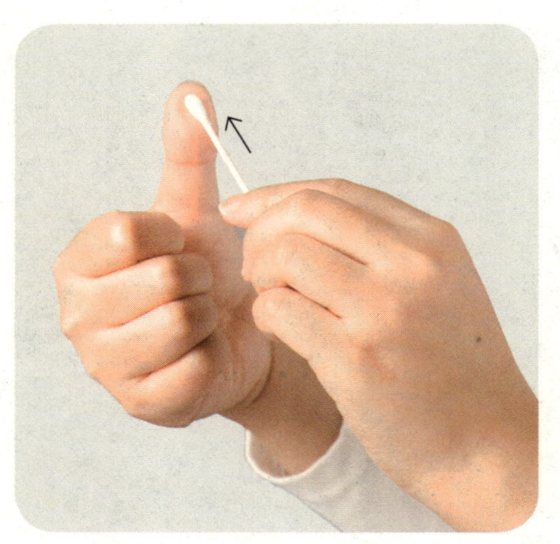

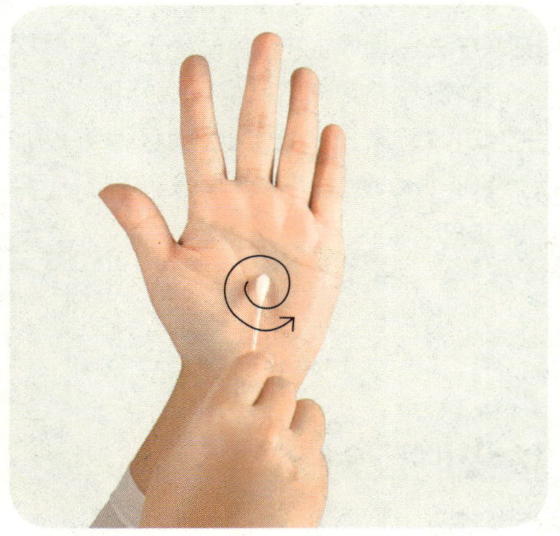

一用就灵的小偏方

葡萄柚面膜： 轻松去皱纹

将葡萄柚果肉捣碎，加入蜂蜜，敷于面部细纹处，5~6 分钟后洗去。持续使用可有明显去皱功效。

耳部按摩

点压肝反射区

按摩方法：用小棉棒点压肝反射区 1~2 分钟。

主治功效：中医认为，面部生皱纹是肝气郁结所致，调理应该以疏理肝气为主。点压肝反射区可以疏肝解郁，祛除皱纹。

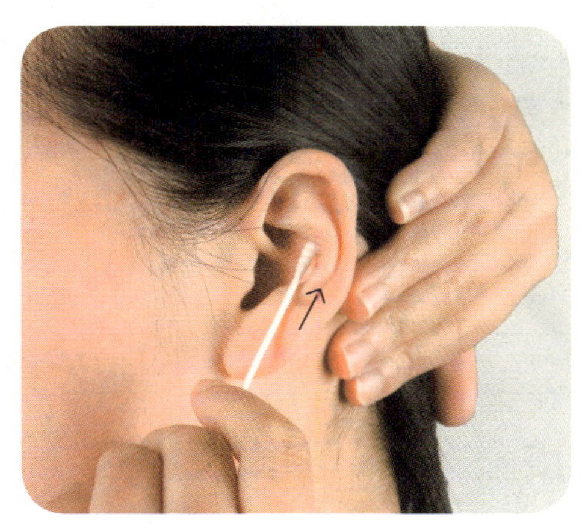

足部按摩

按揉大脑反射区

按摩方法：用小棉棒对准大脑反射区，以适当力度按揉 1~2 分钟。

主治功效：足部的大脑反射区可促进头面部血液循环，有效预防面部滋生皱纹。

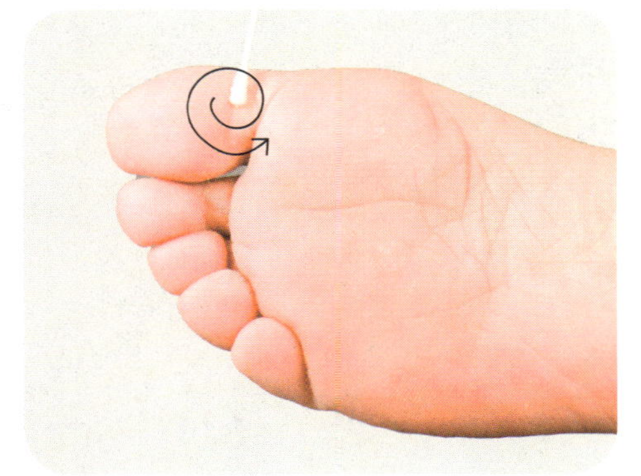

按揉肾上腺反射区

按摩方法：用小棉棒对准肾上腺反射区，以适当力度按揉 1~2 分钟。

主治功效：按揉肾上腺反射区，能够补血活络，使气血经络通畅起来，可以改变肾阳亏虚引起的皱纹。

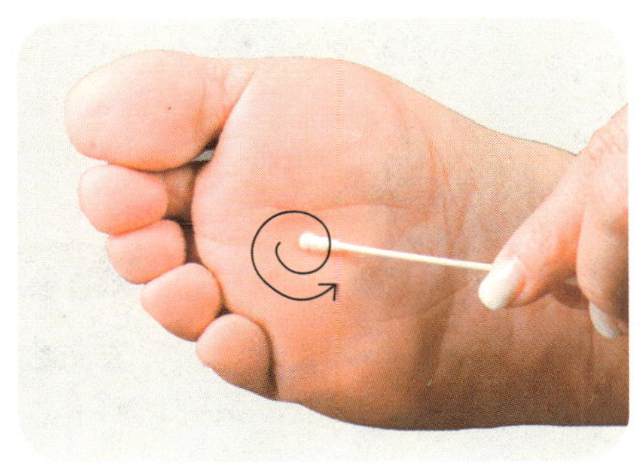

青春痘

清热理气 消除痘痘

青春痘，又称“痤疮”“粉刺”，是一种与毛囊和皮脂腺相关联的慢性炎性皮肤病。常见于青春发育期，主要是由于性腺成熟、性激素分泌增加而引起，通常表现为脸部丘疹、脓疱、黑头粉刺、白头粉刺等。手耳足按摩可以宣发体内的热邪，有效祛除青春痘。

手部按摩

按揉睾丸、卵巢反射区

按摩方法：用小棉棒对准睾丸、卵巢反射区，以适当力度按揉1~2分钟。

主治功效：按揉睾丸、卵巢反射区，能够促进性激素的分泌，改善面部的青春痘。还会使肌肤光泽度增高，皮肤细腻红润。

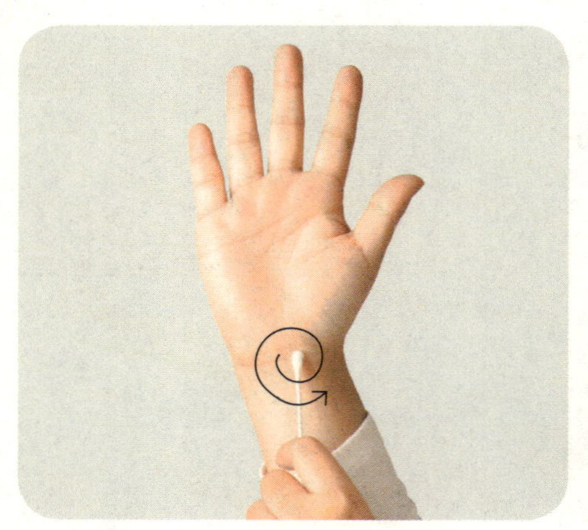

按压曲池穴

按摩方法：将棉签头放在曲池穴上，按压3~5分钟，力度要适中。

主治功效：按压曲池穴有降逆活络、清热和营的功效，对于青春痘有很好的清热效果，可缓解其症状。

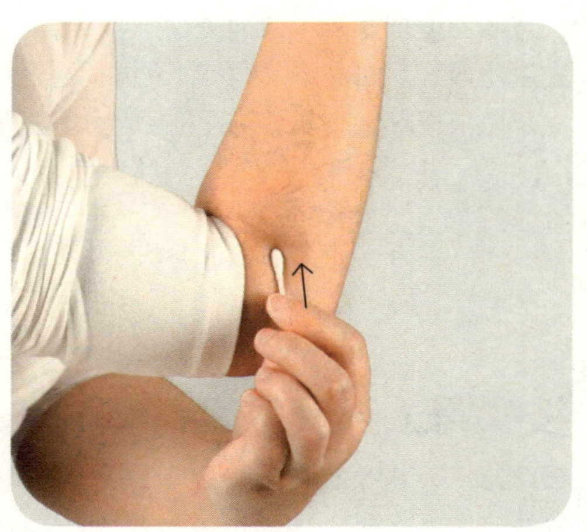

同效不同方

艾灸合谷穴：清热祛痘

点燃艾条，对准合谷穴，火头距离皮肤1.5~3厘米处施灸，每次灸10~15分钟，每日或隔日1次。

按压合谷穴

按摩方法：将棉签头放在合谷穴上，按压 3~5 分钟，力度要适中。

主治功效：合谷穴能镇静止痛，清热解表，通经活络。适用于调理青春痘。

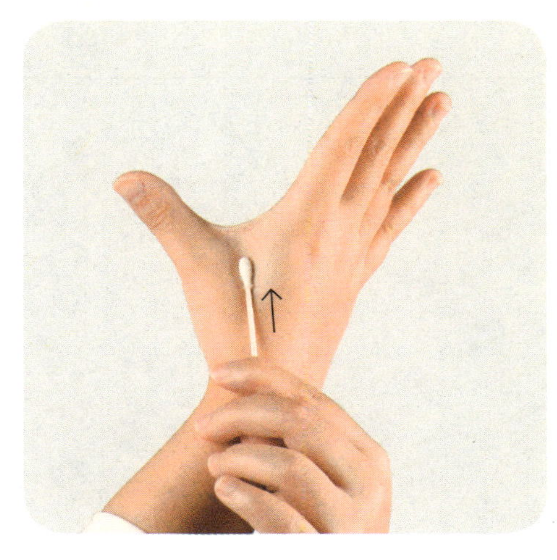

耳部按摩

按揉面颊反射区

按摩方法：将小棉棒放在面颊反射区，由轻到重按揉 1~2 分钟。

主治功效：中医认为，左边脸颊长青春痘说明肝气郁滞、情志不调；右边脸颊长青春痘说明肺火偏旺。按揉面颊反射区，可以疏肝理气、滋阴润肺，调理痘痘。

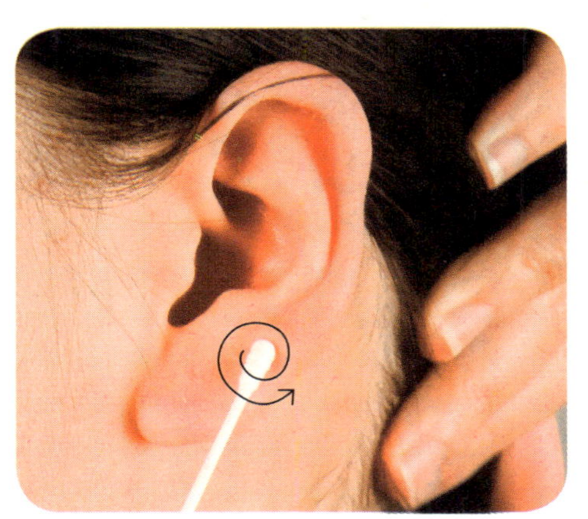

一用就灵的小偏方

白菜叶敷脸：去痘痘，嫩白皮肤

将新鲜大白菜叶洗净，用瓶子或刀背轻轻碾压 10 分钟左右，直到叶片呈网糊状但不断开，然后将脸洗净，贴在脸上，每 10 分钟更换 1 张，连换 3 张。每天做 1 次，有调理青春痘和嫩白皮肤的功效。

足部按摩

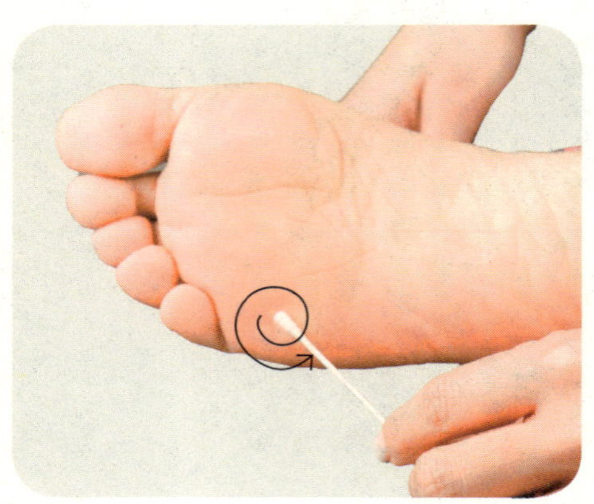

按揉肝反射区

按摩方法： 将小棉棒放在肝反射区上，按揉 1~3 分钟。

主治功效： 中医认为，青春痘是肝火旺盛，在面部淤滞所致。按揉肝反射区，可以清理肝火，祛除痘痘。

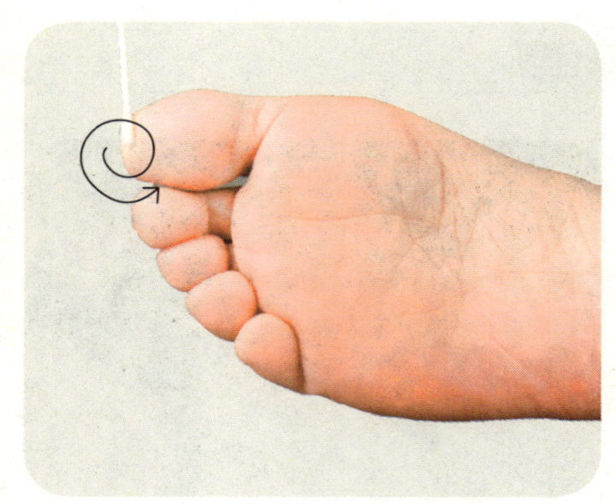

按揉额窦反射区

按摩方法： 用小棉棒对准额窦反射区，以适当力度按揉 1~2 分钟。

主治功效： 额窦反射区有清热疏风、通络止痛的功效，按揉该反射区可调理肺胃火盛引起的青春痘。

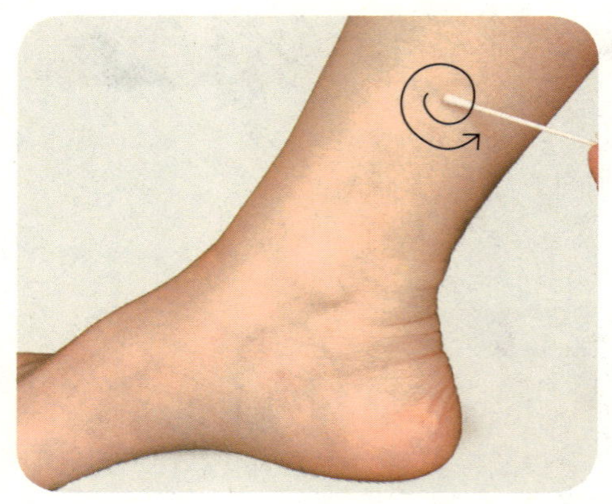

按揉三阴交穴

按摩方法： 将小棉棒放在三阴交穴上，按揉 1~3 分钟。

主治功效： 按揉三阴交穴，可凉血活血，清除因肝胃火盛引起的青春痘。

专题 美容护肤茶饮方

番茄绿茶

美白肌肤

材料：番茄1个，绿茶适量。

冲泡方法：

1. 将番茄顶部外皮上轻划“十”字，然后放入沸水中汆烫，捞出后去皮，果肉切成小块。

2. 将绿茶放入杯中，倒入约80℃水泡约3分钟，取茶汤，将番茄块放入茶汤中，调匀后饮用。

功效：番茄含有丰富的胡萝卜素、维生素C和B族维生素；绿茶含有很多天然矿物质成分。二者合用不仅能够美白皮肤，还能为人体补充多种营养素。

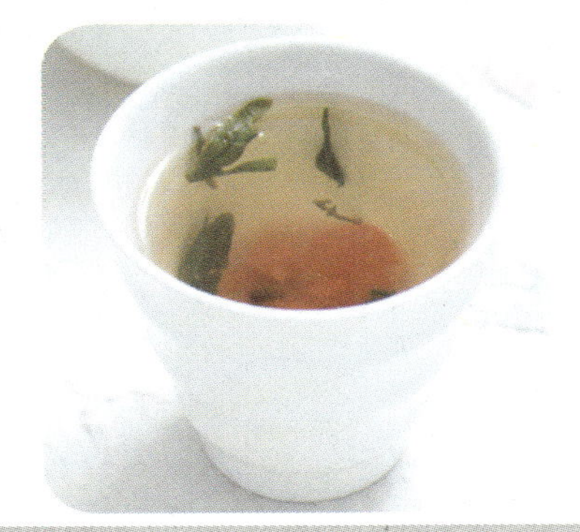

党参麦冬红花茶

祛皱纹抗衰老

材料：党参、麦冬各10克，红花5克。

冲泡方法：

将党参、麦冬、红花一起放入杯中，倒入沸水，盖盖子闷泡约15分钟后即可饮用。

功效：党参具有补中益气、生津的功效，可以治疗气血两亏，提高机体免疫力；麦冬可养阴、清热润燥，对面部皮肤干燥有较好的滋润作用；红花具有活血通络、调节内分泌的作用，可以软化和扩张血管，防衰老。

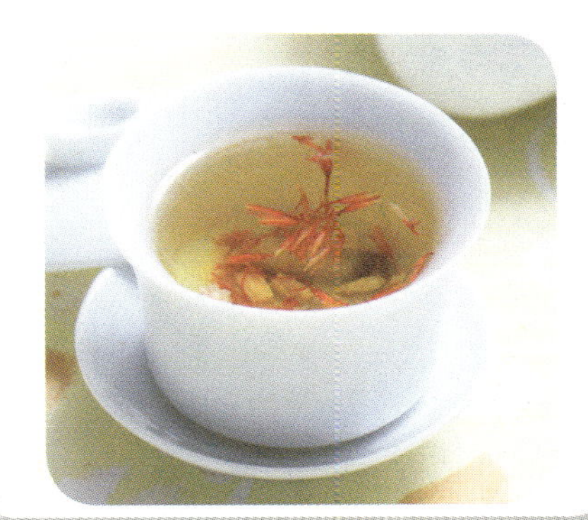

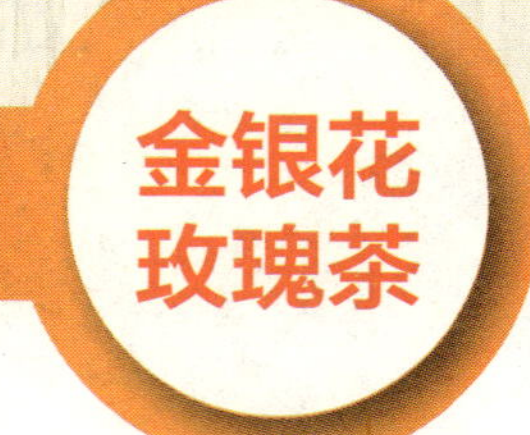

金银花玫瑰茶

控油祛痘

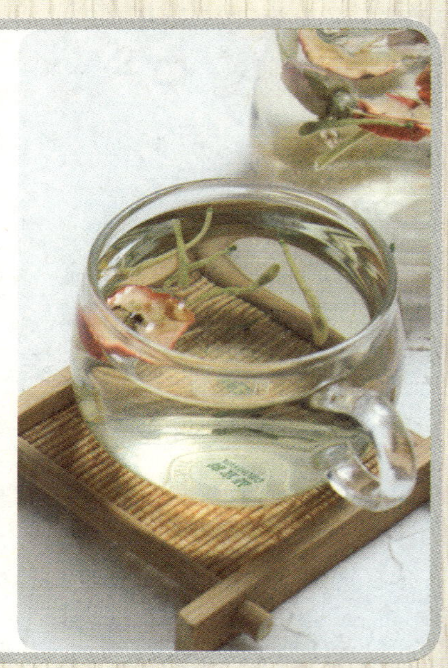

材料：金银花干品 1 克，玫瑰花 3 朵，山楂干品 3 克，麦冬干品 2 克。

冲泡方法：

将上述材料一起放入杯中，倒入沸水，盖盖子闷泡约 5 分钟后即可饮用。

功效：金银花除了对多种病菌、病毒有明显的抑制作用，对皮肤炎症有一定治疗作用外，还可以改善微循环，防止过氧化脂质沉积，预防皮肤长痘；玫瑰花具有清热泻火的作用；山楂能促进脂肪代谢。这些食材共同作用可维持皮肤水油平衡。

山楂果茶

减少脂肪在腹部堆积

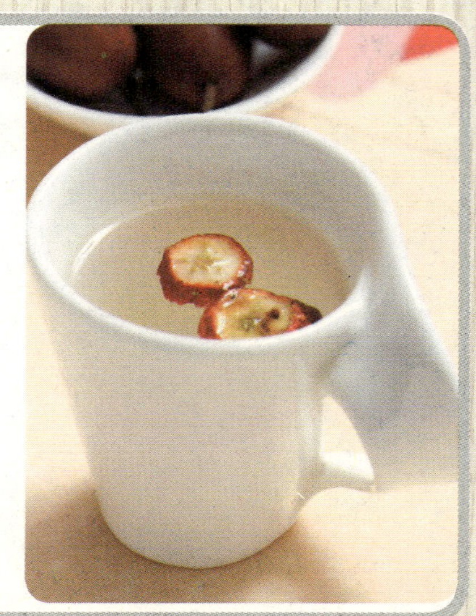

材料：山楂干品 15 克，蜂蜜适量。

冲泡方法：

1. 将山楂放入杯中，倒入沸水，盖盖子闷泡约 10 分钟。

2. 滤取茶水，温热时调入蜂蜜即可饮用。

功效：山楂可以健脾消积，蜂蜜可以润肠通便，两者合用可以加快肠道蠕动，减少脂肪在腹部的堆积。

PART

8

男女问题别发愁，小棒棒一点就解决

生殖保健手耳足按摩

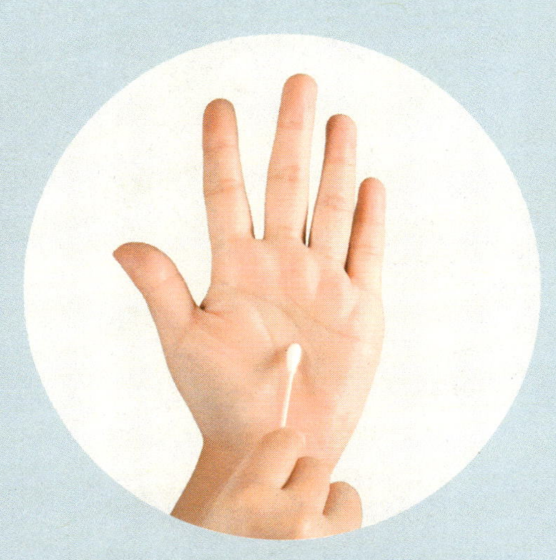

遗精

滋阴祛火 益肾固精

遗精是一种不因性交而精液自行排出的生理现象。在梦境中的遗精称为梦遗，无梦而自遗者名滑精。遗精的频率可以从 1 ~ 2 周一次到 4 ~ 5 周一次不等，都属于正常，如果一周内有几次或一夜几次遗精就属于病理现象，要及时诊疗。中医认为，这种现象多由肾虚不固、心肾不交或湿热下注导致。在手耳足部位按摩，能够滋阴降火、补心益肾，改善症状。

手部按摩

按压前列腺反射区

按摩方法：将棉签头放在前列腺反射区上，按压 3~5 分钟，力度要适中。

主治功效：按压前列腺反射区具有壮阳益精、强腰膝、止遗精的作用。

按揉腹股沟反射区

按摩方法：用小棉棒按揉该反射区 1~2 分钟，每日 2 次，动作力度适中。

主治功效：按揉腹股沟反射区可调理男女生殖系统疾病及性功能减退等，对于男子遗精、阳痿有很好的调理功效。

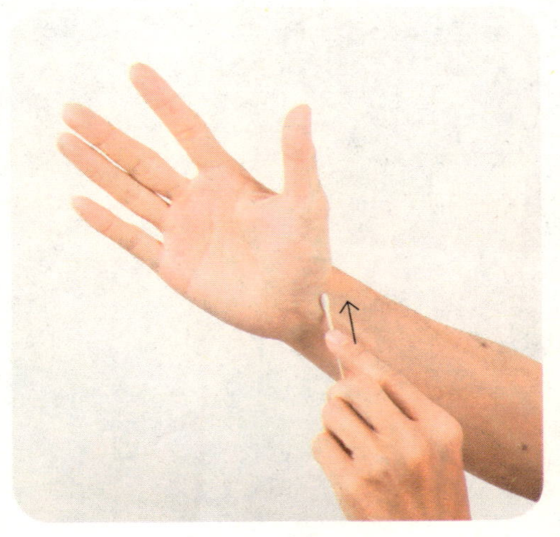

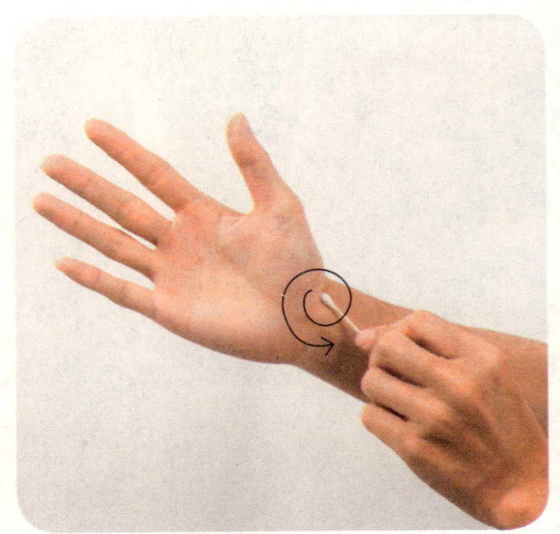

一用就灵的小偏方

莲子百合煲猪肉：固涩精气，调理梦遗

将 30 克莲子，30 克百合，200 ~ 250 克猪瘦肉入锅，加适量水，放置文火上煲熟。调味后服用，可滋补心肾、固摄精气。

耳部按摩

按压肾上腺反射区

按摩方法：将棉签头放在肾上腺反射区上，按压 3~5 分钟，力度要适中。

主治功效：按摩肾上腺反射区，可以综合调节高级神经中枢的功能，促进血液循环，调整内分泌，调理遗精。

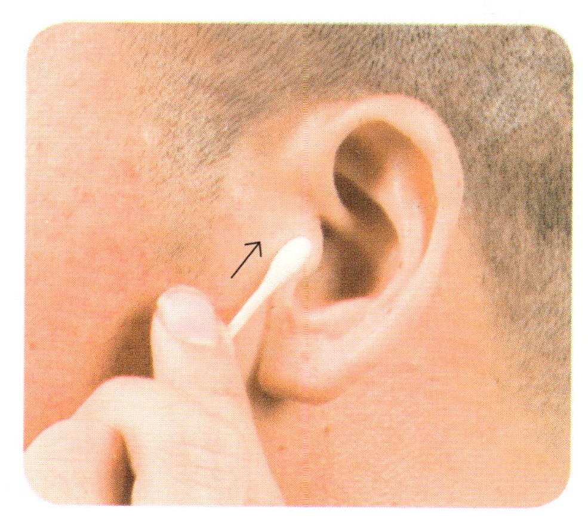

足部按摩

推按内尾骨反射区

按摩方法：将小棉棒放在内尾骨反射区，从前下方向后上方，沿弧度推按 1~2 分钟。

主治功效：推按内尾骨反射区有活血、通络、止遗的功效，主要调理生殖系统疾患等。

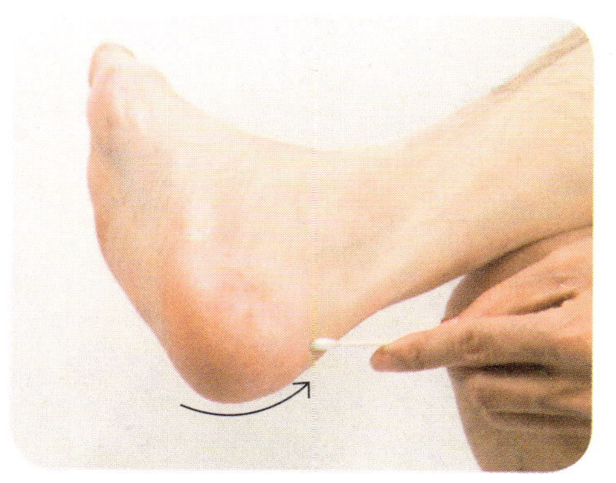

按压三阴交

按摩方法：用小棉棒垂直按压三阴交 1~3 分钟，每天早晚各 1 次。

主治功效：三阴交穴具有温肾壮阳、益气补中的作用，可以治疗遗精、阳痿等症。

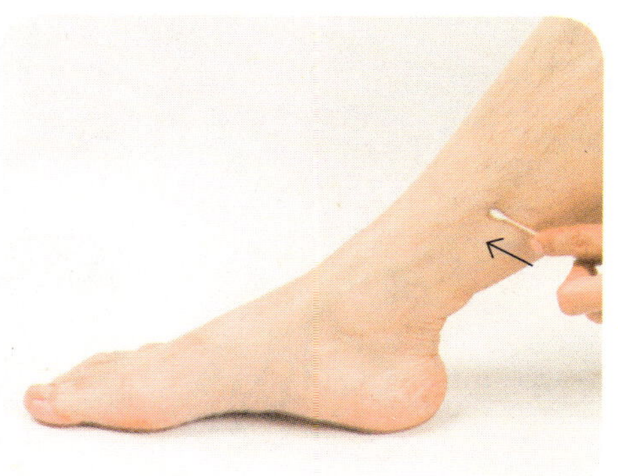

早泄

调补肾气 把住“精关”

早泄是指性交过程中过早射精的现象，导致早泄发生有心理和生理两部分原因。中医认为，该病主要原因是肾亏，固摄失职，不能制于精，或阴虚相火妄动，内扰于精室。在手耳足部位进行按摩，可以滋养肾气，更好地调节生殖系统，祛除男性难言之隐。

手部按摩

按压肾反射区

按摩方法： 将棉签头按压在肾反射区上，按压 3~5 分钟，力度要适中。

主治功效： 肾反射区有补肾填精、壮阳的功效，按压肾反射区，可以调理肾虚引起的早泄。

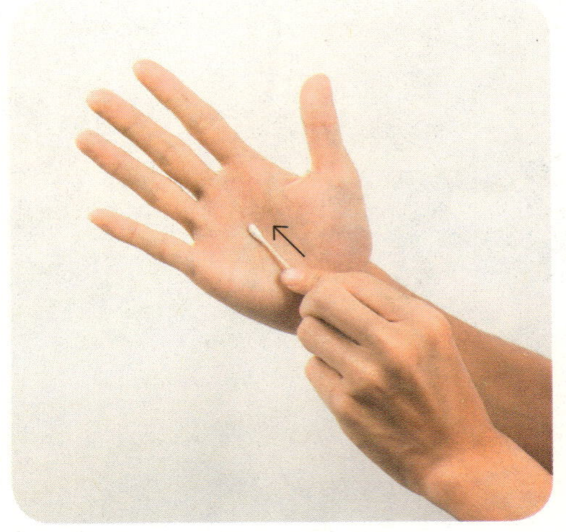

按揉生殖腺反射区

按摩方法： 用小棉棒按揉该反射区 1~2 分钟，每日 2 次，动作要均匀连续，力度要适中。

主治功效： 按揉生殖腺反射区，可调理性功能低下、阳痿、早泄等病症。

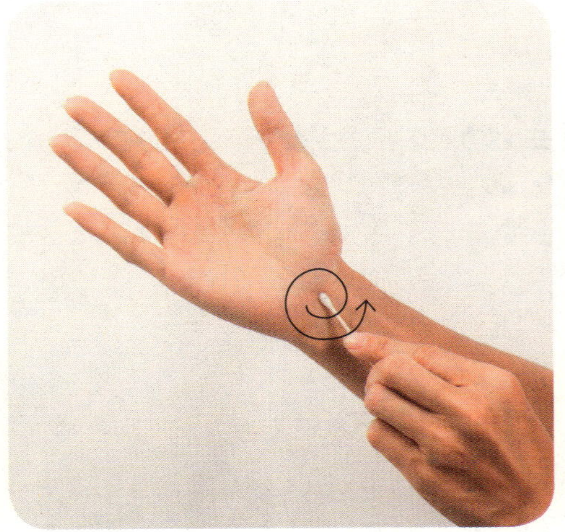

一用就灵的小偏方

桂圆酒： **滋阴补肾治早泄**

将 200 克桂圆放入细口瓶内，倒入 60 度白酒 400 毫升，封闭瓶口，半个月后即可饮用。每日 2 次，每次 10 ~ 20 毫升。

耳部按摩

按压交感反射区

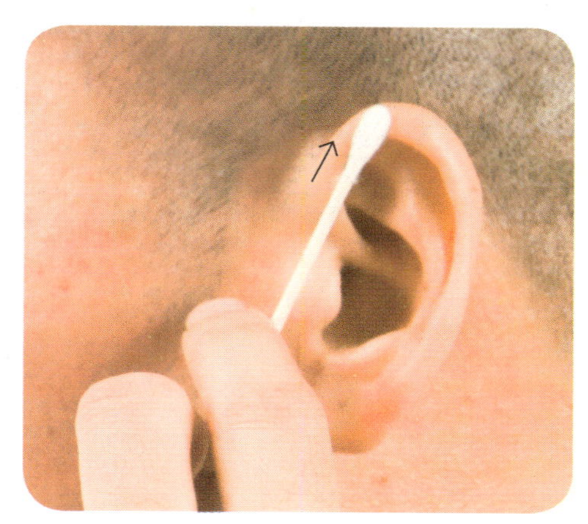

按摩方法：将小棉棒放在交感反射区上按压1~2分钟，直至局部有发热感为止。

主治功效：早泄通常因为交感神经调节失常，一旦性交引起过分强烈的交感神经兴奋而容易提早射精。按压交感反射区，可适当抑制交感神经兴奋，延长兴奋时间。

按压肾上腺反射区

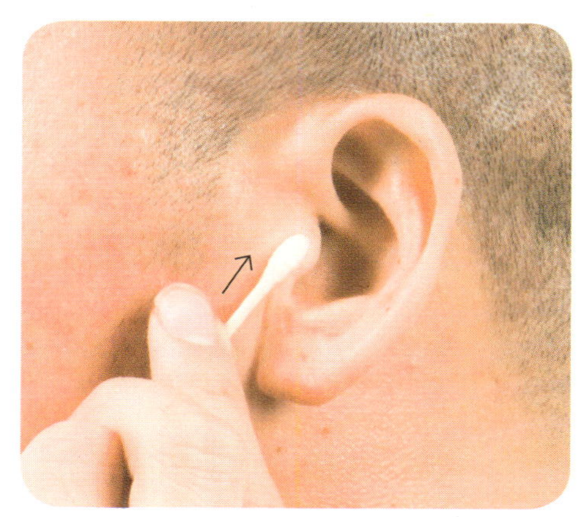

按摩方法：将棉签头放在肾上腺反射区上，按压3~5分钟，力度要适中。

主治功效：按摩肾上腺反射区，可以综合调节高级神经中枢的功能，促进血液循环，调整内分泌，调理早泄。

足部按摩

按揉三阴交

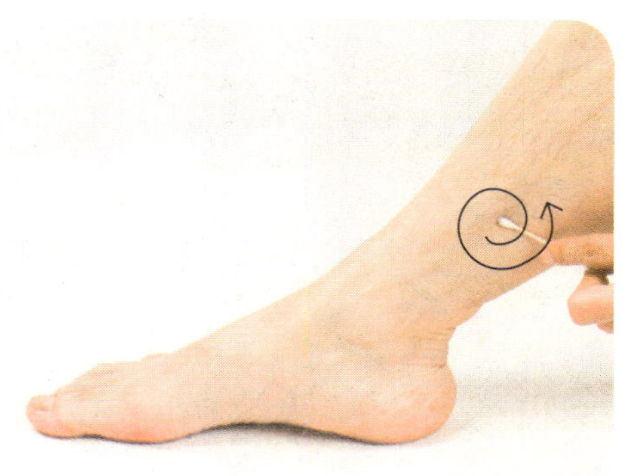

按摩方法：用小棉棒垂直按揉三阴交1~3分钟，每天早晚各1次。

主治功效：三阴交穴具有温肾壮阳、益气补中的作用，可以治疗遗精、阳痿等病症。

阳痿

补肾壮阳
恢复男人自信

阳痿是最常见的男子性功能障碍性疾病，是指男性在性生活时，阴茎不能勃起或勃起不坚或坚而不久，不能完成正常性生活，或阴茎根本无法插入阴道进行性交的一种疾病。中医认为，治疗阳痿主要方式是益气补肾，激发、振奋机体元阳之气，祛除下身湿热。

手部按摩

按压肾反射区

按摩方法： 将棉签头按压在肾反射区上，按压 3~5 分钟，力度要适中。

主治功效： 肾反射区有补肾填精、壮阳的功效，按压肾反射区，可调理肾虚引起的阳痿。

按揉神门穴

按摩方法： 用小棉棒按揉神门穴，由轻到重，每次 1~3 分钟。

主治功效： 中医认为，命门气衰是引起阳痿的主要原因。按揉神门穴可培补命门之气，有助于恢复生殖器功能，改善阳痿。

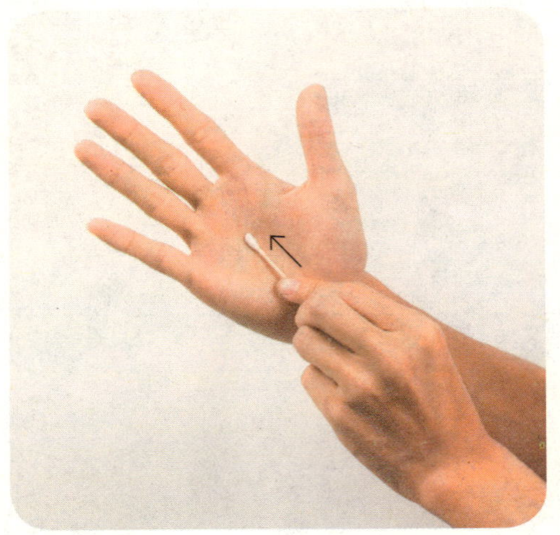

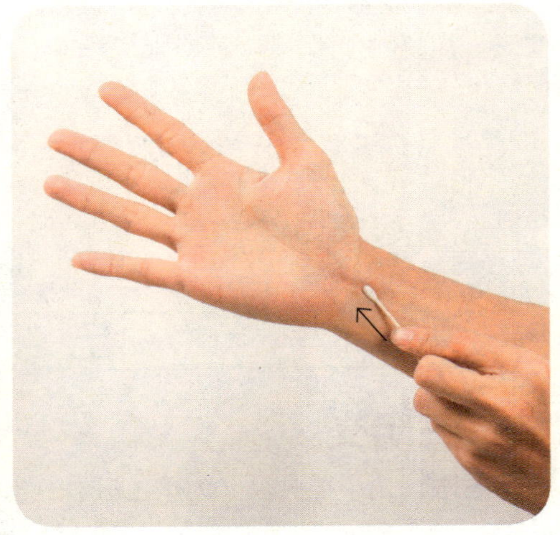

小动作大功效

锻炼小指： 强化生殖系统功能

在上下班坐公车的时候，用小指勾住吊环，刺激锻炼小指；平时看书时，尝试用小指翻书等方法都能刺激小指，可以强化生殖系统功能，辅助调理阳痿。

耳部按摩

点按内生殖器反射区

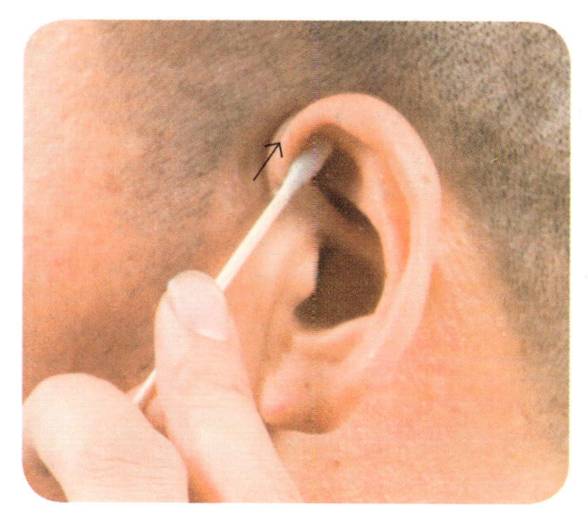

按摩方法： 用小棉棒点按内生殖器反射区 1~2 分钟，以局部有热胀感为度。

主治功效： 点按内生殖器反射区可调理性功能低下、阳痿、早泄等病症。

足部按摩

推按前列腺反射区

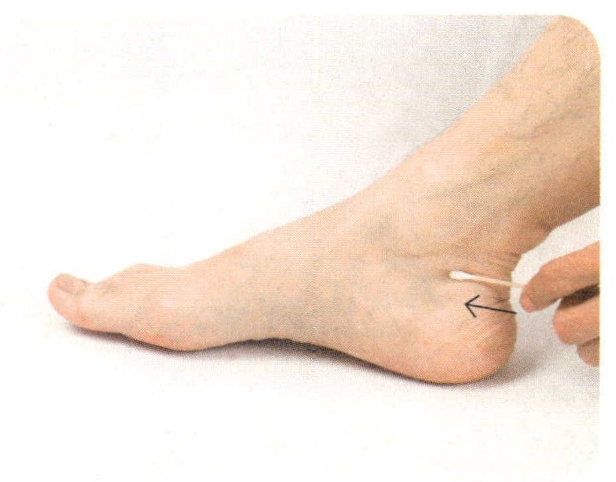

按摩方法： 用小棉棒推按前列腺反射区 3~5 分钟，操作时棉棒要紧贴体表，用力稳健，速度缓慢均匀。

主治功效： 推按前列腺反射区可调节人体内分泌，改善阳痿症状。

按揉脑垂体反射区

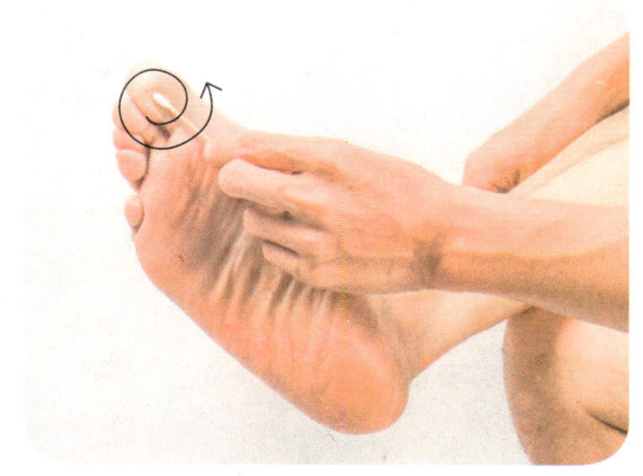

按摩方法： 用小棉棒对准垂体反射区，以适当力度按揉 1~2 分钟。

主治功效： 按摩脑垂体反射区，可以起到辅助治疗阳痿的作用。

前列腺炎

清热消炎 呵护前列腺

前列腺炎是指前列腺特异性和非特异性感染所致的急慢性炎症。慢性前列腺炎临床上多表现为头昏乏力、易疲劳，腰酸，小便白浊、尿末滴白、尿线分叉无力，小便滴沥不尽，会阴、腹股沟、小腹等处可能会有程度不一的酸胀疼痛等不适感觉。中医认为，前列腺炎是由肾虚、湿热下注导致的。在相关穴位施灸，可以祛除湿热，达到治疗目的。

手部按摩

推按前列腺反射区

按摩方法： 用小棉棒推按前列腺反射区 3~5 分钟，操作时棉棒要紧贴体表，用力稳健，速度缓慢均匀。

主治功效： 按摩前列腺反射区能激发和增强前列腺功能，加强排尿作用，因而对慢性前列腺炎有良好的调理效果。

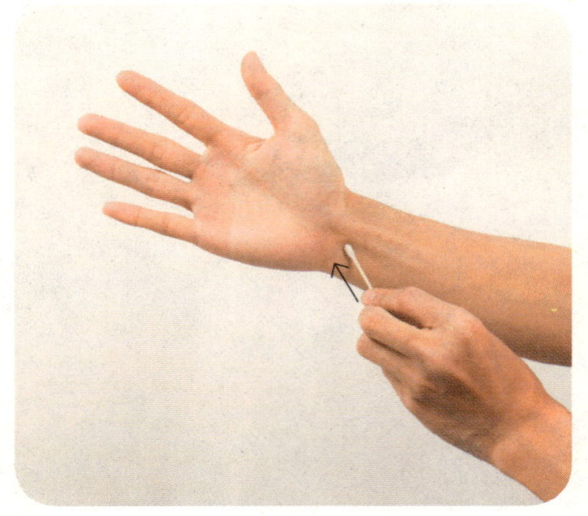

按压肾反射区

按摩方法： 将棉签头按压在肾反射区上，按压 3~5 分钟，力度要适中。

主治功效： 肾反射区有补肾填精、壮阳的功效，按压肾反射区，可调理前列腺炎。

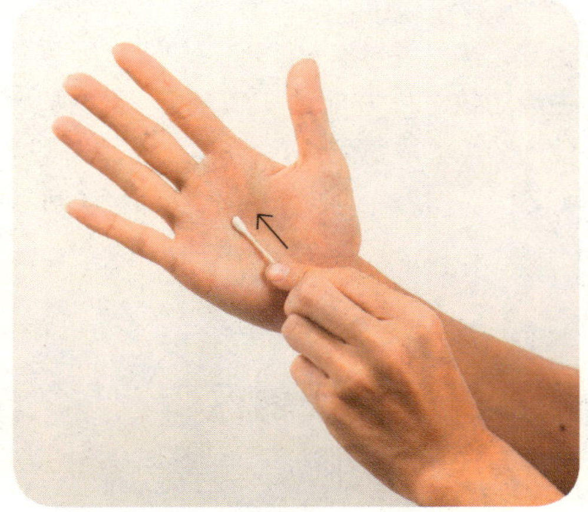

一用就灵的小偏方

油菜花蜂蜜：益肾消瘀，呵护前列腺

1 勺油菜花蜂蜜，用温开水冲服，每天 2 次，1 个月为一个疗程，可长期服用，有呵护前列腺的功效。

耳部按摩

点按内生殖器反射区

按摩方法： 用小棉棒点按内生殖器反射区1~2分钟，以局部有热胀感为度。

主治功效： 点按内生殖器反射区，可以呵护男性前列腺，达到强身健体的功效。

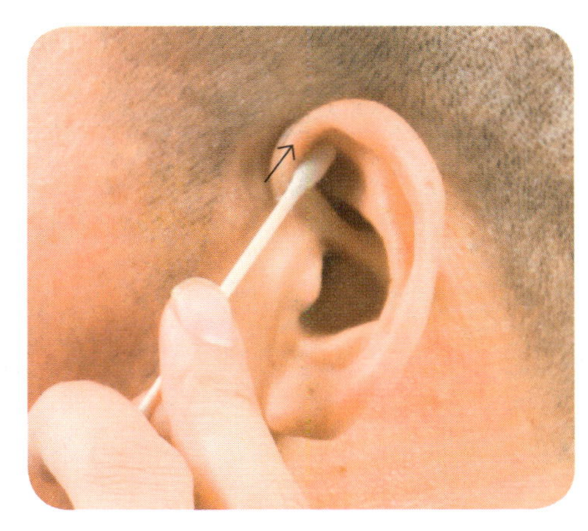

足部按摩

按压膀胱反射区

按摩方法： 将棉签头按压在膀胱反射区上，按压3~5分钟，力度要适中。

主治功效： 按压膀胱反射区，可促进排尿，缓解前列腺炎。

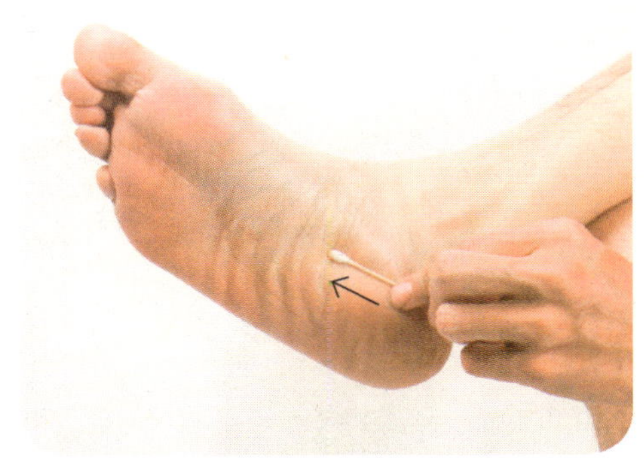

按揉三阴交

按摩方法： 将棉签头放在三阴交穴上，按揉3~5分钟，力度要适中。

主治功效： 三阴交可补肾气、益膀胱，按摩三阴交穴，对前列腺增生有很好的调理作用。

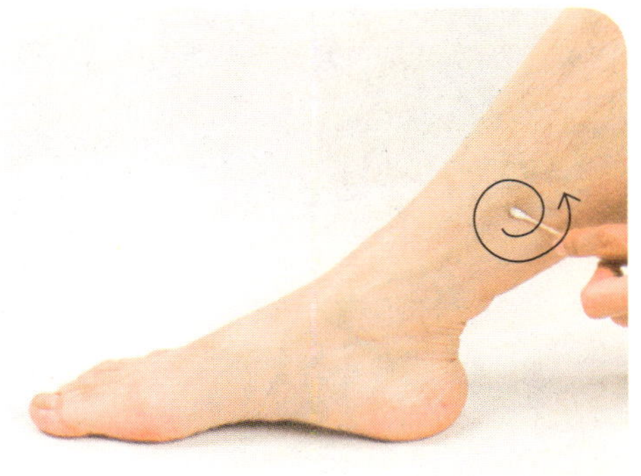

月经不调

调补气血 调理月经

月经不调是女性月经病的统称，它通常指月经周期、经量、经色、经质所发生的病理变化，其中包括经期提前、经期延后、月经先后无定期，以及经期延长、崩漏、闭经、经量过多、经色紫黯等诸多病症。中医认为月经不调多因经期感受寒湿、过食辛辣寒凉食物、郁怒忧思等因素引起内脏功能失调引起。

手部按摩

按揉肾点

按摩方法： 将棉签头放在肾点上，按揉3~5分钟，力度要适中。

主治功效： 小指与子宫等器官相联系，经常按揉小指可以增强生殖器官的功能，调节内分泌，改善月经不调症状，使月经恢复正常。

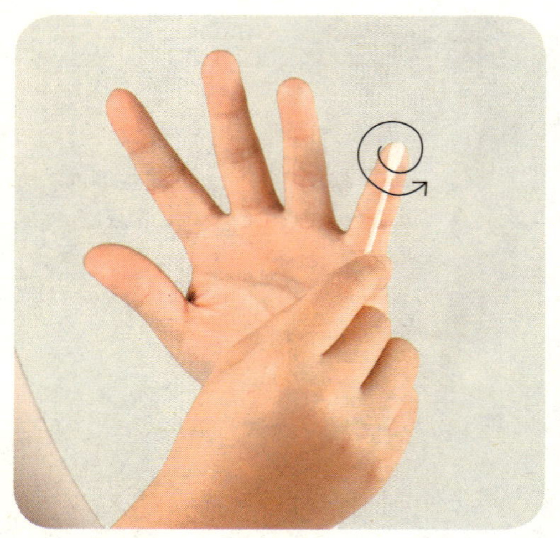

按揉生殖腺反射区

按摩方法： 用小棉棒按揉生殖腺反射区1~2分钟，每日2次，动作要均匀连续，力度要适中。

主治功效： 按揉生殖腺反射区，可以对控制月经周期的神经反射系统进行调节，促使月经规律。

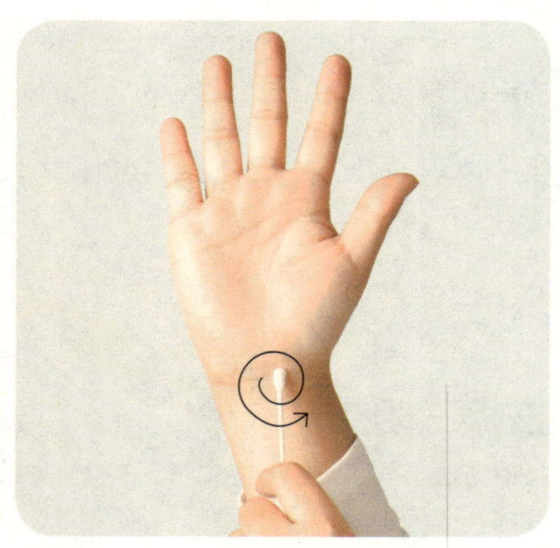

Q 月经不调者，平时应该吃哪些食物？

A 月经不调可能导致失血过多，要吃一些能够补血的食物，如牛肉、菠菜、桂圆等；气血虚者平时要增加营养，多吃如牛奶、豆浆、鸡蛋、猪肝、猪肉、羊肉等。

按揉腹股沟反射区

按摩方法： 用小棉棒按揉该反射区 1~2 分钟，每日 2 次，动作力度适中。

主治功效： 按揉腹股沟反射区可温肾壮阳，能够缓解肾虚引起的月经不调。

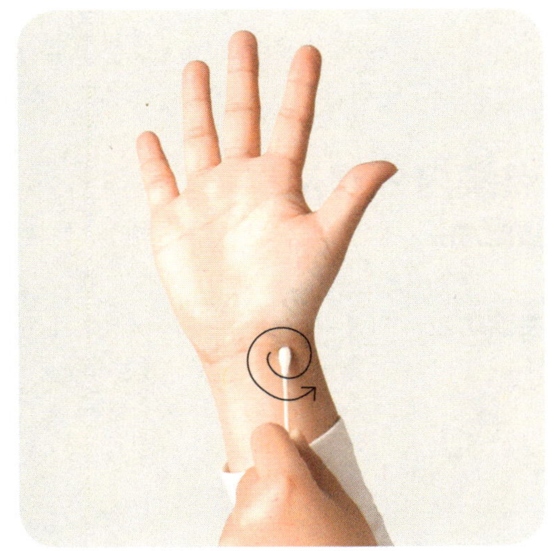

推按卵巢反射区

按摩方法： 将小棉棒放在卵巢反射区上，从上向下推按 2~3 分钟，每日 2 次，动作力度适中。

主治功效： 推按卵巢反射区，可直接刺激卵巢，用于调理月经不调、痛经等妇科疾病。

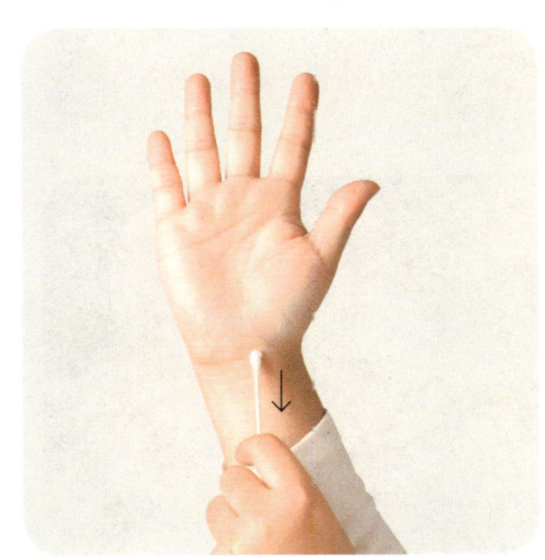

一用就灵的小偏方

黑木耳红枣茶： 调理气血

黑木耳 30 克，红枣 20 枚。黑木耳红枣共煮汤服之，每日 1 次，连服 1 个月。可补中益气，养血止血。主治气虚型月经过多。

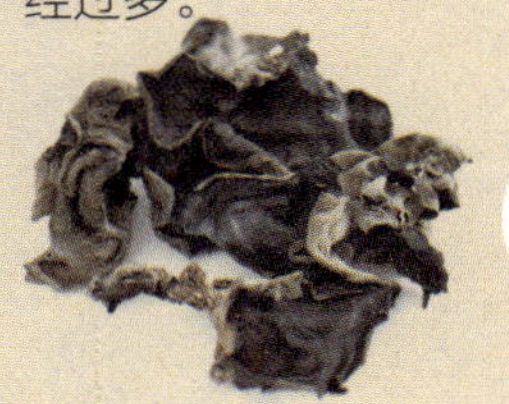

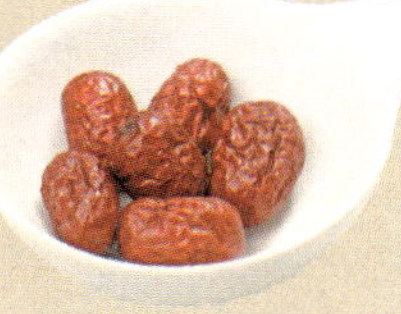

小动作大功效

慢跑： 让经期变舒畅

慢跑属于有氧运动，可以改善呼吸、顺畅气血，有利于腹肌、盆腔肌交替收缩和舒张，减轻经期时子宫的压迫与疼痛感。

耳部按摩

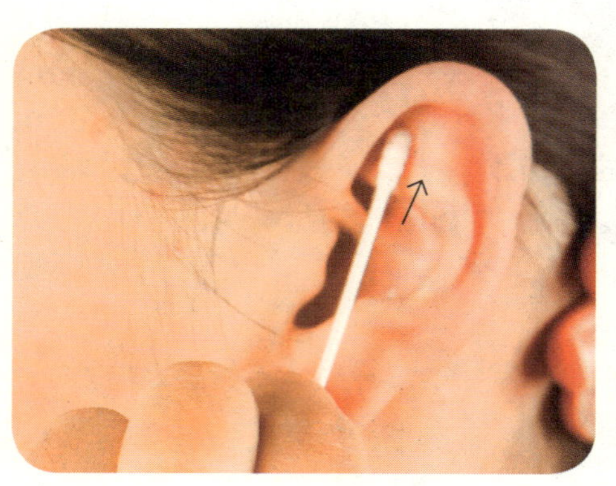

点按内生殖器反射区

按摩方法：将棉签头放在内生殖器反射区上，点按3~5分钟，力度要适中。

主治功效：点按内生殖器反射区，可以调理女性月经周期，达到强身健体的功效。

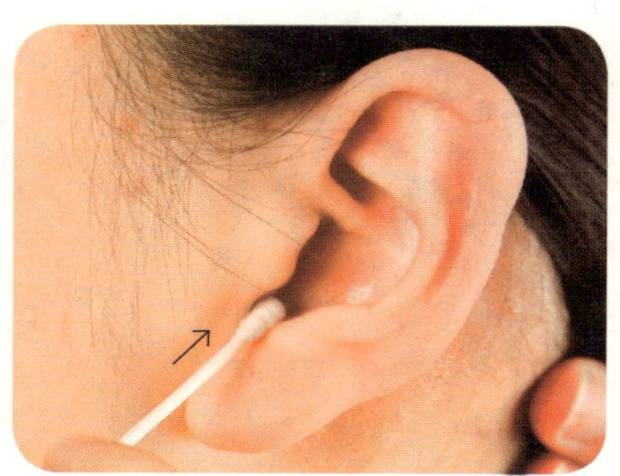

点按内分泌反射区

按摩方法：将棉签头放在内分泌反射区上，点按3~5分钟，力度要适中。

主治功效：对于内分泌失调引起的月经不调，点按内分泌反射区就能改善调理。

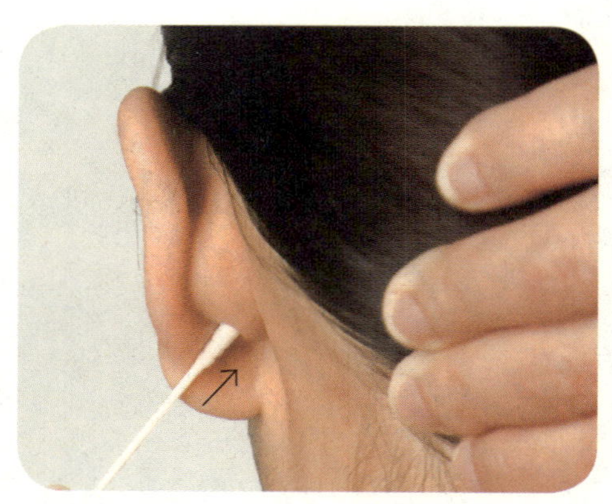

按压耳背肾反射区

按摩方法：将棉签头放在耳背肾反射区上，由缓入深按压3~5分钟。

主治功效：按压耳背肾反射区，可以调理肾功能失常、气血失调、冲任经脉损伤导致的月经不调。

足部按摩

按揉太冲穴

按摩方法： 每天早晚用小棉棒按揉太冲穴，每次 1~3 分钟。

主治功效： 按揉太冲穴有疏肝理气、活血化瘀的功效，可调理肝气郁滞引起的月经不调。

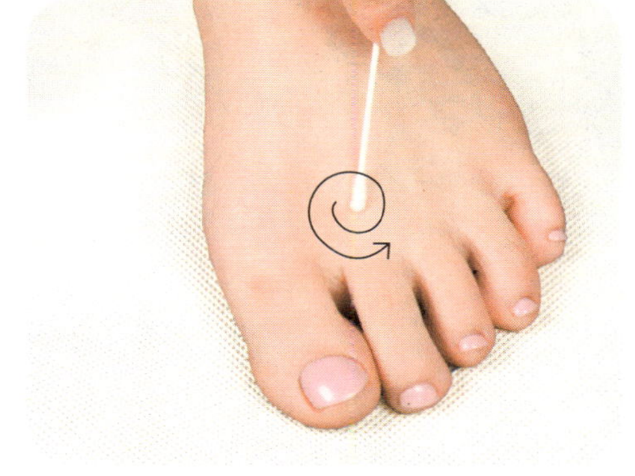

按揉三阴交穴

按摩方法： 将棉签头放在三阴交穴上，按揉 3~5 分钟，力度要适中。

主治功效： 三阴交穴是脾、肝、肾 3 条阴经相交的地方，肾主生殖发育、脾统血、肝藏血，所以用三阴交来调经养血补阴，效果良好。

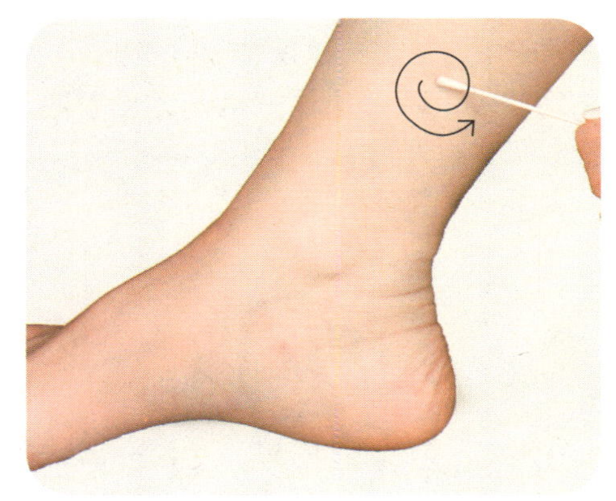

按揉子宫反射区

按摩方法： 将棉签头放在子宫反射区上，按揉 3~5 分钟，力度要适中。

主治功效： 经血从子宫而出，按摩子宫反射区，可调整阴血源头，调理月经不调。

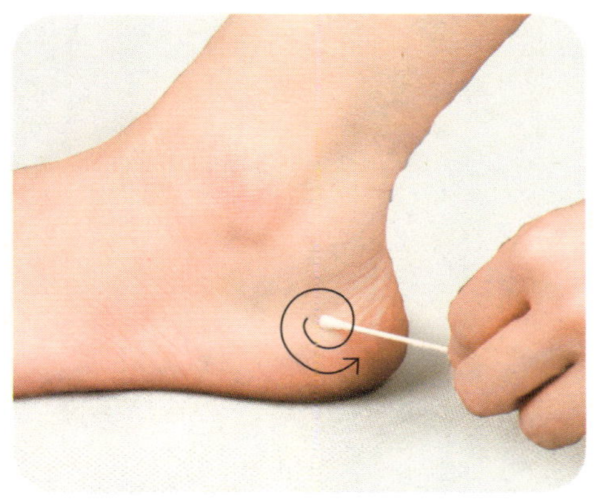

痛经

祛除寒湿 经期不痛

痛经是妇科常见病，指妇女在经期及其前后，出现小腹或腰部疼痛，甚至痛及腰骶的病症。每随月经周期而发，严重者可有恶心呕吐、冷汗淋漓、手足厥冷等，影响生活及工作。中医认为，痛经是由气滞血瘀、寒湿凝滞、身体虚弱等引起的。在相关穴位艾灸，可以调和气血、祛除湿寒，改善痛经症状。

手部按摩

按揉子宫反射区

按摩方法：将棉签头放在子宫反射区上，按揉3~5分钟，力度要适中。

主治功效：经血从子宫而出，按摩子宫反射区，可调整阴血源头，调理痛经。

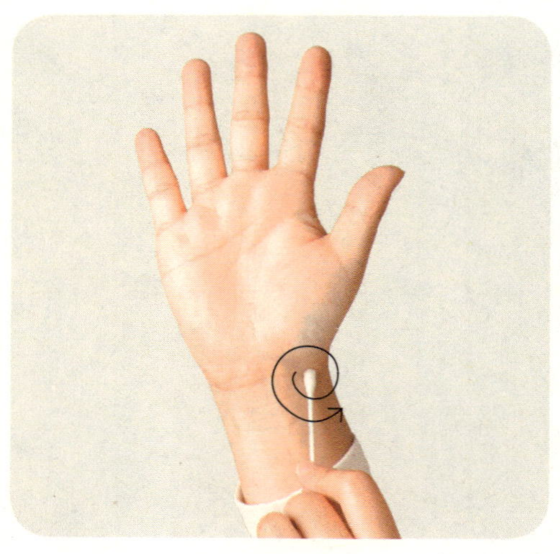

按揉合谷穴

按摩方法：用小棉棒在合谷穴上按揉，每次1~3分钟。手法宜重，刺激应强，以增强其行气止痛的作用。

主治功效：痛经因有周期性发作的规律，按摩合谷穴可行气止痛，可在月经来潮前1周进行，连续3个月为一个疗程，1~2个疗程即可收效。

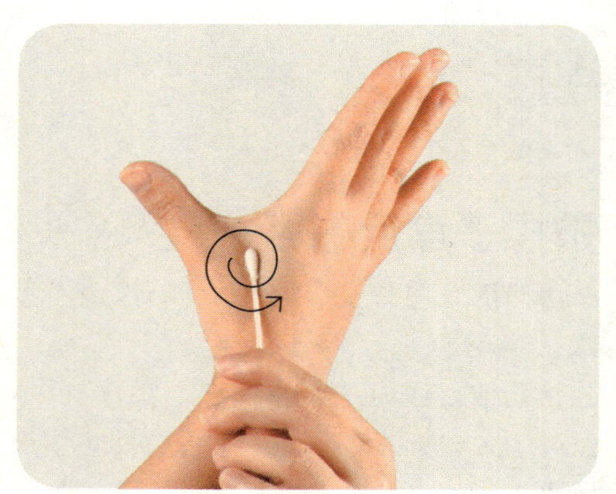

一用就灵的小偏方

橘饼茶：缓解气滞血瘀引起的痛经

取橘饼30~50克，将橘饼切碎，放入杯中，用沸水冲泡，代茶饮用，每日1~2剂。此法对气滞血瘀、偏于气滞型痛经有效。

点按肾上腺反射区

按摩方法： 用小棉棒点按肾上腺反射区1~2分钟，每日2次，力度宜轻柔。

主治功效： 点按肾上腺反射区可以调补肝肾、强身健体，调理月经不调、痛经。

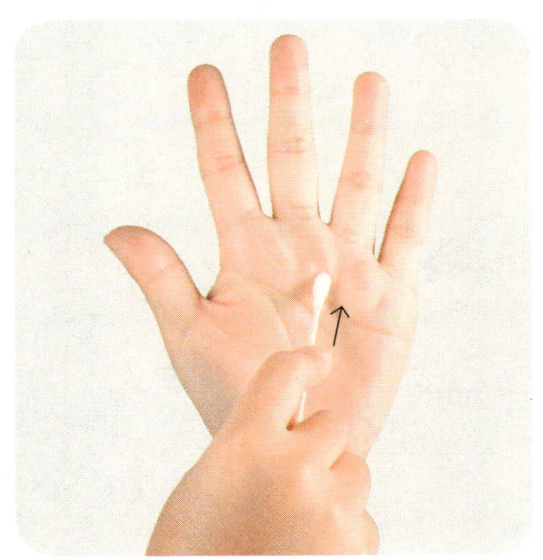

点按腹腔神经丛反射区

按摩方法： 用小棉棒分别点按腹腔神经丛两侧，每侧1~2分钟，每日2次，动作连续均匀、力度要适中。

主治功效： 点按腹腔神经丛反射区可补肾、暖脾胃，调理阴盛寒凝引起的痛经。

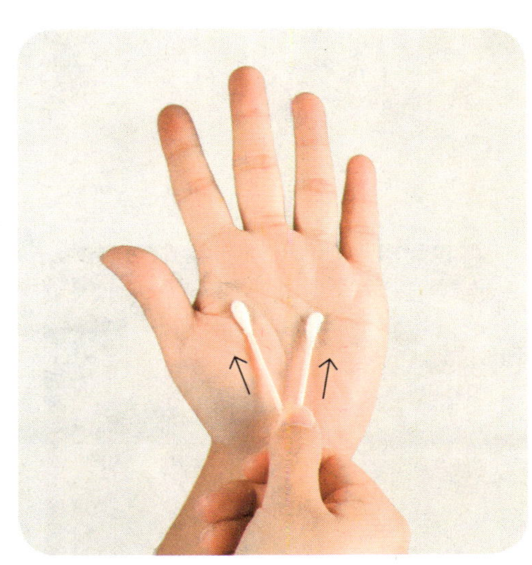

同效不同方

拔罐三阴交穴： 行气散寒，温经止痛

用抽气罐吸拔三阴交穴，留罐10~15分钟。每隔1日拔罐1次。

小动作大功效

腰部运动： 促进腰部血液循环，改善痛经

先跪在地板或床上，做跪坐的姿势，然后腰部向左扭，双手向相反的右边地板伸展，从一数到十，然后反方向进行。这种扭动腰部的体操，可以促进腰部血液循环，减少月经带来的疼痛。

耳部按摩

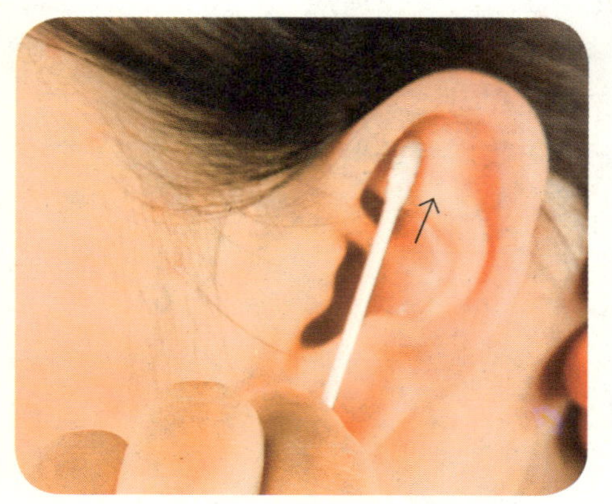

点按内生殖器反射区

按摩方法：将棉签头放在内生殖器反射区上，点按3~5分钟，力度要适中。

主治功效：点按内生殖器反射区，可以行气化瘀，调理女性经期疼痛，达到强身健体的功效。

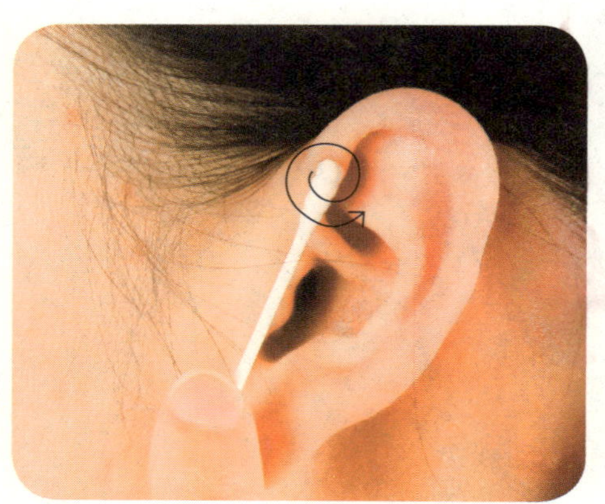

按揉交感反射区

按摩方法：将小棉棒放在交感反射区上按揉，直至局部有发热感为止。

主治功效：按揉交感反射区，可引起血管运动中枢及交感神经的反射性兴奋，促进血液循环，健脾暖胃，改善痛经。

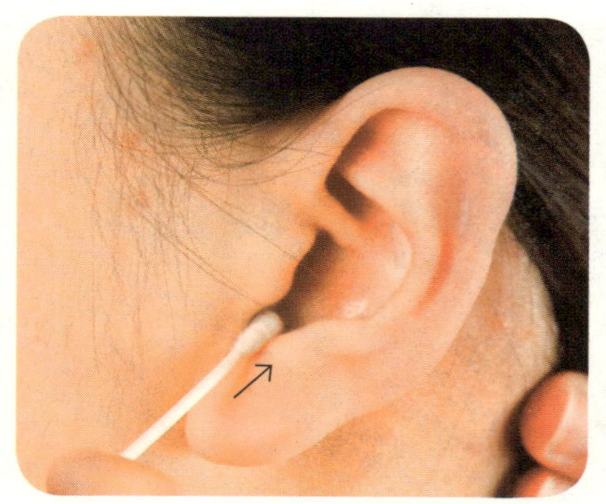

按压内分泌反射区

按摩方法：用小棉棒对准内分泌反射区，以适当力度按压1~2分钟。

主治功效：对于内分泌失调引起的痛经，按压内分泌反射区就能改善调理。

足部按摩

按揉大敦穴

按摩方法： 用小棉棒在大敦穴上按揉，每次 1~3 分钟。

主治功效： 和子宫关系最密切的经络是肝经，位于肝经起始点的大敦穴是调理痛经的重要穴位，经常按揉大敦穴，对痛经有很好的调理功效。

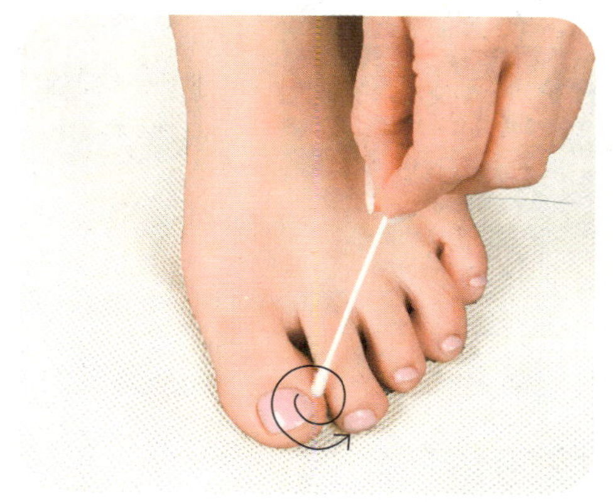

按揉三阴交穴

按摩方法： 将棉签头放在三阴交穴上，按揉 3~5 分钟，力度要适中。

主治功效： 三阴交穴是脾、肝、肾 3 条经络相交汇的穴位，刮拭此穴能让经血下行，在经前下腹部、腰骶部出现疼痛时操作，会让瘀滞的经血排出，减轻疼痛。

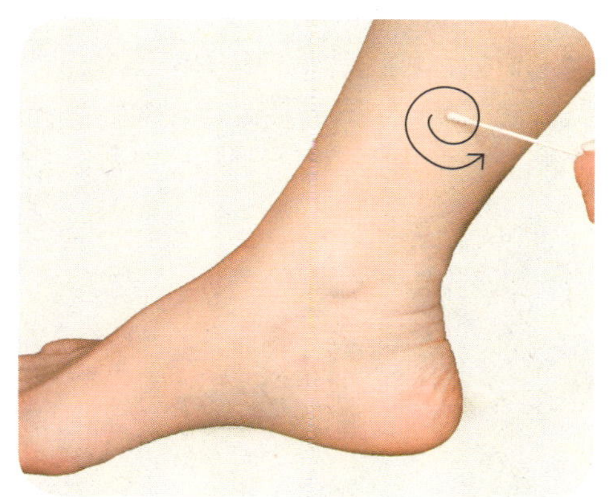

推按子宫反射区

按摩方法： 用小棉棒推按子宫反射区 3~5 分钟，操作时棉棒要紧贴体表，用力稳健，速度缓慢均匀。

主治功效： 推按子宫反射区，可以让子宫变得温暖，调理因宫寒引起的痛经。

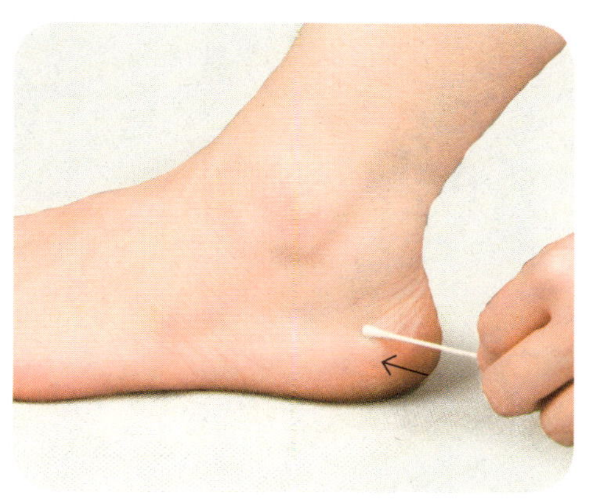

阴道炎

清热祛湿 消除炎症

阴道对病原体的侵入有自然防御功能，当阴道的自然防御功能遭到破坏，病原体就易于侵入，导致阴道炎症。阴道炎症常伴有白带增多、尿频、尿急、尿痛的症状，外阴有不同程度的瘙痒、灼热或疼痛感，急性期会伴有发热。

手部按摩

按压肾反射区

按摩方法： 将棉签头放在肾反射区上，按压 3~5 分钟，力度要适中。

主治功效： 按压肾反射区有培补本元、强肾固腰的功效，经常按摩可加强肾脏代谢功能，刺激女性激素的分泌，使生殖系统功能活化、旺盛，有利于阴道炎的恢复。

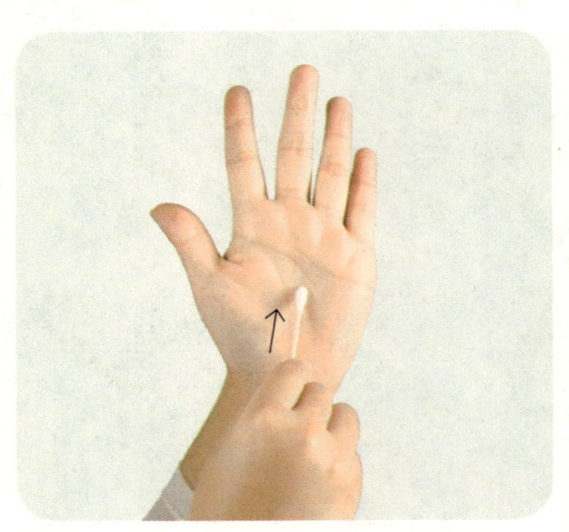

按压膀胱反射区

按摩方法： 将棉签头放在膀胱反射区上，由缓入深按压 3~5 分钟。

主治功效： 按压膀胱反射区，能加强生殖系统功能，不仅提高阴道对外界细菌的抵抗力，而且有利于阴道疾病的恢复。

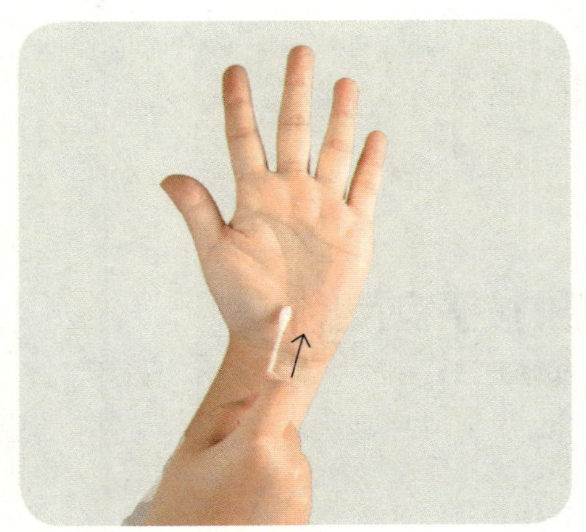

小动作大功效

摩肾益精：祛风活络，呵护阴道

坐位，先对掌快速摩擦 20 次，迅速将热掌捂于腰部肾区（即腰肋角处），上下摩擦，动作要快速有力，以发热为度。一般需进行 1~2 分钟。有散风祛寒和通经活络的作用。

耳部按摩

按揉神门反射区

按摩方法： 用小棉棒按揉神门反射区 1~2 分钟。

主治功效： 按揉神门反射区具有补肾、美容、健身的作用，可有效防治阴道炎等妇科病。

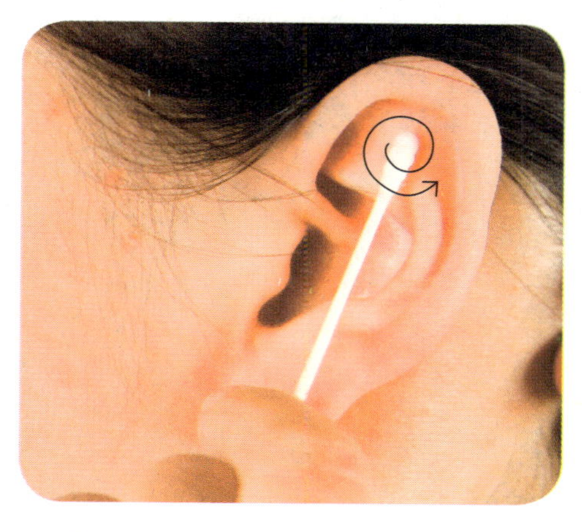

足部按摩

按揉生殖腺反射区

按摩方法： 将棉签头放在生殖腺反射区上，按揉 3~5 分钟，力度要适中。

主治功效： 按揉生殖腺反射区可以加强女性生殖器功能，有利于阴道疾病的康复。

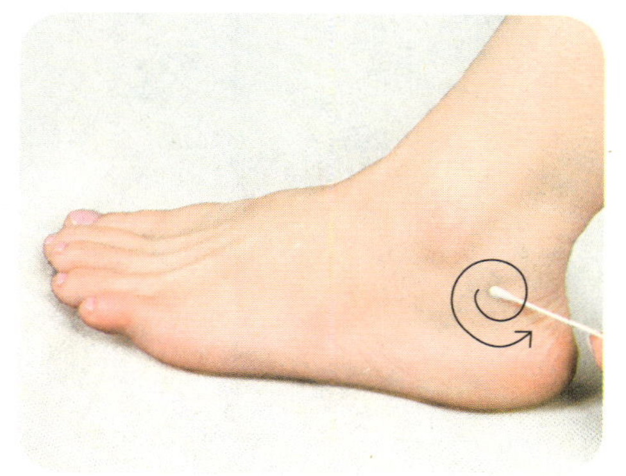

按揉公孙穴

按摩方法： 将棉签头放在公孙穴上，按揉 3~5 分钟，力度要适中。

主治功效： 按摩公孙穴能调治女性月经过多、阴道炎等症。

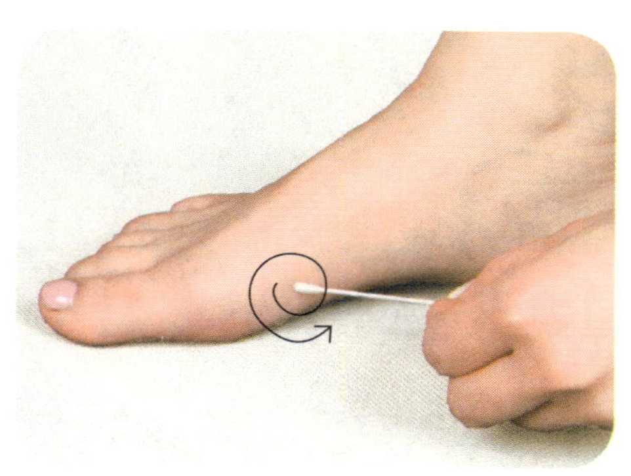

乳房肿块

疏肝理气 散结消肿

乳房肿块是现代女性的常见多发病症，精神压力，不良情绪，饮食结构失衡，长期接触电脑、微波炉，手机的电磁波辐射等许多原因都可能引起女性内分泌失调而导致乳房肿块的产生。虽然多数乳房肿块是良性的，但女性一定要养成经常检查乳房的习惯，预防癌变的发生。

手部按摩

点按肝反射区

按摩方法：用小棉棒点按肝反射区 1~2 分钟，每日 2 次，力度宜轻柔。

主治功效：经常点按肝反射区可以加强肝脏的疏泄功能和脾脏的统血功能，调节内分泌，因此可以起到化解乳房肿块的效果。

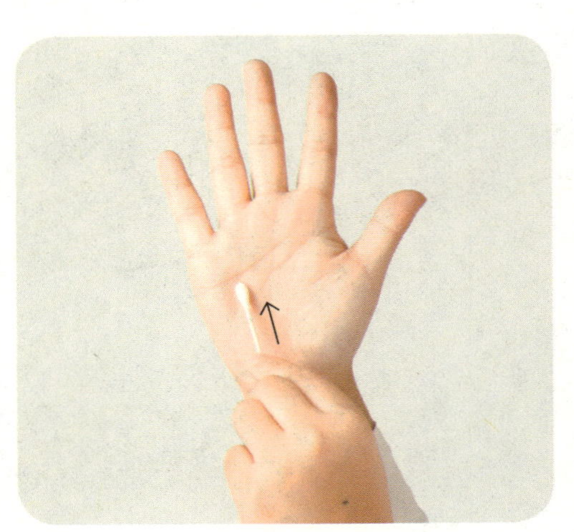

按揉会阴点

按摩方法：将棉签头放在会阴点上，按揉 3~5 分钟，力度要适中。

主治功效：按揉会阴点可以调节整个生殖系统，对消除乳房肿块起到辅助调理的作用。

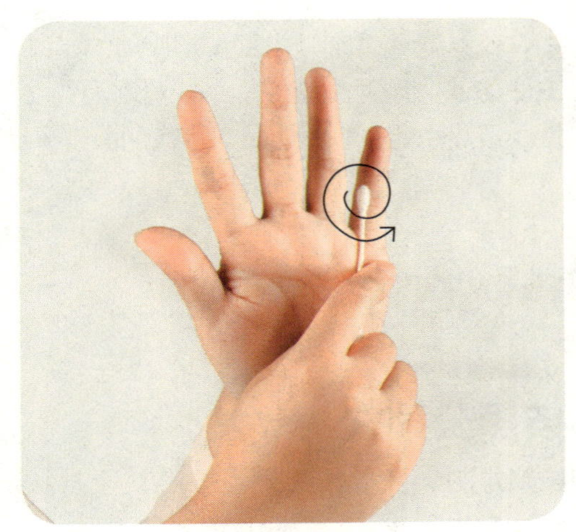

一用就灵的小偏方

玫瑰酒：预防乳腺增生

取白玫瑰花 175 克，白酒 500 克，将玫瑰花浸在白酒中密封，1 个月后即成。每次饮 15~20 毫升，每天 1 次，对预防乳腺增生有很好的效果。

耳部按摩

点压胸反射区

按摩方法： 用小棉棒点压胸反射区 1~2 分钟。

主治功效： 按摩胸反射区有调肝、活血、理气的功效，可以疏通胸部气血，活血消肿。

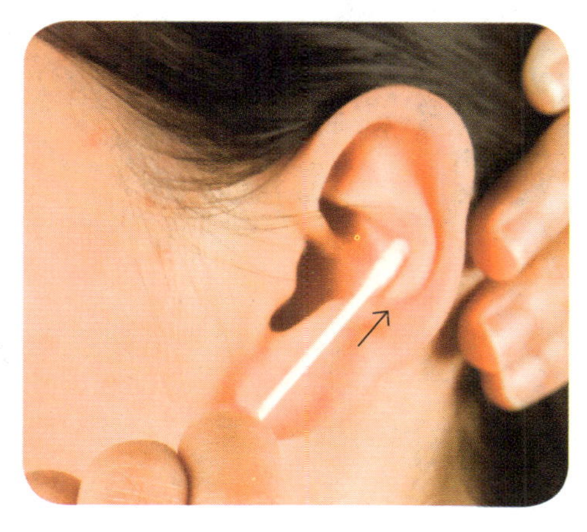

足部按摩

按揉太冲穴

按摩方法： 每天早晚用小棉棒按揉太冲穴，每次 1~3 分钟。

主治功效： 乳房肿块多由于肝气淤滞所引起，按揉太冲穴可以促进肿块消除。

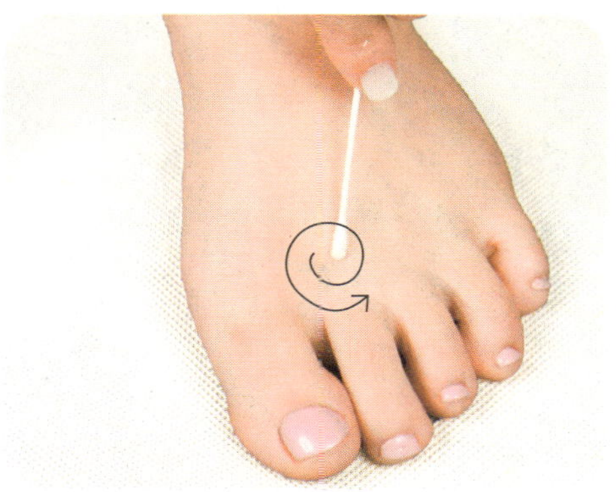

点按胸反射区

按摩方法： 将小棉棒放在胸反射区上，点按 1~2 分钟。

主治功效： 每日坚持对足部胸反射区进行按摩，对乳房肿块的消散有一定的调理效果。

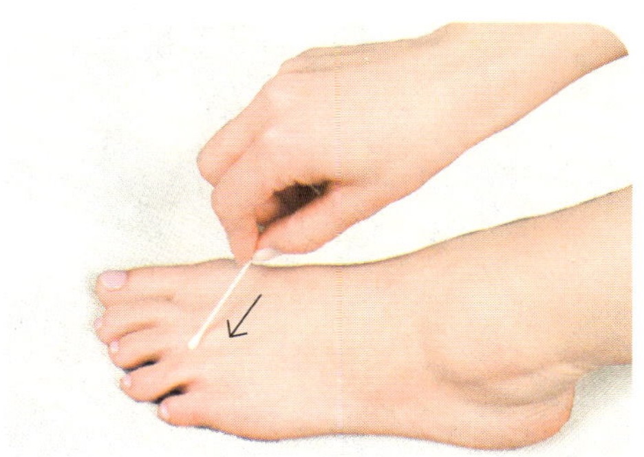

性冷淡

补益肝肾 激发性欲

性冷淡是男女共患性疾病，一般女性性冷淡的患者要多于男性患者。在临床医学上对性冷淡的治疗欠完善，有一些心理疗法对调理性冷淡较为有效，中医按摩可以改善女性性冷淡。

手 部 按 摩

按压肾反射区

按摩方法：将棉签头按压在肾反射区上，按压3~5分钟，力度要适中。

主治功效：按压肾反射区有培元固本、补益下焦的作用，可呵护肾脏，提高性欲。

按揉生殖腺反射区

按摩方法：用小棉棒按揉生殖腺反射区1~2分钟，每日2次，动作要均匀连续，力度要适中。

主治功效：按揉生殖腺反射区，可改善生殖功能，调理性欲冷淡、阳痿早泄。

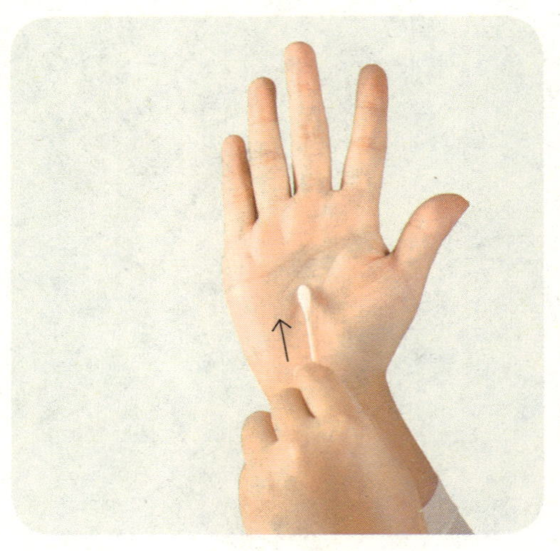

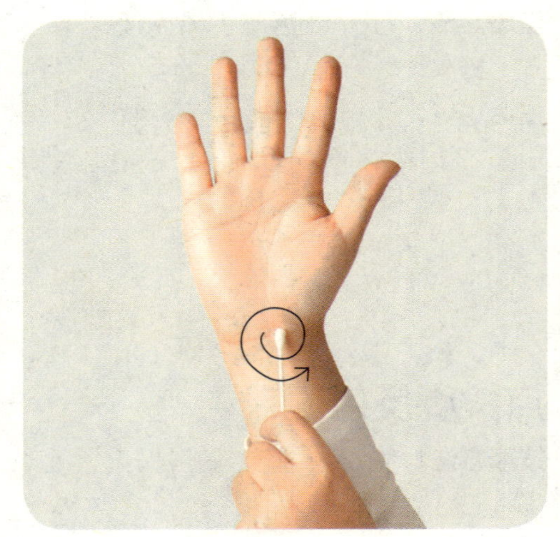

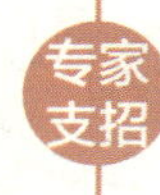

专家支招

Q 经常穿高跟鞋会导致性冷淡吗？

A 有关研究表明，长期穿高跟鞋将使腿部、会阴和下腹部的肌肉处于紧张状态，影响盆腔的血液循环，使盆腔性器官的正常生理功能受到不良影响，因此长期穿后跟特别细长的高跟鞋，有可能使女性的性兴趣下降。

耳部按摩

按揉交感反射区

按摩方法：将小棉棒放在交感反射区上按揉，直至局部有发热感为止。

主治功效：按揉交感反射区，可引起血管运动中枢及交感神经的反射性兴奋，可激发性欲，改善性冷淡。

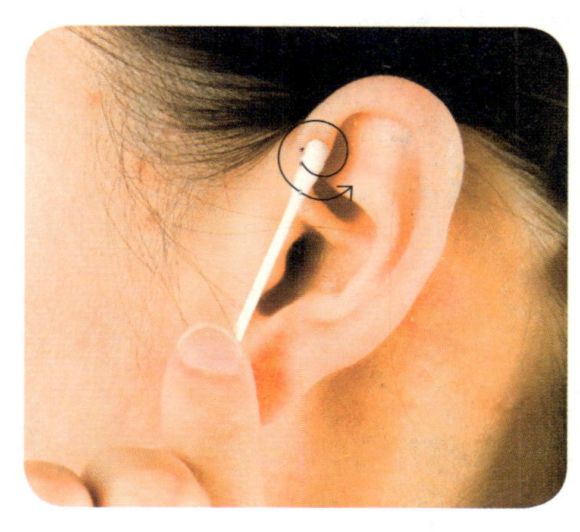

足部按摩

按揉大脑反射区

按摩方法：用小棉棒对准大脑反射区，以适当力度按揉 1~2 分钟，每天按摩 2 次。

主治功效：拇趾是大脑、脑垂体等反射区的位置，也是肝经通过的地方，与生殖器官有密切联系，经常用拇指和食指揉捏拇趾，对改善性冷淡有很好的效果。

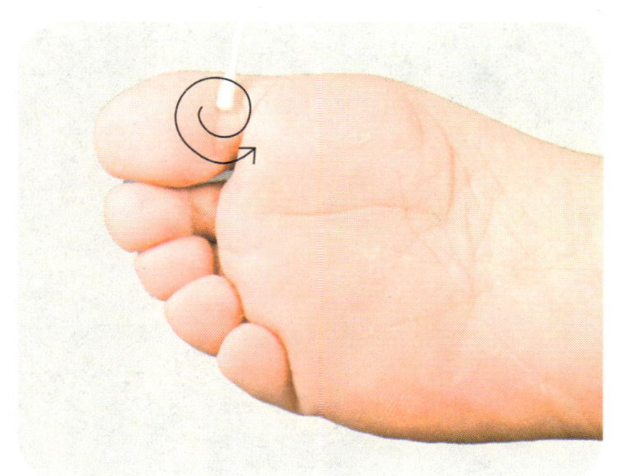

按揉三阴交穴

按摩方法：将棉签头放在三阴交穴上，按揉 3~5 分钟，力度要适中。

主治功效：三阴交穴是一个大补穴，能补气养血，提升女人的性欲。

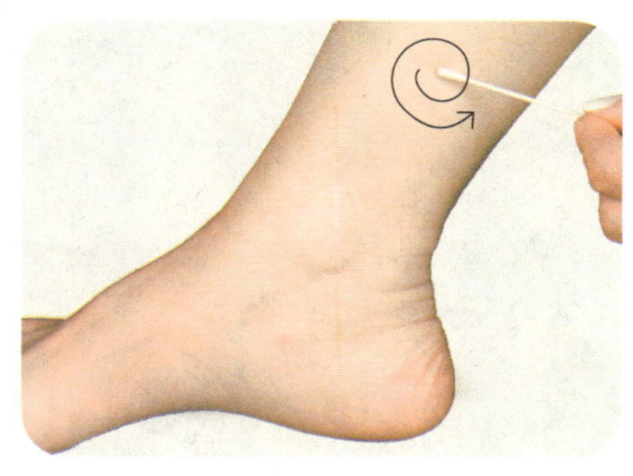

更年期综合征

调理阴阳 舒肝益肾

更年期综合征是由体内激素水平下降而引起的一系列症状，如失眠、乏力、多虑、情绪不稳定、易激动、注意力不集中等。更年期综合征不是女性的专利，男性也会发生。中医认为该病是肾气不足，以至阴阳失衡引起的。艾灸相关穴位，可补肾气、调整阴阳，改善更年期症状。

手部按摩

点按心反射区

按摩方法： 用小棉棒点按心反射区 2~3 分钟，每日 2 次。

主治功效： 点按心脏反射区，可以调节内分泌，减轻更年期症状，缓解不良情绪。

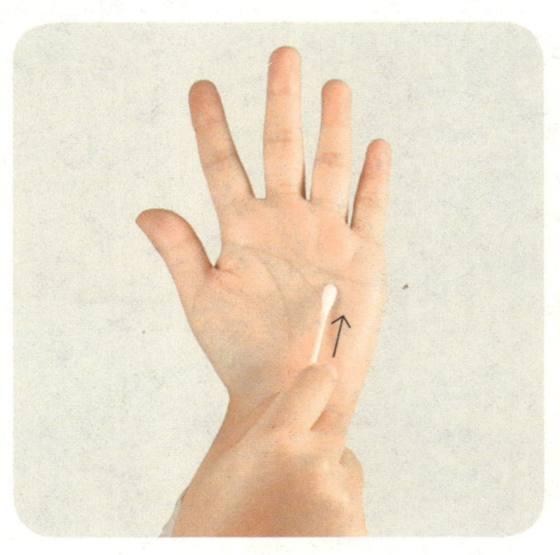

按揉关冲穴

按摩方法： 用小棉棒按揉关冲穴 1~2 分钟，每日 2 次，动作要均匀连续，力度要适中。

主治功效： 按揉关冲穴，可缓解更年期症状，如心慌气短、性欲减退等。

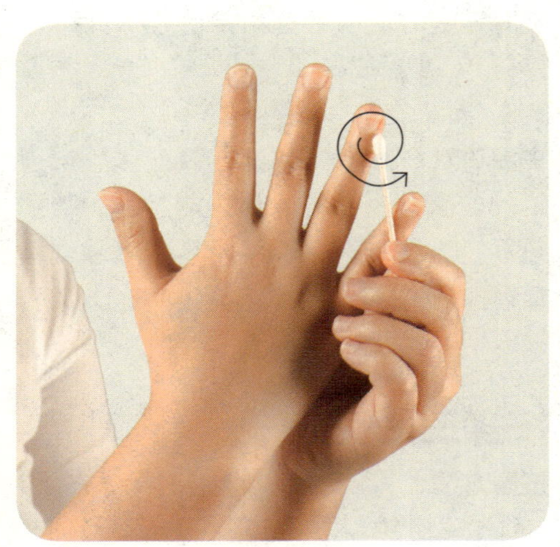

一用就灵的小偏方

枣仁粥： **养心安神，缓解更年期不适**

酸枣仁 30 克，粳米 60 克。酸枣仁洗净，水煎取汁，与粳米一起煮成粥，每日 1 剂，连服 10 日为一个疗程。适用于更年期喜怒无常、食欲欠佳等。

按揉肾点

按摩方法： 用小棉棒按揉肾点 1~2 分钟，每日 2 次，动作要均匀连续，力度要适中。

主治功效： 按揉肾点，可以舒肝益肾，缓解更年期综合征。

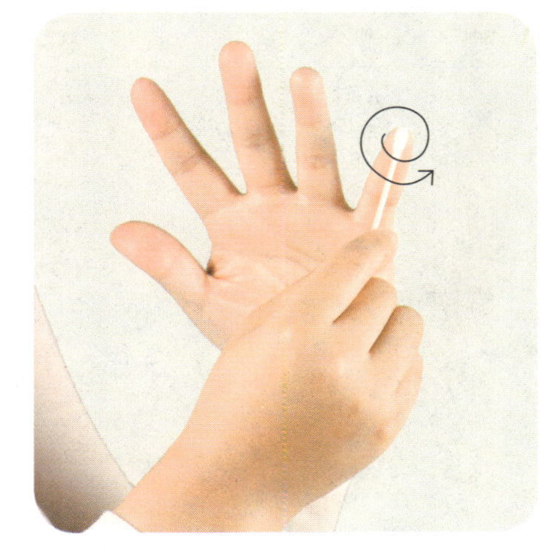

耳部按摩

点按内分泌反射区

按摩方法： 将棉签头放在内分泌反射区上，点按 3~5 分钟，力度要适中。

主治功效： 对于内分泌失调引起的更年期综合征，点按内分泌反射区就能改善调理。

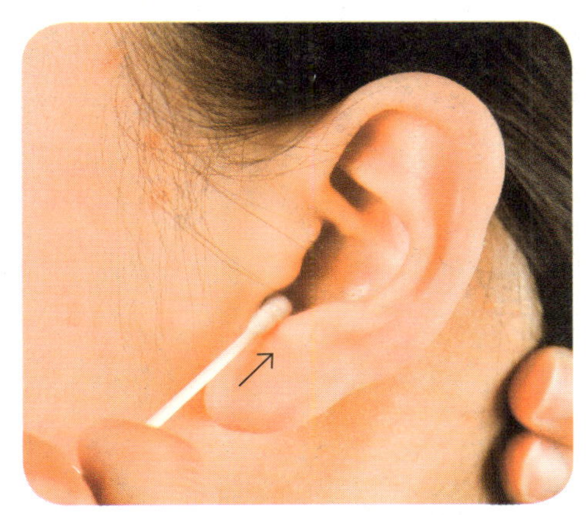

按揉神门反射区

按摩方法： 用小棉棒按揉神门反射区 1~2 分钟。

主治功效： 按揉神门反射区可补益心气、镇静安神、疏通经络，调理心神不宁、烦躁不安等更年期症状。

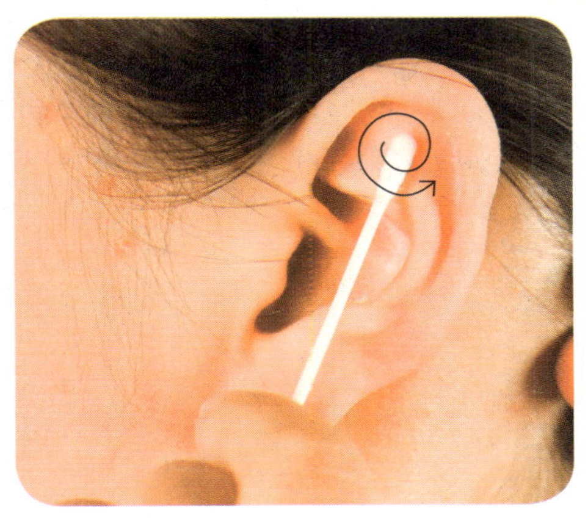

足部按摩

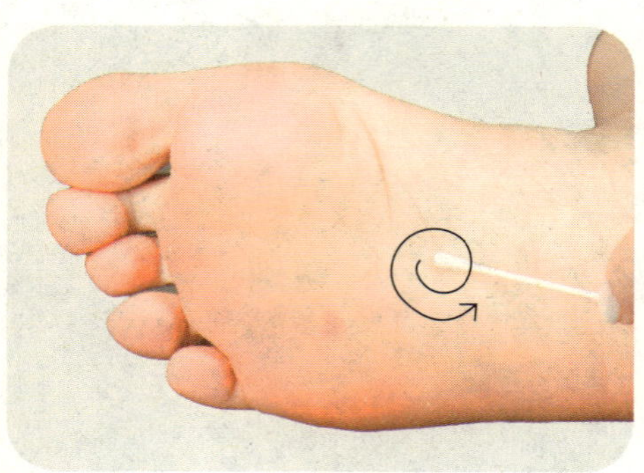

按揉涌泉穴

按摩方法： 每天早晚用小棉棒按揉涌泉穴，每次 1~3 分钟。

主治功效： 按揉涌泉穴可将失调的激素重新调整，调理更年期不适。

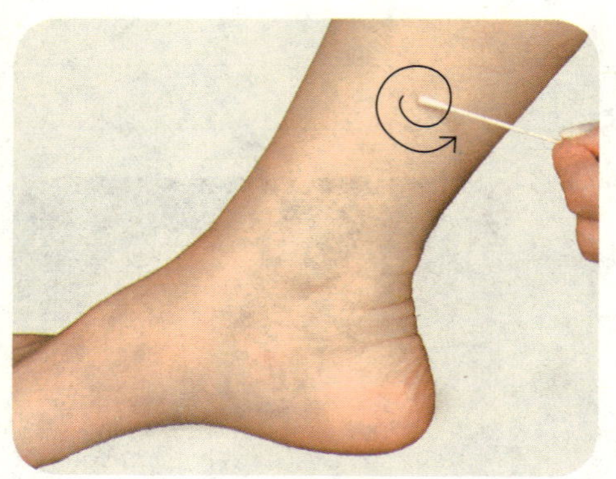

按揉三阴交穴

按摩方法： 将棉签头放在三阴交穴上，按揉 3~5 分钟，力度要适中。

主治功效： 三阴交穴有活血化瘀、调经止痛、益肾强腰的功效，对调理更年期综合征有辅助作用。

小动作大功效

笔尖按摩三阴交穴：缓解更年期心烦

用圆珠笔或钢笔后端较钝的部位稍用力按压三阴交穴，能够取得更好的按摩效果，用于缓解更年期综合征症状，尤其是心烦、失眠等症状。

专题 老祖宗传下来的男女养肾功

双腿自然分开，双手屈肘侧举，至两肋部能够感觉到牵动为度，之后复原，连做 10 次。

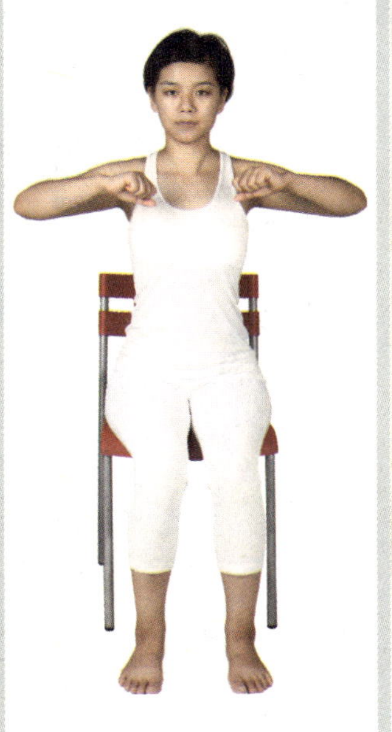

荡腿

端坐，双腿自然下垂，缓缓左右转动身体 3 次，然后双脚悬空，前后摆动 10 次左右。该动作可活动腰、膝，有很好的益肾强腰功效。

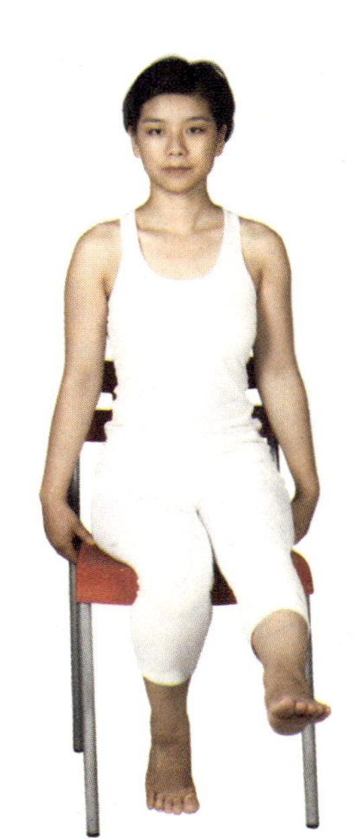

抛空

端坐，左臂自然屈肘，放到腿上，右臂屈肘，手掌朝上，之后做抛物动作 3~5 次，然后将右臂放到腿上，左手做抛物动作，和右手动作相同，每天做 5 遍。

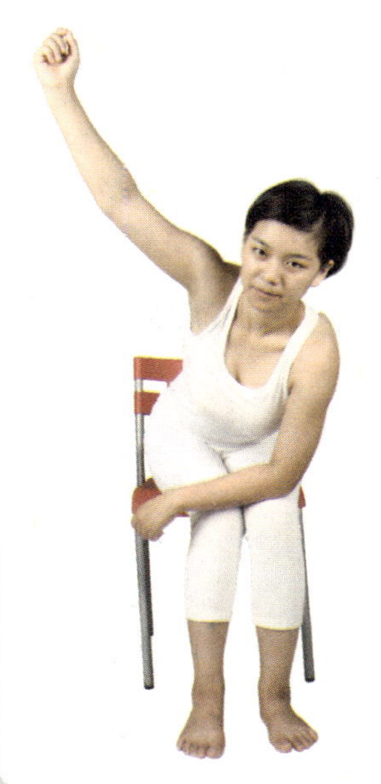

摩腰

端坐，宽衣，将腰带松开，双手对搓至略微发热；然后将双手放在腰间，用双手拇指上下搓摩腰部至腰部发热为度。搓腰部时实际就是在对肾俞、命门、气海俞等穴位做按摩，这些穴位都和肾相关。搓至发热就能够疏通经络、行气活血、温肾壮腰。

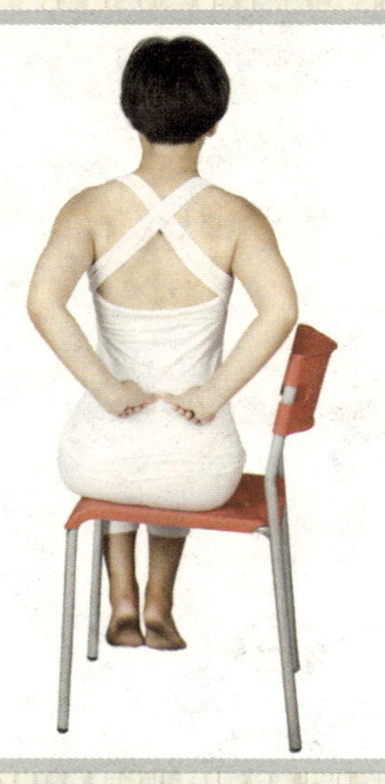

脚滚乒乓球

将乒乓球放置在脚掌下，使其来回滚动，能够刺激足底的神经，起到舒经活络的作用。

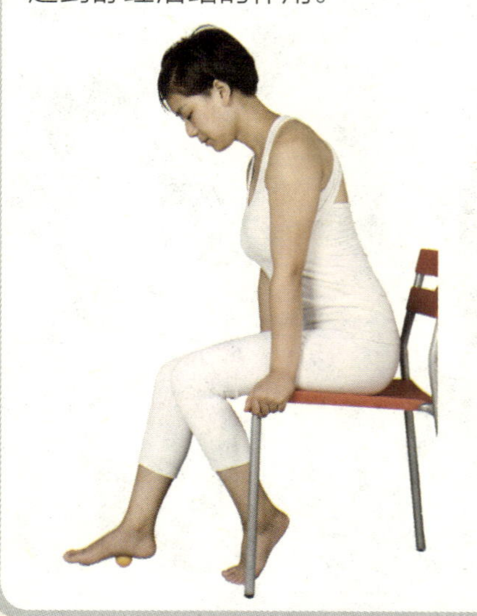

“吹”字功

站好，并拢双脚，双手交叉上举过头，然后弯腰，双手触地，接着下蹲，双手抱膝，在心中默念“吹”字音，可连续做 10 次左右。时常练习可固护肾气。

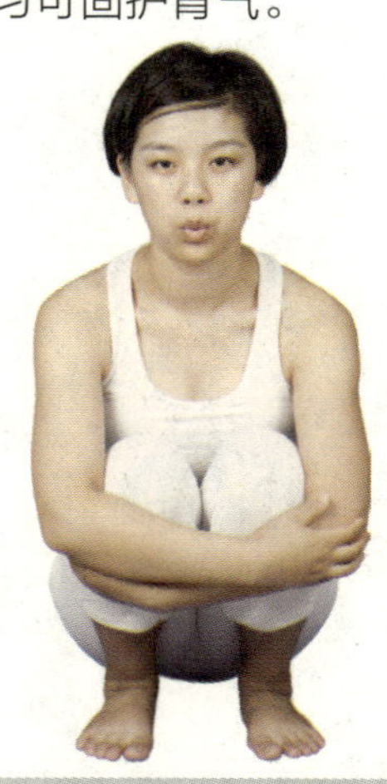

PART

9

小棉棒随身带，突发疾病能应对
突发急症手耳足按摩

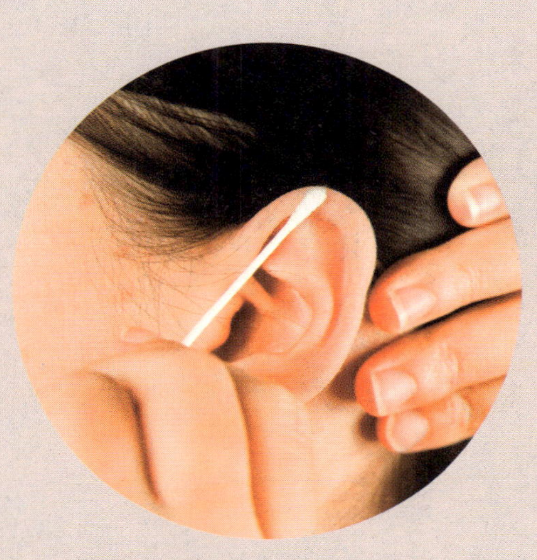

晕车晕船

调节神经 消晕止吐

很多人乘坐交通工具时，就会出现头晕、头痛、面色苍白、周身乏力，甚至恶心、呕吐等症状，这就是晕车、晕船的表现。中医认为，在乘坐车、船时，经受振动、摇晃的刺激，内耳迷路不能很好地适应和调节机体的平衡，使交感神经兴奋性增强导致神经功能紊乱，引起眩晕、呕吐等症状。按摩手耳足对晕车、晕船有很好的预防效果。

手部按摩

按揉大脑反射区

按摩方法：用小棉棒由轻到重按揉大脑反射区 1~2 分钟。

主治功效：按揉大脑反射区，可以缓解大脑疲劳的紧张状态，从而能够缓解或消除晕车晕船引起的头晕、头痛症状。

点按心反射区

按摩方法：用小棉棒点按该反射区 2~3 分钟，每日 2 次。

主治功效：点按心脏反射区，能消除不安感，并且可以抑制眩晕、恶心、呕吐等症状。持续、不断地按摩这一反射区，晕车、晕船的症状就会消失。

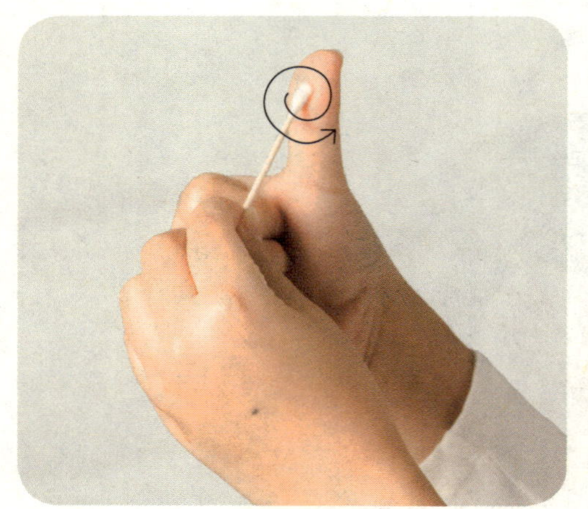

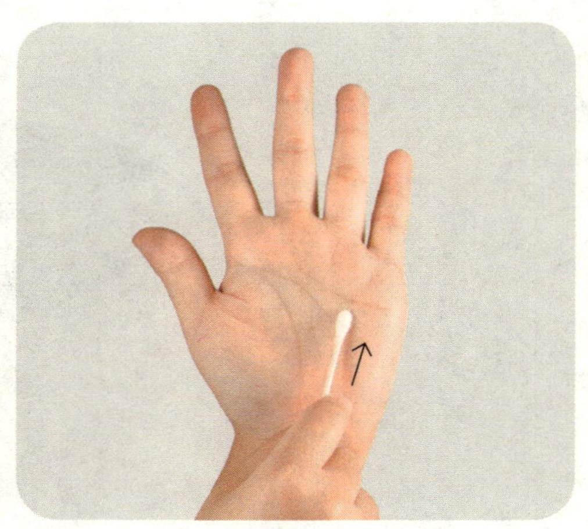

一用就灵的小偏方

生食芦荟：清热镇静，调节肠胃功能

将芦荟鲜叶 3~9 克去刺洗净，上车前生食，能预防晕车。晕车时，嚼食芦荟鲜叶，也能够使紧张的心情得到缓解。

按压内关穴

按摩方法： 用小棉棒分别按压左右两侧内关穴，每侧按压5~10分钟，每日2~3次。

主治功效： 按压内关穴有调节神经中枢的作用，可有效调理晕车及晕船。

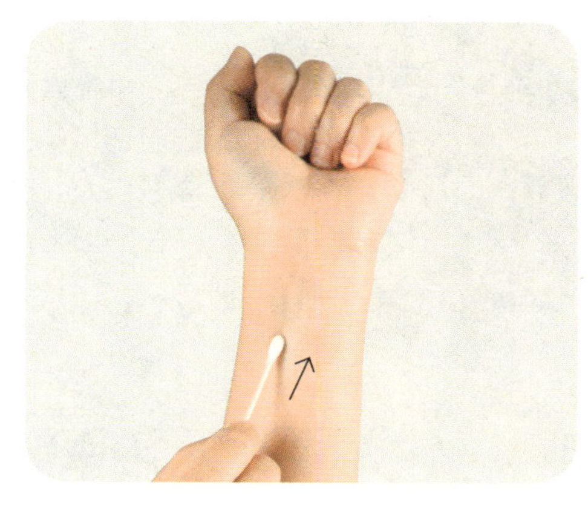

耳部按摩

按压耳尖

按摩方法： 将小棉棒放在耳尖上，由轻到重按压2~3分钟，每日2次。

主治功效： 按压耳尖可以镇静安神，改善晕车、晕船引起的头晕症状。

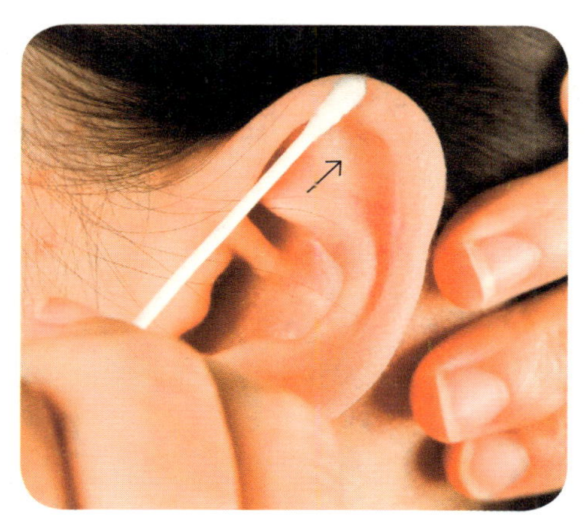

足部按摩

按揉内耳迷路反射区

按摩方法： 将小棉棒放在内耳迷路反射区上，按揉1~3分钟。

主治功效： 乘车前按摩内耳迷路反射区，可以抑制交感神经兴奋，预防晕车、晕船的发生。

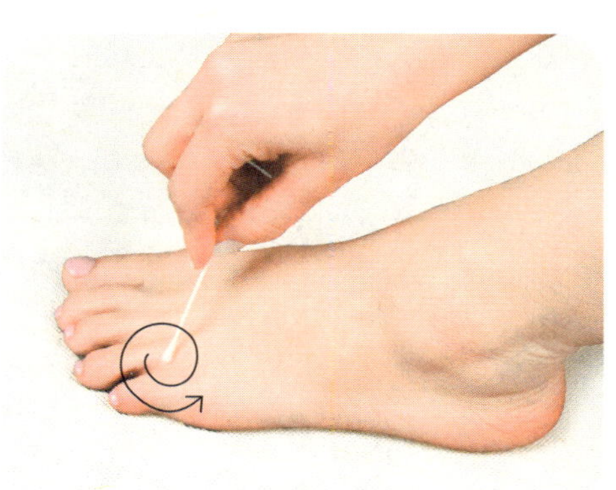

中暑
调理阴阳 除热解暑

中暑是发生在夏季或高温作业下的一种急症。夏季在高温环境中工作，或在烈日下远行暴晒太久，或暑湿秽浊之气伤人，感受暑热之邪，机体升清降浊失效，导致阴阳气血失和而发病。

手部按摩

按压内关穴

按摩方法： 用小棉棒分别按压左右两侧内关穴，每侧按压5~10分钟，每日2~3次。

主治功效： 内关穴属于心包经，心包经能够宽胸、理气、强心，可以用来缓解中暑、晕车、晕船。

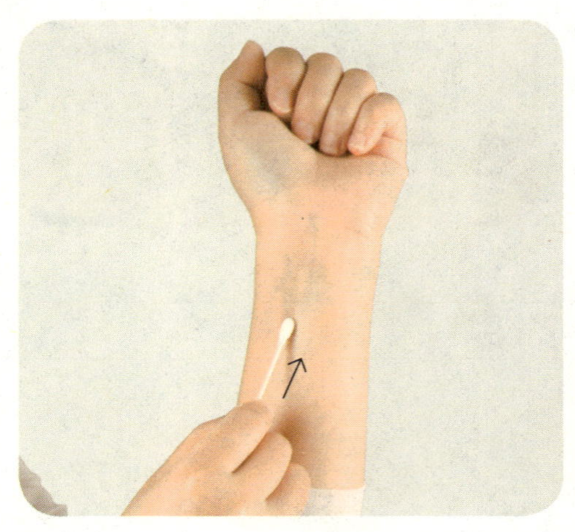

点按少冲穴

按摩方法： 将小棉棒放在少冲穴上，点按1~3分钟。

主治功效： 点按少冲穴有清热息风、醒神开窍的功能，可以缓解中暑症状。

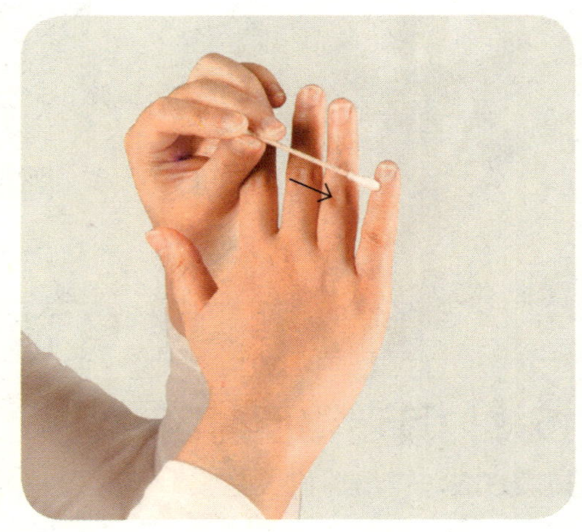

Q 为什么说不是中暑引起的恶心、呕吐不可小视？

A 恶心、呕吐是一种常见症状，但是这种症状所预示的疾病却是多种多样的。肠胃不适、咽炎以及五脏六腑的重大病变都会引起恶心、呕吐，所以，当出现这种症状时要有所警惕。若是出现其他并发的症状时，应及早到医院检查治疗，以免延误病情。

耳部按摩

按揉交感反射区

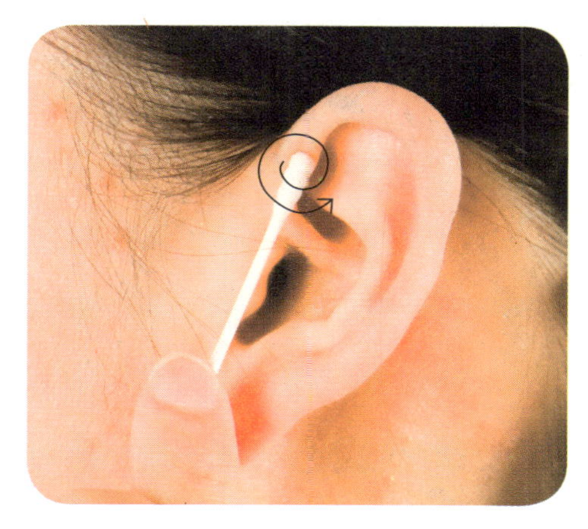

按摩方法：将小棉棒放在交感反射区上按揉，直至局部有发热感为止。

主治功效：交感反射区有调节自主神经的功能，对内脏有镇痛、解痉的功效，可以缓解中暑症状。

足部按摩

按揉内庭穴

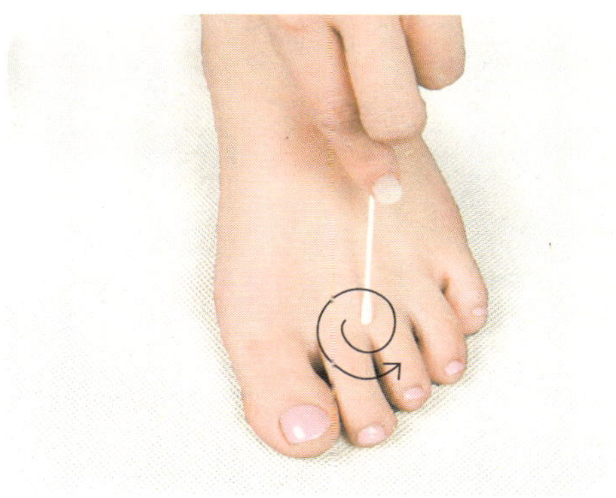

按摩方法：将小棉棒放在内庭穴上，按揉 1~3 分钟。

主治功效：按揉内庭穴可清热、祛胃火，缓解中暑引起的恶心及呕吐。

按揉厉兑穴

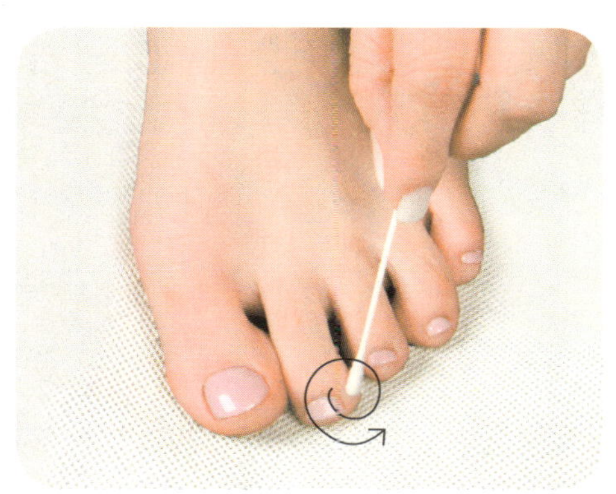

按摩方法：将小棉棒放在厉兑穴上，按揉 1~3 分钟。

主治功效：按揉厉兑穴可理气和胃，对中暑引起的恶心有较好的调理效果。

落枕

舒筋止疼痛

落枕多因睡卧时体位不当，造成颈部肌肉损伤；或颈部感受风寒，或外伤致使经络不通，气血凝滞而成。调理落枕以温经散寒、舒筋活络为原则。

手部按摩

推按颈椎反射区

按摩方法： 用小棉棒按在颈椎反射区上，向手腕方向推按 1~2 分钟。

主治功效： 推按颈椎反射区可以舒筋祛寒，缓解落枕引起的头颈疼痛。

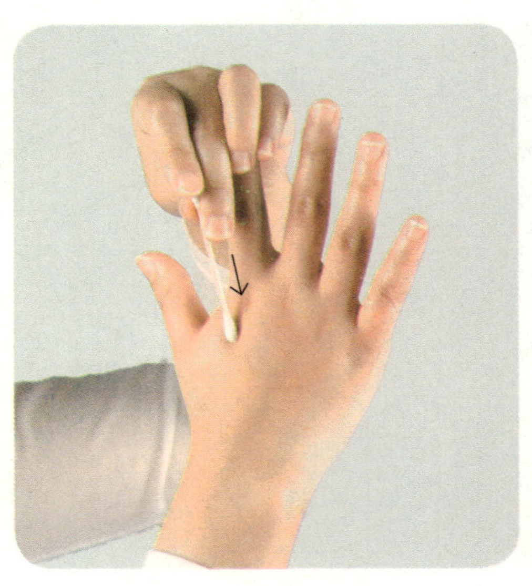

按压颈肩区反射区

按摩方法： 将棉签头按压在颈肩区反射区上，由缓入深按压 3~5 分钟。

主治功效： 按压颈肩区反射区可祛风清热、活络消肿，调理肩臂疼痛、落枕。

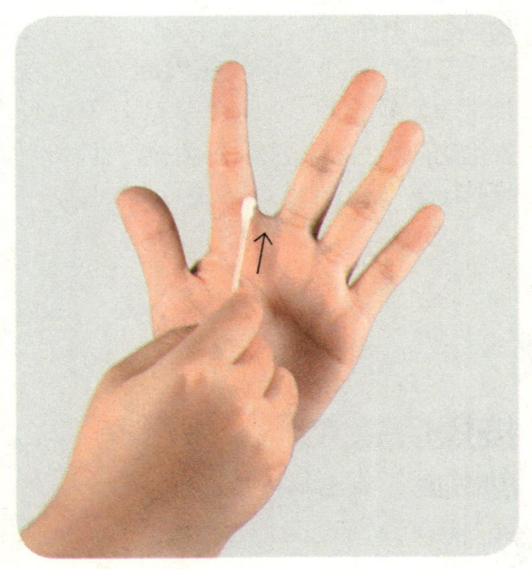

一用就灵的小偏方

敷醋： 消除落枕疼痛

取食醋 100 克，放在火上加热，然后用 2 块干净的纱布蘸着热醋轮流敷在颈背的疼痛处，保持疼痛处的湿热感。同时，进行一些简单的颈部活动，每次活动 20 分钟，每天 2~3 次。

耳部按摩

按压肩反射区

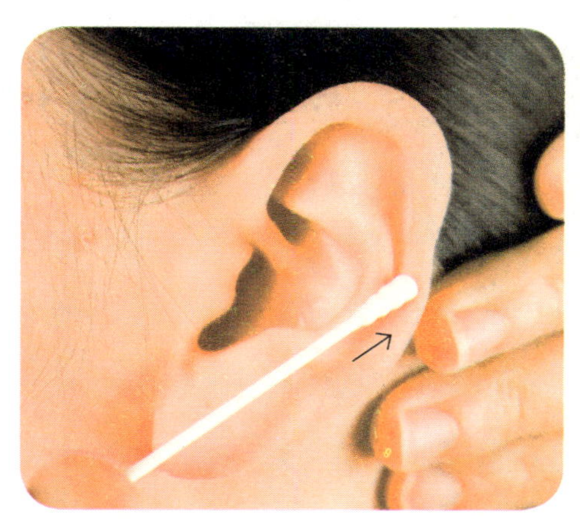

按摩方法：将棉签头放在肩反射区上，由缓入深按压3~5分钟。

主治功效：按压肩反射区可祛风清热、活络消肿，调理落枕引起的肩臂疼痛。

足部按摩

按揉悬钟穴

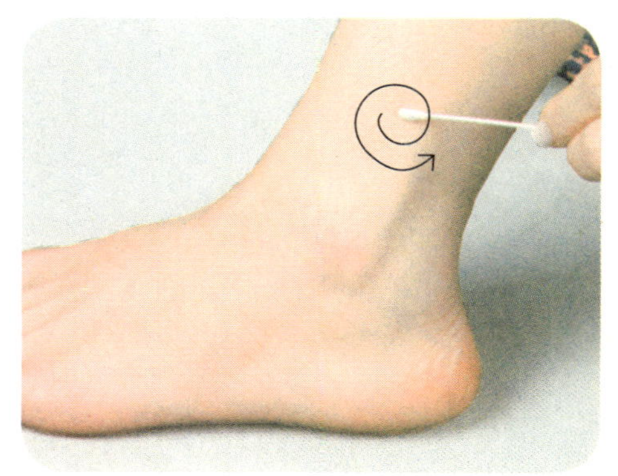

按摩方法：将小棉棒放在悬钟穴上，按揉1~3分钟。

主治功效：按揉悬钟穴可舒张筋脉，治疗颈项强痛、落枕等。

点按颈项反射区

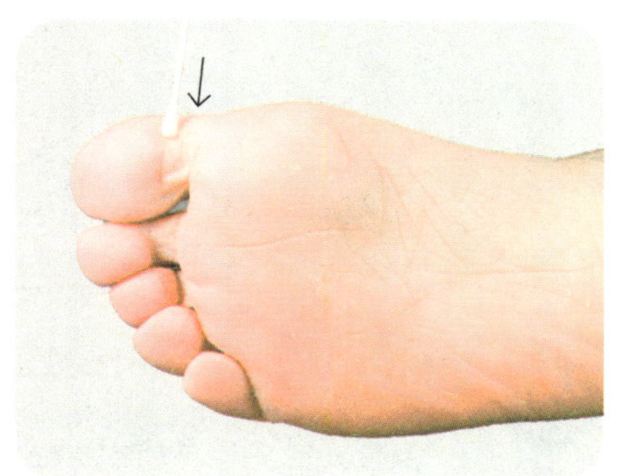

按摩方法：将小棉棒放在颈项反射区上，点按1~2分钟。

主治功效：点按颈项反射区，可以活跃颈项部位气血，缓解落枕引起的肩颈疼痛。

急性腰扭伤

强腰活血
消除腰痛

急性腰扭伤是由于腰部的肌肉、筋膜、韧带等部分软组织突然受到外力的作用过度牵拉所引起的急性损伤，多是因为肢体姿势不正确、用力过猛、活动时无准备等所致。

手部按摩

点按腰椎反射区

按摩方法： 用小棉棒点按腰椎反射区 1~2 分钟，每日 2 次。

主治功效： 按摩手部腰椎反射区有舒筋活络、行气止血的功效，对急性腰扭伤有较好的调理效果。

按揉腰痛点

按摩方法： 用小棉棒按揉腰椎反射区 1~2 分钟，每日 2 次。

主治功效： 按揉腰痛点，可以缓解腰部急性扭伤造成的疼痛。

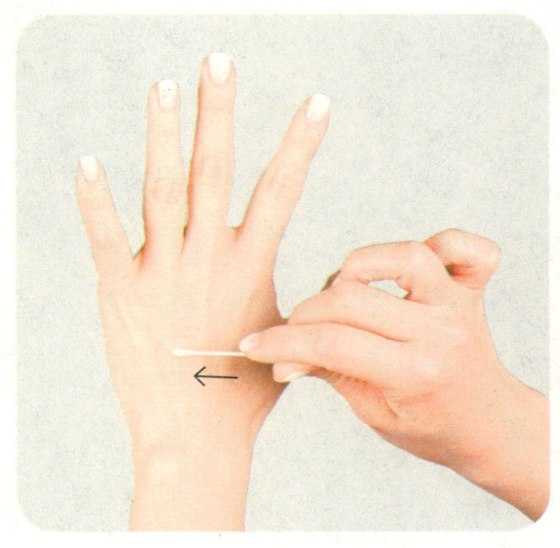

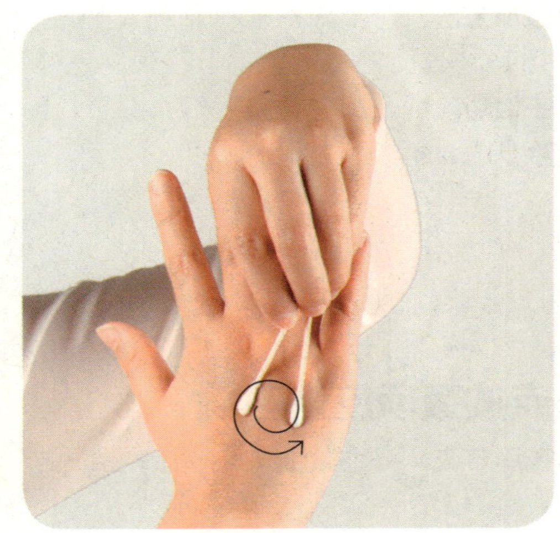

专家支招

Q 急性腰扭伤后，为什么要注意腰部取暖？

A 因为寒冷刺激可以使肌肉的小血管收缩，导致肌肉痉挛，还可以造成肌肉的无菌性炎症，引起或加重腰痛的发生。

耳部按摩

按揉腰骶椎反射区

按摩方法： 用小棉棒按揉腰骶椎反射区1~2分钟，每日2次。

主治功效： 按揉腰骶椎反射区有补肾强腰、理气止痛的功效，可缓解急性腰扭伤引起的疼痛。

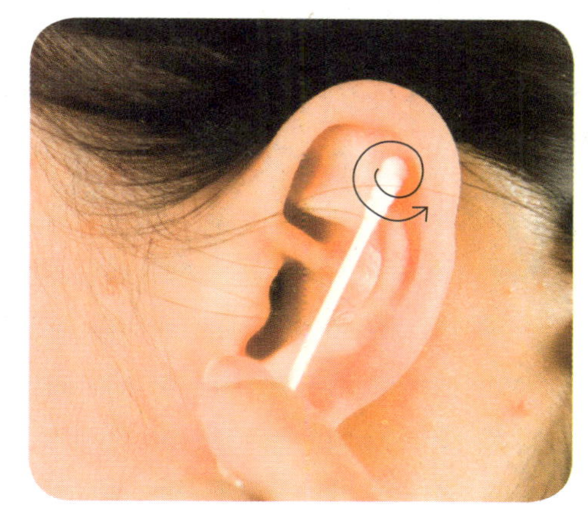

足部按摩

按揉昆仑穴

按摩方法： 用小棉棒按揉昆仑穴1~2分钟，每日2次。

主治功效： 昆仑穴为足太阳膀胱经上的主要穴道之一，经常按摩昆仑穴，调理腰背疼痛效果明显。

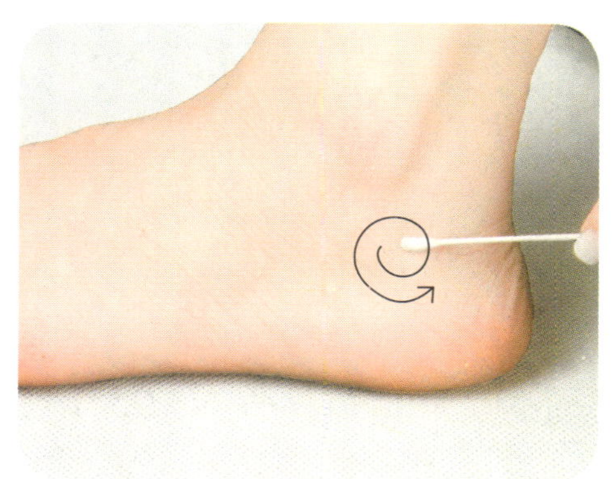

推按骶骨反射区

按摩方法： 将小棉棒放在骶骨反射区上，沿足趾向踝关节方向推按1~3分钟。

主治功效： 推按骶骨反射区有舒筋活络、活血止痛的功效，能较好地调理腰痛、腰扭伤。

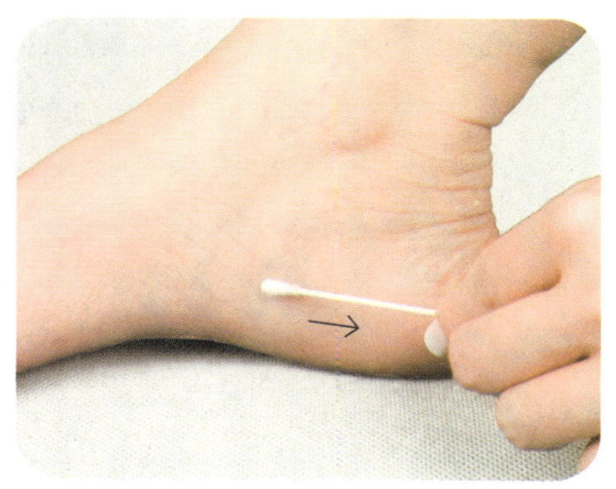

急性胃肠炎

呵护肠胃 消除炎症

急性胃肠炎属于中医“呕吐、腹痛、泄泻”等病症范畴。病因是由于进食含有病原菌及其毒素的食物，或食用过量的有刺激性的不易消化食物而引起的胃肠道黏膜的急性炎症。

手 部 按 摩

按压胃反射区

按摩方法： 将棉签头按压在胃反射区上，按压 3~5 分钟，力度要适中。

主治功效： 按压胃反射区有行气解郁、和胃降逆的功效，按压胃反射区可以快速缓解急性胃肠炎引起的腹痛、腹泻。

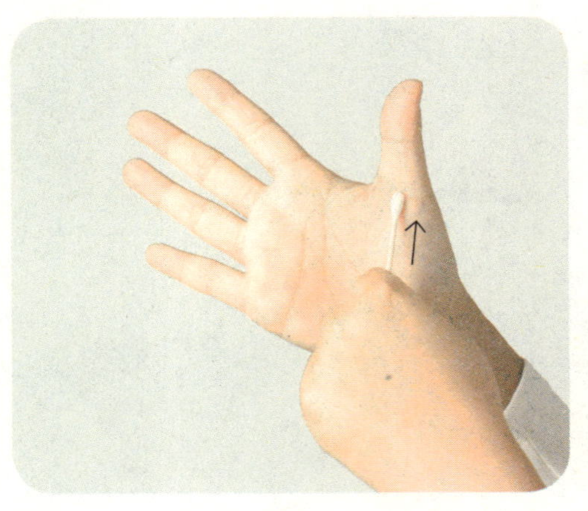

推按横结肠反射区

按摩方法： 将棉签点在横结肠反射区上，左手自尺侧向桡侧推按，右手自桡侧向尺侧推按，各 1~2 分钟，每日 2 次，动作均匀，力度适中。

主治功效： 推按横结肠反射区有理气降逆、调和肠胃的功效，可调理急性胃肠炎引起的腹泻、腹痛。

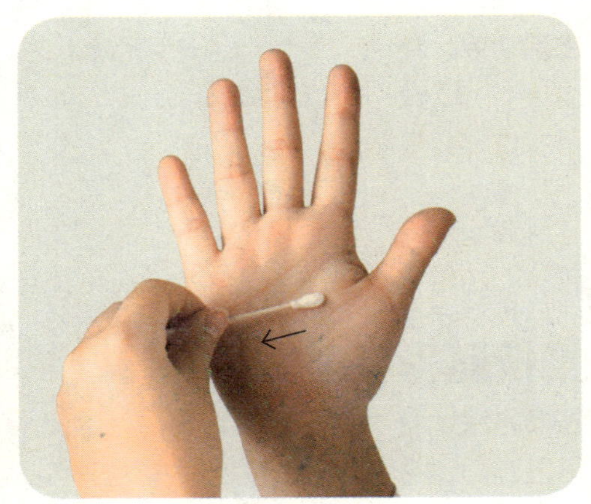

一用就灵的小偏方

生姜陈皮水： 温和肠胃

生姜、陈皮各 10 克，放入锅内，加适量水，烧开，煎制 10 分钟即可饮用。每次饮 1 杯（大约 100 毫升），每天饮用 2~3 次。

耳部按摩

按揉交感反射区

按摩方法：将小棉棒放在交感反射区上按揉，直至局部有发热感为止。

主治功效：按揉交感反射区可调理消化性溃疡、胃痉挛、急性胃肠炎。

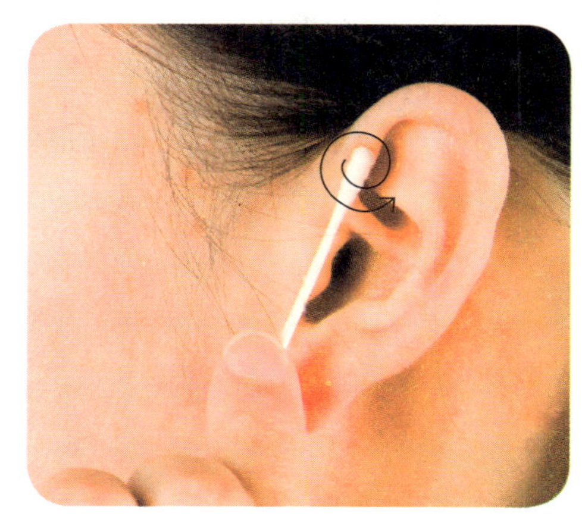

足部按摩

按揉胃反射区

按摩方法：将小棉棒放在胃反射区上，按揉 1~3 分钟。

主治功效：按压胃反射区有行气解郁、和胃降逆的功效，可以快速缓解急性胃肠炎引起的腹痛、腹泻。

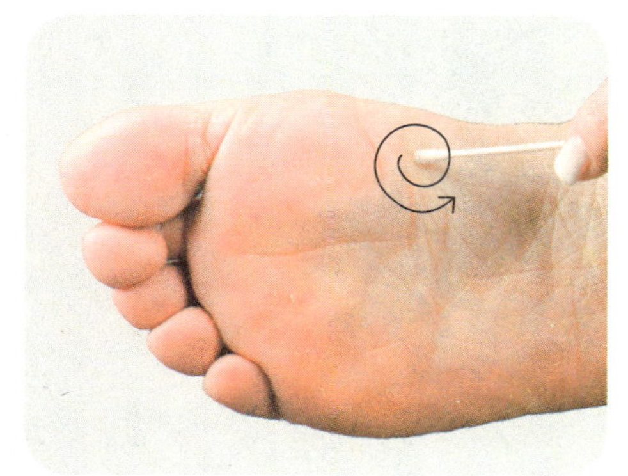

推按横结肠反射区

按摩方法：用小棉棒先从外向内推按右足 4~5 次，再从内向外推按左足 4~5 次。

主治功效：推按横结肠反射区有理气降逆、调和肠胃的功效，可调理急性胃肠炎引起的腹泻、腹痛。

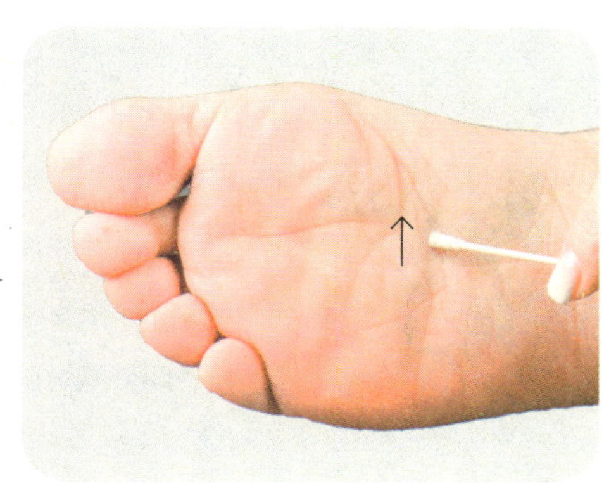

扭挫伤

活血化瘀 消肿止痛

扭挫伤是指局部的软组织损伤，如肌肉、肌腱、韧带等损伤，而没有骨折、脱臼、皮肉破损。其主要症状为受伤部位肿胀疼痛、关节活动受限等。

手 部 按 摩

按压颈肩区反射区

按摩方法： 将棉签头按压在颈肩区反射区上，由缓入深按压 3~5 分钟。

主治功效： 按压颈肩区反射区，可疏通颈肩部位气血，缓解颈肩扭伤后的疼痛。

按揉肘关节反射区

按摩方法： 用小棉棒按揉肘关节反射区 1~2 分钟，每日 2 次。

主治功效： 按揉肘关节反射区，可促进肘关节部位气血流通，缓解肘关节扭伤引起的疼痛。

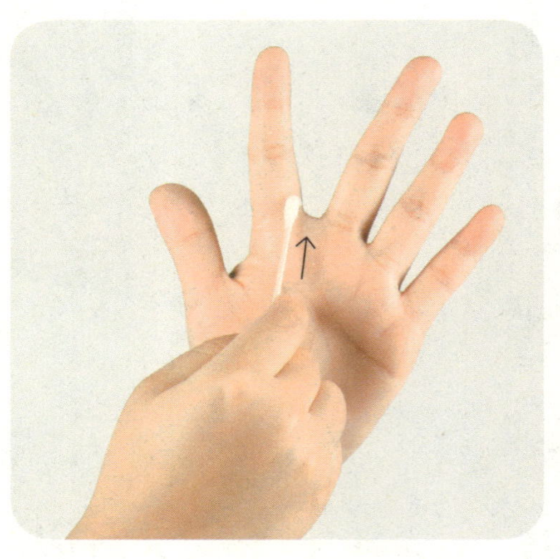

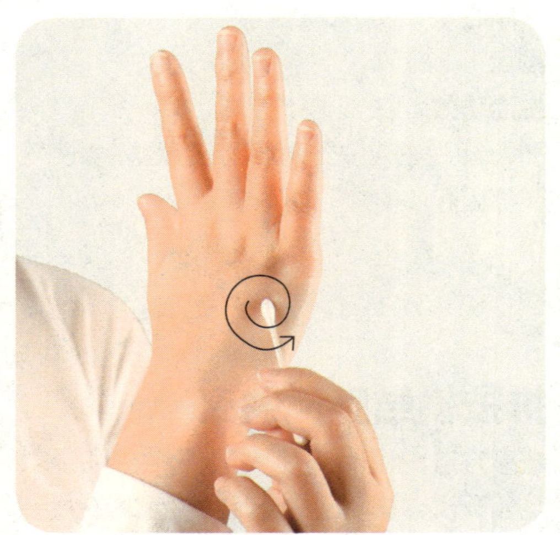

一用就灵的小偏方

栗子泥外敷： 缓解关节扭伤所致的疼痛

将适量生栗子剥壳，捣烂，研细如泥，直接敷于患处，可缓解关节扭伤所致的肿痛。

耳部按摩

按揉踝反射区

按摩方法： 将小棉棒放在踝反射区上按揉，直至局部有发热感为止。

主治功效： 按揉踝反射区可呵护踝关节，缓解踝关节扭伤引起的疼痛。

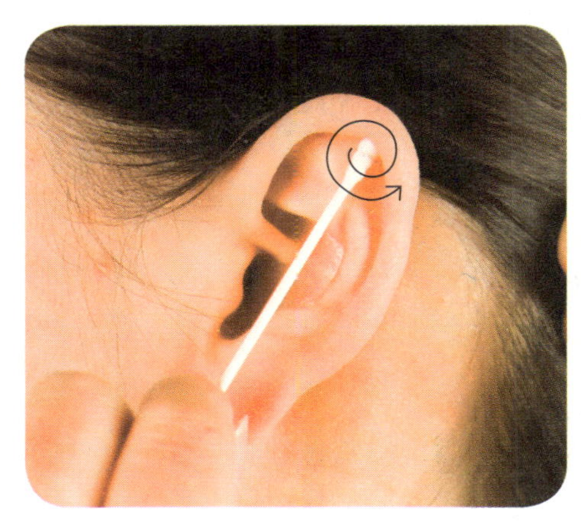

足部按摩

按压腕关节反射区

按摩方法： 将小棉棒放在腕关节反射区上，按压1~3分钟。

主治功效： 按揉腕关节反射区可呵护腕关节，缓解腕关节扭伤引起的疼痛。

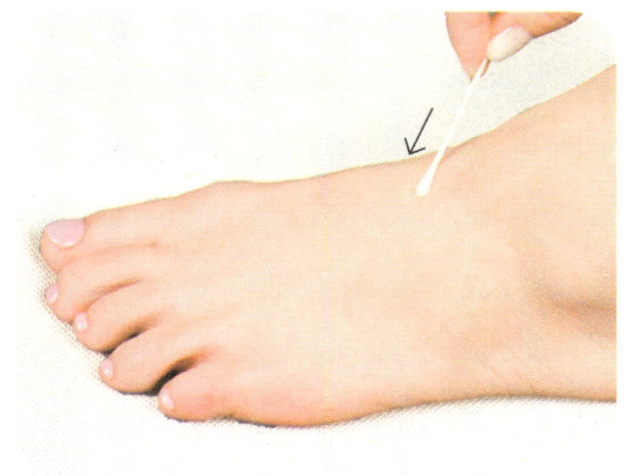

按压膝关节反射区

按摩方法： 将小棉棒放在膝关节反射区上，按压1~3分钟。

主治功效： 按压膝关节反射区可呵护膝关节，缓解膝关节扭伤引起的疼痛。

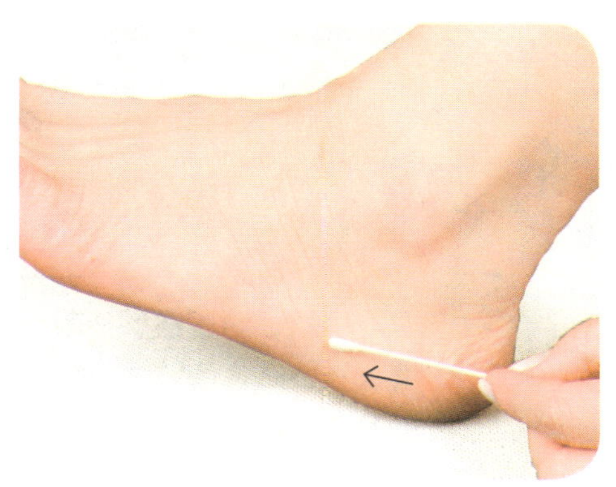

宿醉

改善脑部血液循环

宿醉是由于酒精的代谢产物在体内堆积而产生的头痛、恶心、头晕、情绪激动、口渴、疲乏等症状。偶尔的宿醉不会对人体产生严重的影响，但是如果长期大量饮酒，对肝、肾功能将产生严重的影响，甚至对酒精产生依赖性，对身体很有害。

手部按摩

按压胃反射区

按摩方法： 将棉签头放在胃反射区上，按压 3~5 分钟，力度重一些。

主治功效： 胃为后天之本，按压胃反射区可以和胃健中、理气止痛，增强胃的消化功能。按摩时力度尽量加重，但注意不要擦伤皮肤，以能感觉到按摩部位的酸胀为益。

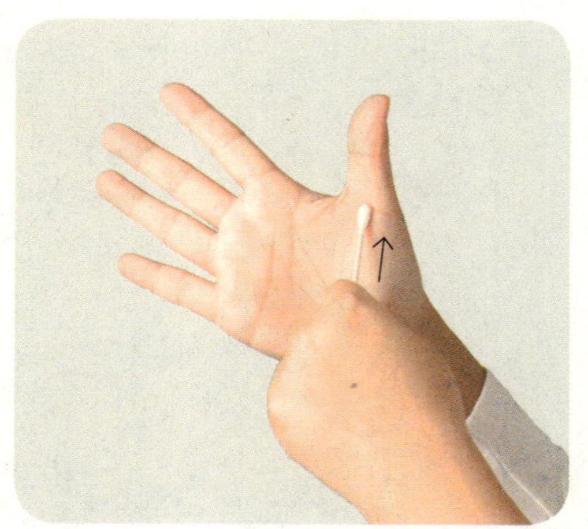

按压肾反射区

按摩方法： 将棉签头放在肾反射区上，按压 3~5 分钟，力度要适中。

主治功效： 肾反射区的劳宫穴是医治人体心病的主要穴位之一，有清心泻火的作用。按摩该反射区能够抑制由宿醉引起的恶心等不舒服症状。

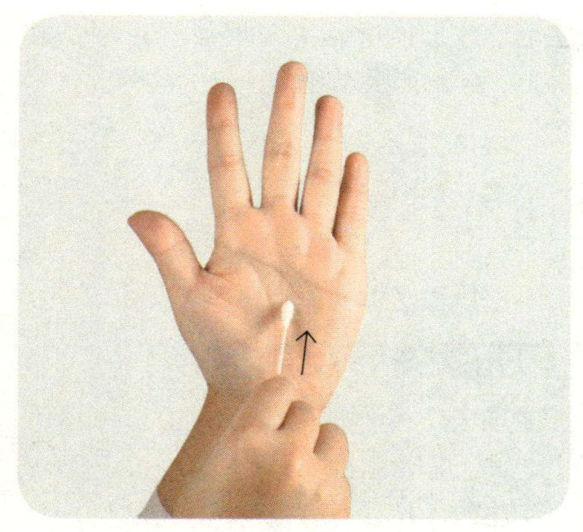

专家支招

Q 多吃水果，对于缓解宿醉有什么益处？

A 酒后多吃水果也是不错的解酒办法，水果中含有丰富的维生素 C、B 族维生素、果糖、葡萄糖，都可以作为酒精分解时的润滑剂，特别是西瓜和柑橘含有丰富的水分与维生素 C，具有保护肝脏的作用。

耳部按摩

按揉神门反射区

按摩方法： 用小棉棒按揉神门反射区 1~2 分钟。

主治功效： 按揉神门反射区有镇静、止头痛、催眠的作用，对解除宿醉有很好的效果。

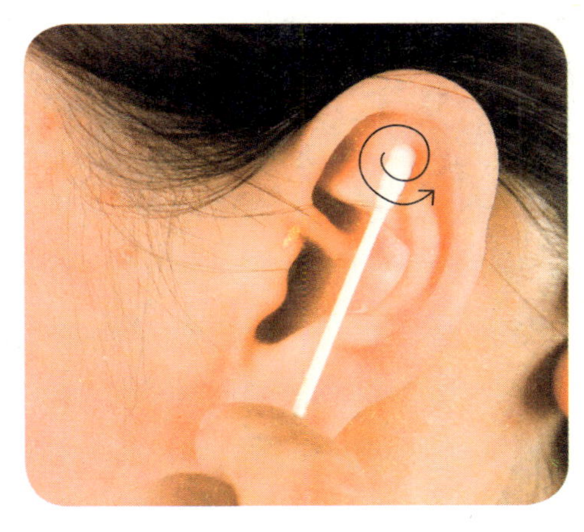

足部按摩

按揉大敦穴

按摩方法： 用小棉棒按揉大敦穴 1~2 分钟。

主治功效： 大敦穴为人体足厥阴肝经上的主要穴道之一，自古以来就被视为镇静及恢复神志的要穴，预防宿醉效果明显。

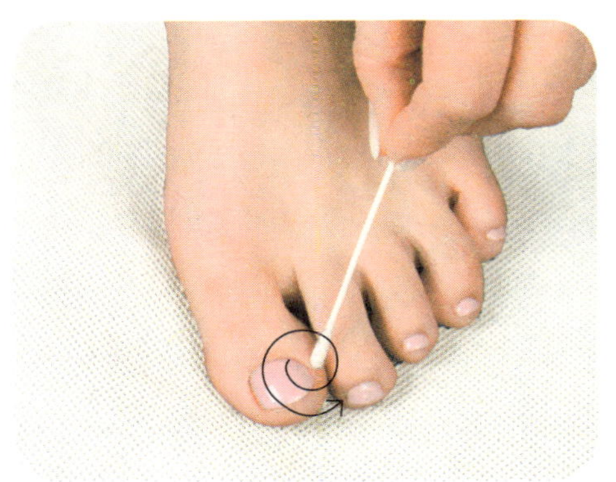

按揉筑宾穴

按摩方法： 用小棉棒按揉筑宾穴 1~2 分钟。

主治功效： 按揉筑宾穴，可以缓解头痛、头重、恶心等宿醉引起的不适。

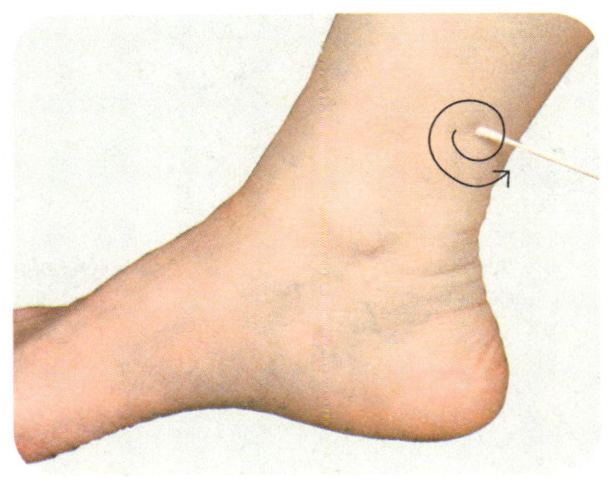

眩晕

缓解头晕 恢复身体平衡

眩晕是指头晕眼花，眩是眼花，晕是头晕，二者往往同时并见。中医认为，眩晕与身体素亏、病后体弱、忧思郁虑及过食辛辣肥甘之物有关。临床主要表现为头晕眼花、精神疲惫、耳鸣心悸、失眠多梦、急躁易怒、食欲缺乏等。

手部按摩

点按颈项反射区

按摩方法： 用小棉棒点按颈项反射区2分钟。

主治功效： 点按颈项反射区，能够解除颈部疲劳的紧张状态，从而可以缓解或消除头晕、头痛的症状。

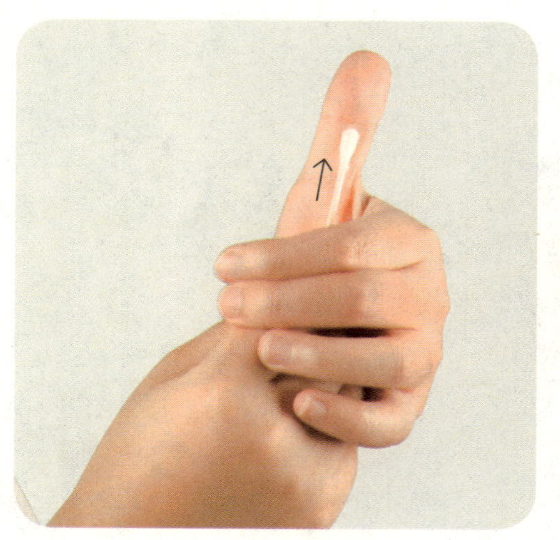

按压耳反射区

按摩方法： 将棉签头放在耳反射区上，按压3~5分钟，力度要适中。

主治功效： 按压耳反射区，可调节内耳前庭平衡功能，使平衡器官恢复平衡功能，解除眩晕。

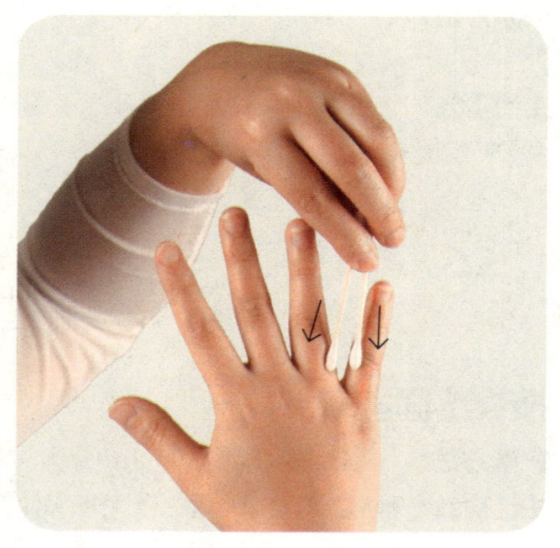

一用就灵的小偏方

龙眼壳煮水： **缓解头晕、头痛**

龙眼壳15克洗净，放入锅内，加入适量的清水，水煎20分钟，然后取汁代茶饮用。可缓解心虚引起的头晕、头痛。

耳部按摩

按压耳垂

按摩方法： 将棉签头放在耳垂上，按压3~5分钟，力度要适中。

主治功效： 经常按压耳垂对缓解眩晕、头痛的症状有很好的效果。

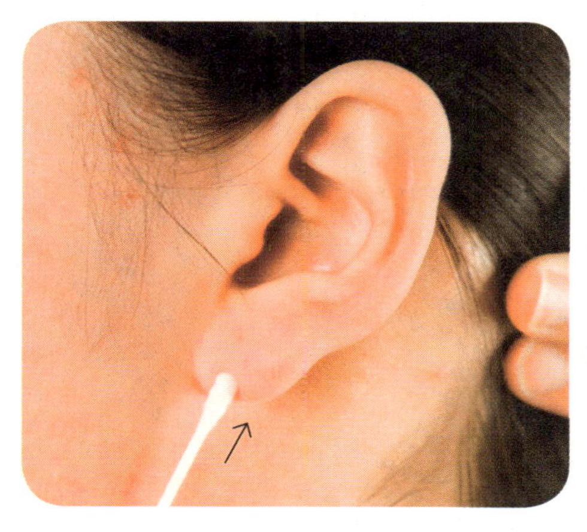

足部按摩

按揉内耳迷路反射区

按摩方法： 将小棉棒放在内耳迷路反射区上，按揉1~3分钟。

主治功效： 按揉内耳迷路反射区，可调节内耳前庭平衡功能，使平衡器官恢复平衡功能，故对眩晕可以起到很好的缓解作用。

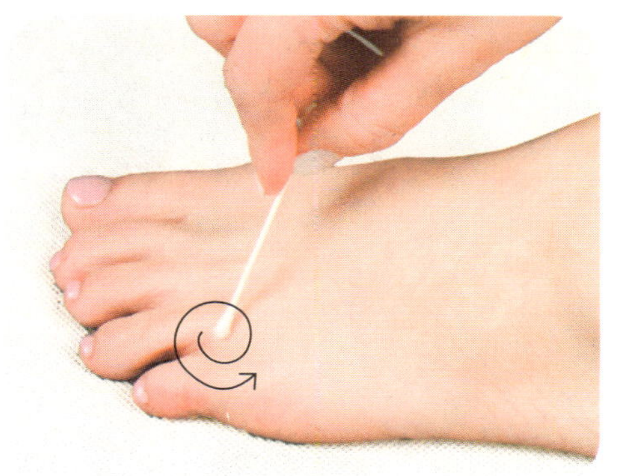

按揉小脑及脑干反射区

按摩方法： 用小棉棒对准小脑及脑干反射区，以适当力度按揉1~2分钟。

主治功效： 按揉小脑及脑干反射区，对于调理眩晕有较好的效果。

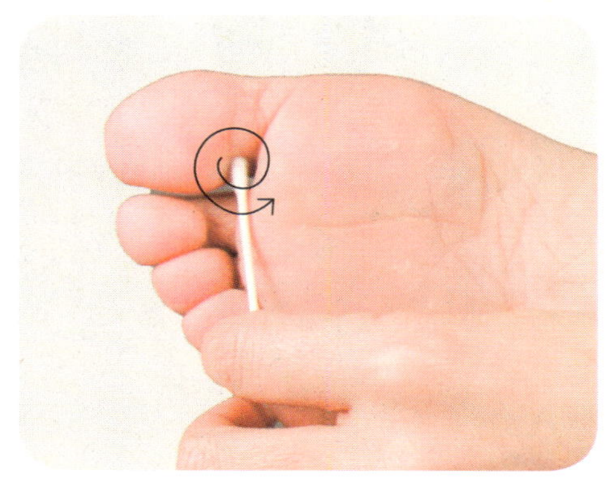

专题

能急救的招牌小动作

掐压人中穴

快速缓解晕厥

操作方法：用食指尖掐压人中穴，每分钟掐压 20 ~ 40 次。

功效：人中为急救昏厥要穴，适用于任何原因引起的昏厥。（经过短暂急救无效者，应立即打“120”到就近医院治疗。）

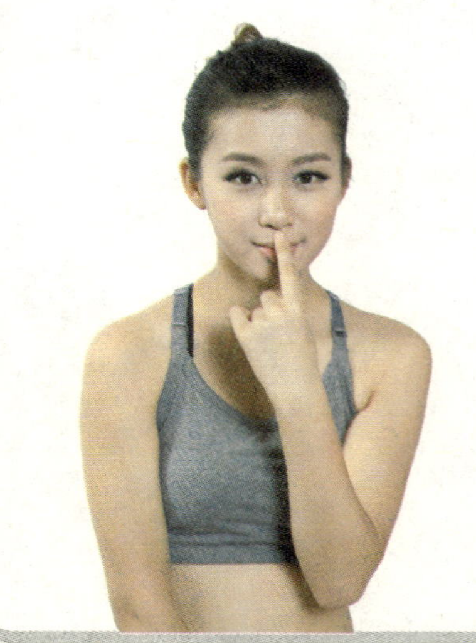

互勾中指

止鼻血

操作方法：

1. 左右两手中指互勾，右手心朝下，左手心朝胸；或左手心朝下，右手心朝胸均可。

2. 中指勾住后尽力往两侧拉紧，时间约 1 分钟，直到止住血为止。

功效：预防、治疗鼻出血。

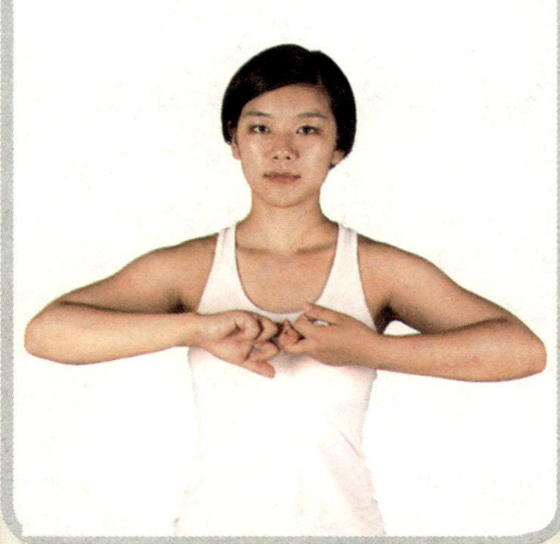

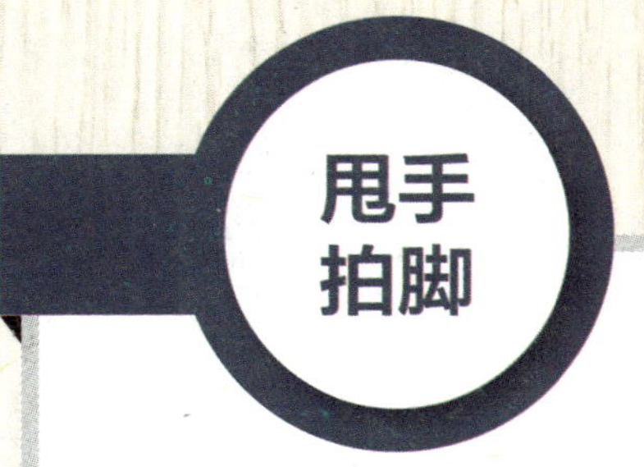

缓解心绞痛

操作方法：

1. 身体站直，脚趾用力抓地，两脚距离等于肩宽，两臂同方向前后摇摆，向后用点气力，向前不用力，随力自行摆回。两臂伸直不弯曲，眼睛向前看。开始每次做 200 下，然后逐步做到每次 500 下，每次 30 分钟。

2. 两脚双盘，脚心朝天，如坐莲花垫，然后用手背拍打脚掌 12 次。中途可适当饮些开水，每次 15 ~ 30 分钟。

功效：该动作可以促进末梢血管中的血液充盈，使血回流的压力增强，血液运行的速度加快。这样可减轻心脏输出的压力，有利于缓解心绞痛。

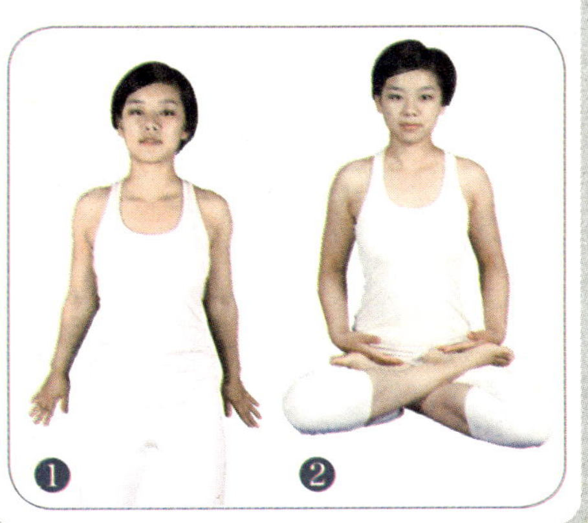

降低中风风险

操作方法：

自然站立，旋踝时，其中一脚站立，另一只脚旋转，双脚交替进行，也可取坐立或仰卧位进行，最好是站立旋踝。通常每天早晚各做 1 次，或只做 1 次，每次 15 分钟左右为宜。

功效：足部距离心脏位置相对较远，经常活动足踝部，可以促进全身的血液循环，增加回心血量，从而起到预防中风的作用。

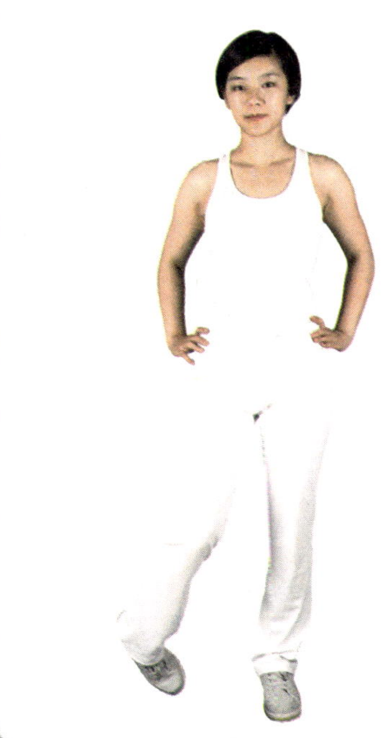

悦然·精品书单 帮您打造健康生活

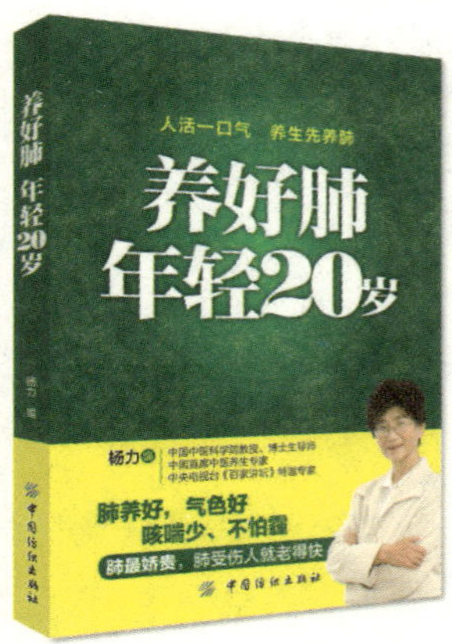

《养好肺，年轻 20 岁》
定价：45.00 元

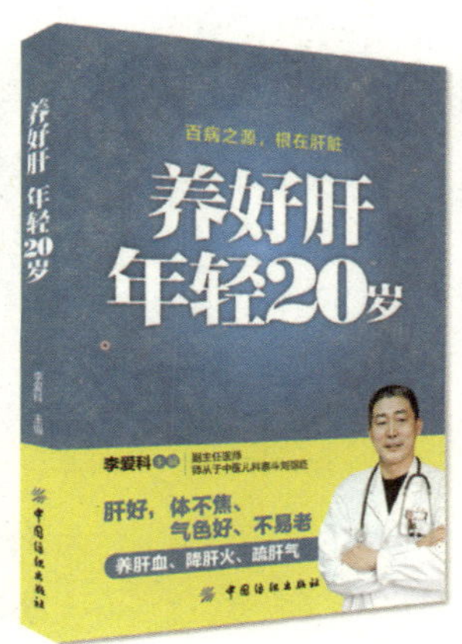

《养好肝，年轻 20 岁》
定价：45.00 元

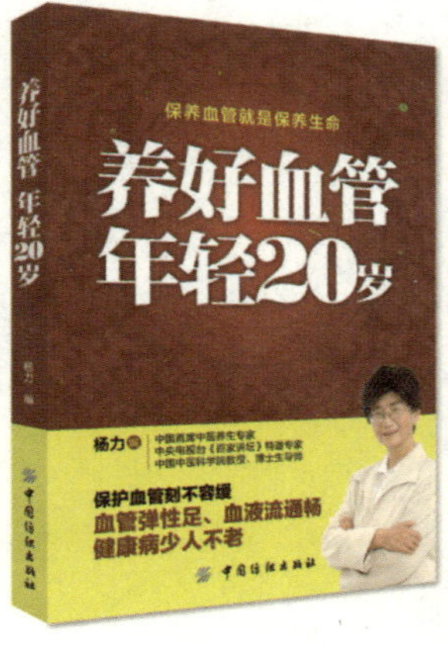

《养好血管，年轻 20 岁》
定价：45.00 元

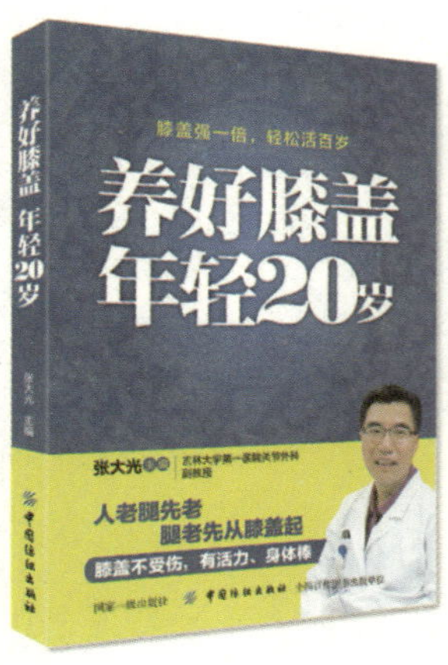

《养好膝盖，年轻 20 岁》
定价：45.00 元

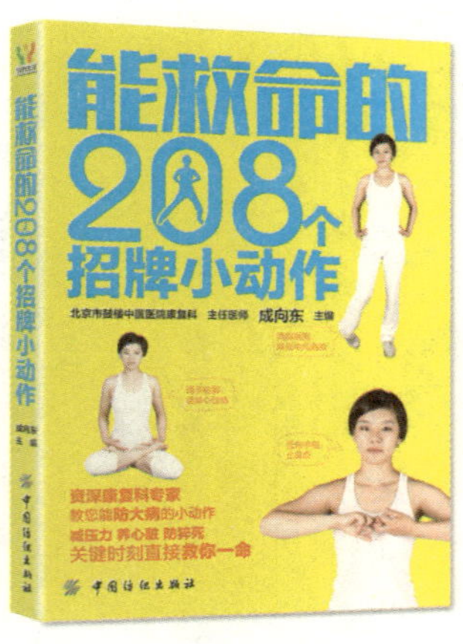

《能救命的 208 个招牌小动作》
定价：39.80 元

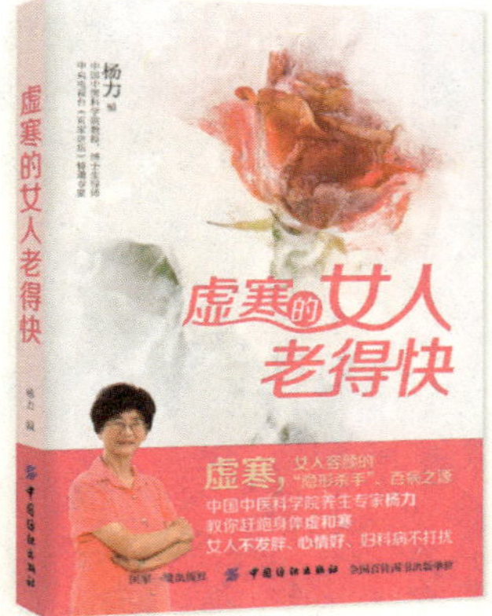

《虚寒的女人老得快》
定价：45.00 元